职业院校残疾人康复人才培养改革系列教材

供康复治疗技术专业用

物理因子
治疗技术

主　编　丛　芳
副主编　郄淑燕　廖麟荣　崔　尧
编　者　(按姓氏笔画排序)

王　冲（首都医科大学康复医学院，中国康复研究中心）

王　娟（宜兴九如城康复医院）

王璐怡（首都医科大学附属北京康复医院）

邓丽明（中南大学湘雅三医院）

丛　芳（首都医科大学康复医学院，中国康复研究中心）

杨远滨（中国中医科学院望京医院）

张　影（首都医科大学附属北京康复医院）

陈青红（宜兴九如城康复医院）

林　歆（首都医科大学康复医学院，中国康复研究中心）

郄淑燕（首都医科大学附属北京康复医院）

周　静（中国中医科学院望京医院）

崔　尧（首都医科大学康复医学院，中国康复研究中心）

蒋　芸（宜兴九如城康复医院）

谢胜锋（中南大学湘雅三医院）

廖曼霞（宜兴九如城康复医院）

廖麟荣（宜兴九如城康复医院）

人民卫生出版社

图书在版编目（CIP）数据

物理因子治疗技术 / 丛芳主编. —北京：人民卫
生出版社，2019

ISBN 978-7-117-28437-0

Ⅰ．①物…　Ⅱ．①丛…　Ⅲ．①物理疗法－医学院校－
教材　Ⅳ．①R454

中国版本图书馆 CIP 数据核字（2019）第 092785 号

人卫智网　www.ipmph.com	医学教育、学术、考试、健康，
	购书智慧智能综合服务平台
人卫官网　www.pmph.com	人卫官方资讯发布平台

物理因子治疗技术

主　　编：丛　芳

出版发行：人民卫生出版社（中继线 010-59780011）

地　　址：北京市朝阳区潘家园南里 19 号

邮　　编：100021

E - mail：pmph @ pmph.com

购书热线：010-59787592　010-59787584　010-65264830

印　　刷：三河市博文印刷有限公司

经　　销：新华书店

开　　本：787 × 1092　1/16　印张：17　插页：4

字　　数：414 千字

版　　次：2019 年 6 月第 1 版　2019 年 6 月第 1 版第 1 次印刷

标准书号：ISBN 978-7-117-28437-0

定　　价：60.00 元

打击盗版举报电话：010-59787491　E-mail：WQ @ pmph.com
（凡属印装质量问题请与本社市场营销中心联系退换）

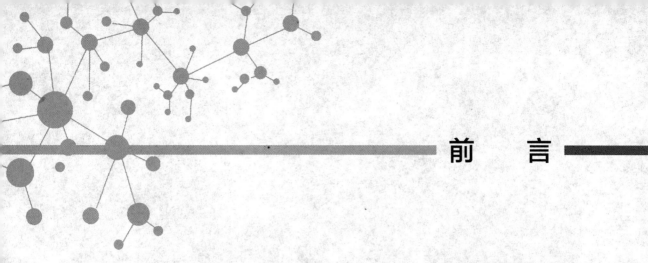

前　言

　　物理因子治疗技术是临床康复治疗技术的重要组成部分，为了满足目前高职院校康复治疗专业教学的需求，我们组织临床一线专业技术人员编写了本书。与以往教材相比，本书内容更为系统、全面，涵盖了康复治疗领域常用的物理因子治疗方法，如低中高频电疗法、紫外线疗法与半导体激光疗法、超声波及体外冲击波疗法、经颅磁刺激与经颅直流电刺激疗法、肌电生物反馈疗法、水中浸浴疗法以及水中运动疗法、传导热与冷疗、间歇性气压疗法与振动疗法、牵引疗法等临床实用技术。尤其是水中浸浴疗法以及水中运动疗法，近年来发展迅速。作为国内现代化康复水疗的发源地，中国康复研究中心在 2017 年 9 月率先牵头成立了首个国家级水疗康复专业委员会，以更好地推动国内水疗康复的规范化发展。通过本书的学习，有助于康复治疗专业或康养结合专业从业人员掌握常用物理因子治疗方法的内涵及其在康复临床中的应用；学会如何灵活运用各种物理因子治疗临床常见病。本书内容贴近临床，突出以能力为本位的职教理念，尤其是除了概论以外其他各章节均添加了案例导入与案例分析，以加深学生对相关章节知识的理解与掌握。

　　本书邀请了郓淑燕、廖麟荣、崔尧三位副主编以及杨远滨、邓丽明主任分别负责各章节的编写及审校，其余编者参与了部分章节的初稿编写。在此，对各位副主编及编者们的辛苦付出表示衷心的感谢！

　　尽管编委们对书稿进行了反复修改，但因时间仓促，难免仍有不足之处，敬请各位批评指正。希望本书对康复治疗专业学生以及康养结合专业从业人员有所帮助。

丛　芳

2019 年 5 月

前　言

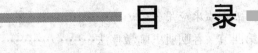

目 录

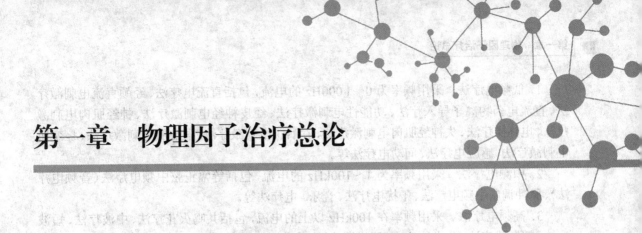

第一章 物理因子治疗总论

第一节 物理因子治疗概述

物理因子治疗历史悠久，早在公元前《黄帝内经》一书中就有水疗的记载；古罗马人和古希腊人就提倡利用阳光和水疗维持健康并治疗肌肉骨骼疾病。在镇痛消炎药物广泛应用之前，物理因子疗法就常被用于感染及疼痛性疾病的治疗。自20世纪50年代起，我国物理治疗专业梯队不断发展壮大，积累了丰富的临床经验，并在探索物理因子治疗机制和创新发展方面，也进行了大量尝试性工作。近年来，临床上推出了一系列新兴的物理因子治疗技术，例如，放散式体外冲击波疗法、重复经颅磁刺激疗法、经颅直流电刺激疗法等，并取得了较好的疗效。

物理因子治疗是康复治疗的重要组成部分，是康复过程中常用的治疗手段。有文献报道，物理因子治疗与其他治疗方法联合应用具有协同性作用，因而常被用于治疗性运动或功能训练方案中。但对于绝大多数疾病而言，不提倡单独应用某一种物理因子治疗，建议物理因子治疗与其他治疗方法合并使用。无论如何，经过多年的临床实践证明，物理因子治疗具有较好的疗效，应该纳入患者的整体康复治疗计划中，以使患者尽早达到功能活动及参与等康复目标。

一、物理因子治疗定义

在现代医学中，将应用天然物理因子（日光、空气、气候、海水、矿泉水）和人工物理因子（力、电、光、声、磁、热、冷等）预防和治疗疾病的方法，称为物理疗法（physical therapy）或物理治疗学（physiatrics），简称理疗学。物理因子（physical agents）是指作用于人体的物质或能量。物理治疗是康复治疗的主体，它使用包括声、光、电、磁、冷、热、力（各种运动以及压力、阻力、浮力、牵引力）等物理因子进行治疗，针对人体局部或全身性的功能障碍或病变，采用非侵入性、非药物性的治疗，以最大限度地恢复患者功能。

目前，国际上通常将物理治疗分为两大类：第一类以功能训练和手法治疗为主要手段，又称为运动治疗或运动疗法；第二类以声、光、电、磁、冷、热等治疗性物理因子疗法（therapeutic modalities）为主要手段，又称为物理因子治疗或物理因子疗法。本书中的主要论述内容为第二类，即物理因子治疗。

二、物理因子治疗分类

（一）电疗法

电疗法按电流的频率又分为低频电、中频电、高频电疗法等。

1. 低频电疗法 采用频率为 0～1 000Hz 的电流，包括直流电疗法、经颅直流电刺激疗法、直流电药物离子导入疗法、功能性电刺激疗法、经皮神经电刺激疗法、神经肌肉电刺激疗法、电体操疗法、失神经肌肉电刺激疗法、吞咽肌电刺激疗法、盆底肌电刺激疗法、痉挛肌电刺激疗法、感应电疗法、间动电疗法等。

2. 中频电疗法 采用频率为 1～100kHz 的电流，包括等幅正弦中频电疗法（音频电疗法）、脉冲调制中频电疗法、干扰电疗法、音乐 - 电疗法等。

3. 高频电疗法 采用频率在 100kHz 以上的电流，包括共鸣火花疗法、中波疗法、短波疗法、超短波疗法、分米波疗法、厘米波疗法、毫米波疗法等。

（二）光疗法

1. 按照光线波长的不同 光疗法又分为红外线疗法、可见光疗法和紫外线疗法。其中，可见光疗法包括红光、蓝光、蓝紫光及多光谱法；红外线疗法又分为长波红外线疗法（远红外线疗法）和短波红外线疗法（近红外线疗法）；紫外线疗法又分为长波紫外线疗法、中波紫外线疗法和短波紫外线疗法。

2. 按照光线产生方式的不同 光疗法又分为普通光疗法和激光疗法，普通光由光的自发辐射而产生，而激光是由光的受激辐射而产生。

（三）声波疗法

临床上常用的声波疗法包括超声波疗法和体外冲击波疗法。

1. 超声波疗法 包括单纯的超声波疗法、超声波药物透入疗法、超声波 - 低中频电复合疗法、超声波雾化吸入疗法等。

2. 体外冲击波疗法 根据体外冲击波波源传递方式的不同，体外冲击波疗法又分为放散式体外冲击波疗法和聚焦式体外冲击波疗法。在康复治疗领域中，放散式体外冲击波疗法的应用更为广泛。

（四）磁疗法

磁疗法包括普通磁场疗法和功能性磁刺激治疗。

1. 普通磁场疗法 包括恒定磁场疗法、交变磁场疗法、脉动磁场疗法、脉冲磁场疗法、磁振热等复合磁场疗法，具有较好的消炎、消肿、镇痛、镇静等治疗作用。

2. 功能性磁刺激治疗 功能性磁刺激治疗是一种新兴的治疗方法，尤其是重复经颅磁刺激。目前，重复经颅磁刺激已成为临床研究的热点，又与经颅直流电刺激、硬膜外皮质刺激或硬膜下皮质刺激等技术一起，并称为神经调控技术，即通过脉冲磁场或电流刺激大脑皮质，改善局部血液循环，调节神经递质传递，促进大脑皮质可塑性和功能重组，从而改善脑损伤患者的言语、认知、运动功能等。

（五）传导热疗法与冷疗法

1. 传导热疗法 包括石蜡疗法、湿热袋敷疗法、泥疗等。其中石蜡是传导热源的典型代表，具有热容量大、蓄热性能高、导热系数小、温热作用持久等优点，在临床上得到了广泛的应用。

2. 冷疗法 包括冷敷疗法、冰水浸浴疗法、冷空气疗法、冷喷射疗法等。冷刺激作用于人体皮肤或黏膜后，通过直接刺激作用和神经体液反射作用，引起人体局部组织或全身功能的变化，从而达到镇痛、消炎、消肿、止血等治疗作用，广泛用于急性软组织损伤的治疗以及辅助消除剧烈运动或大强度运动后的疲劳。

（六）生物反馈疗法

生物反馈疗法包括肌电生物反馈疗法、手指皮肤温度生物反馈疗法、皮肤电阻生物反馈疗法、血压生物反馈疗法、脑电波生物反馈疗法、盆底压力生物反馈疗法等。其中肌电生物反馈疗法是目前康复治疗领域中应用最多的一种生物反馈方法，是治疗神经肌肉疾病常用的辅助手段。

肌电生物反馈疗法又分为体表肌电生物反馈疗法和盆底肌电生物反馈疗法。肌电生物反馈治疗时，通过传感器采集体表骨骼肌或盆底肌的肌电信号，经过放大、处理取得积分电压，此电压与肌张力呈正比。通过声、光、数码等显示，可以观察到肌张力的变化，再经过学习和训练，使患者学会随意控制患肌的收缩或放松。目前，肌电生物反馈疗法常与神经肌肉电刺激技术结合，使患者主动训练与被动电刺激结合，从而获得更好的疗效。

（七）间歇性气压疗法

临床上常用的间歇性气压疗法包括正压疗法、负压疗法、正负压疗法和体外反搏疗法等，具有改善肢体血液循环、促进静脉淋巴回流、减轻肢体肿胀、预防血栓形成等治疗作用。

（八）振动疗法

振动疗法是指通过机械振动刺激，使人体产生适应性反应，临床上常用于改善肌肉内血液循环，改善肌肉营养代谢，增强韧带、肌腱的弹性，消除运动后疲劳等。其中，体感音乐振动疗法具有较好的放松作用，可有效缓解患者的紧张情绪。

（九）牵引疗法

牵引疗法是指应用作用力和反作用力原理，使一对方向相反的力作用于关节，使关节面发生分离、关节周围软组织受到牵拉，以改变骨结构之间的角度或力线，从而治疗疾病的康复治疗方法。常用于颈椎、腰椎间盘退变，以及四肢关节活动度受限等的治疗。

（十）水疗

水疗包括水中浸浴疗法与水中运动疗法，是指利用水环境的物理化学特性，通过各种方式作用于人体，以预防、治疗疾病的方法。水疗有多种分类方法，常用分类方法如下：

1. 按照水疗治疗用水的温度分类　可将水疗分为冷水浴、凉水浴、不感温水浴、温水浴、热水浴。常用的治疗水温为 34～39℃，其中，温水浸浴的常用温度为 36～38℃，热水浸浴的常用温度为 38～39℃；而水中运动疗法常用不感温水浴，治疗用水的温度为 33～35℃。

2. 按照水疗设备设施情况分类　又可分为气泡浴、涡流浴、哈巴德槽浴、步行浴、水中平板步行训练、水中肢体功能训练、水中逆流训练等。

三、物理因子的作用机制

物理因子作用于人体时，可通过直接作用、神经反射、体液内分泌、经络调节等多种方式对人体产生治疗作用。

（一）直接作用

物理因子作用于机体局部时，可引起治疗部位局部组织的物理、生理学改变，包括组织形态、局部温度、离子移动、自由基形成、组织酸碱度、生物酶活性等多方面变化，从而产生多种治疗效应。例如，紫外线照射皮肤后，可引起一系列光化学效应；红外线照射皮肤后，在治疗局部仅引起以光热效应为主的反应；超声波作用可引起骨与软组织界面的选择性加热作用。

（二）神经反射

神经反射是物理因子对人体产生治疗作用的主要机制。例如，根据皮肤－内脏反射原理，使物理因子作用于某一皮节的体表分布区，可对局部感受器产生刺激。这种刺激的传入冲动经感觉神经纤维进入脊髓特定节段，再经由同一节段的内脏传出神经到达特定的器官，可引起与皮节相关联的内脏的反应。根据这一反射原理，可将物理因子作用于某内脏器官的皮肤反射区上，通过节段反射作用，改变该器官的功能状态。这种治疗方法被称为反射区疗法或节段反射疗法。物理因子对疼痛的干预治疗也与神经系统调节机制有关。

（三）体液内分泌

物理因子作用于人体器官后，可引起体内某些体液成分的变化，尤其是产生激素类等生物活性物质。这些激素类等生物活性物质可通过体液交换、血液循环等途径，流至远隔部位或靶器官，从而产生全身治疗作用。例如，超短波作用于垂体部位，可使促肾上腺皮质激素分泌增多；超短波直接作用于肾上腺皮质部位，可使肾上腺皮质激素分泌增多，从而产生相应的生物学效应和治疗作用。

（四）经络调节

物理因子可通过经络、穴位等途径产生相应的治疗作用。目前，有越来越多的物理因子治疗设备配有小型的、适合于穴位治疗的小电极，或者笔式电极、点状电极，可以直接作用于中医经络走行区或穴位上，除了起到物理因子的直接作用外，还可通过经络理论对人体产生治疗作用，从而调节异常的、紊乱的人体功能。

第二节 物理因子治疗作用

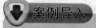

> 患者，男性，56岁，腰痛伴右下肢放射痛2个月余。
>
> 现病史：患者于2个月前搬重物后出现腰部疼痛伴右下肢麻木，休息后缓解，活动后加重，经口服止痛药物治疗后无明显好转。
>
> 体格检查：腰椎生理曲度变直，$L_{4\sim5}$椎间隙有压痛及叩击痛，按压棘突旁有放射痛（沿臀部、大腿后侧、小腿外侧至足背），小腿外侧皮肤痛觉减弱，双下肢肌力正常，膝腱反射及跟腱反射正常，右下肢直腿抬高试验阳性（50°），余未见明显异常。
>
> 辅助检查：腰部 CT 示 $L_{4\sim5}$ 腰椎间盘突出。
>
> 初步诊断：腰椎间盘突出伴神经根病。
>
> 思考
>
> 1. 针对该患者的病情，可选用哪些物理因子治疗方法？
> 2. 物理因子的治疗作用包括哪些？

经过多年的临床实践证明，物理因子疗法具有较好的治疗作用，包括共性作用和特异性作用。共性作用是指多种物理因子治疗普遍具有的作用，特异性作用是指由某种物理因子的特性所决定的、此种物理因子独特具有的治疗作用。

一、共性作用

（一）镇痛作用

应用特定频率及波宽的低频脉冲电流作用于体表，刺激感觉神经以镇痛的治疗方法，称为经皮神经电刺激疗法。近年来，除了用于镇痛外，经皮神经电刺激疗法在临床上还广泛用于促进患肢残余肌力的恢复、改善肢体功能和日常生活活动能力，但仍以治疗疼痛为主。除此之外，其他低、中、高频电疗法，以及各种光疗、磁疗、超声波疗法、体外冲击波疗法、水疗等也具有较好的镇痛作用。在疼痛治疗的物理因子选择上，需要结合具体的病理分期和病变深度等因素综合考虑。

1. 对于炎症性疼痛，应以抗炎治疗为主，例如半导体激光照射、紫外线照射等对于多种炎症性疼痛具有较好的疗效。

2. 对于缺血性和痉挛性疼痛，宜选用水疗和各种温热疗法，以改善缺血状态、缓解局部痉挛。

3. 对于神经痛、神经炎，临床上多选用低、中频电疗法，以其产生的麻颤感干扰痛觉的传导，关闭疼痛"闸门"，激发镇痛物质的释放。

4. 对于骨骼肌肉系统运动损伤所致的慢性疼痛，多采用超声波或体外冲击波等物理因子治疗方法，例如，治疗腱末端病或肌腱处损伤引起的疼痛。

（二）消炎作用

1. 具有温热效应的物理因子 对于亚急性和慢性期的炎症具有较好的治疗作用。对于慢性期炎症，常采用具有温热效应的高频电疗法、红外线疗法、红光疗法、传导热疗法、超声波疗法、水疗，以及磁场疗法等进行改善局部血液循环、消散慢性炎症的治疗。

2. 具有非热效应的物理因子 在众多的物理因子治疗方法中，短波紫外线具有直接的杀菌作用，常作为表浅急性化脓性感染的首选治疗；应用中心重叠照射法进行大剂量的紫外线照射，可以较好地控制严重的创面感染，促进创面脓苔脱落。选择脉冲输出时高频电疗法的非热效应，也常用于急性炎症的治疗，可促进急性炎症的消散和逆转。低中频电疗法治疗时仅产生微弱的热作用，临床上主要利用其肌泵效应，以改善局部血液循环、改善局部组织代谢、促进致炎物质排出等，从而治疗慢性炎症性疾病。

3. 半导体激光 具有广泛的、非特异性的消炎作用，常用于多种急慢性炎症的治疗。

（三）增强肌肉力量

脉冲调制中频电疗法、干扰电疗法、神经肌肉电刺激疗法、针刺型经皮神经电刺激疗法等的治疗参数常用于引发瘫痪肢体的肌肉收缩。

1. 应用低频脉冲电流刺激周围神经损伤后失神经支配的肌肉，引起肌肉收缩的治疗方法，又称为失神经肌肉电刺激疗法。失神经肌肉电刺激疗法的治疗参数需要较低的频率、较宽的脉宽、较长的脉冲间歇期。

2. 正常神经支配的肌肉刺激所需要的参数与失神经肌肉电刺激参数不同，例如对于因其他重要器官疾病而被迫卧床引起的失用性肌萎缩，临床上可采用 30～50Hz 的低频电流刺激产生不完全性或完全性强直收缩，以预防或逆转失用性肌萎缩。

3. 目前肌电生物反馈与表面肌电信号触发的电刺激疗法也常用于促进残余肌力的恢复。这是一种主动性肌肉收缩及被动性电刺激的复合治疗，可将患肌的表面肌电信号进行放大、实时地显示出来,方便医务人员和患者本人实时了解治疗情况,并可预存、设定患者个体化的刺激阈值,针对瘫痪肌肉的具体残余肌力设定个性化的治疗参数,从而可以起到更好的治疗效果。

4.用脉冲电流刺激已丧失功能的器官或肢体,以其所产生的即时肌肉收缩效应来代替或纠正器官或肢体功能的方法,称为功能性电刺激。常用于上运动神经元损伤后的肢体运动功能的代偿。

5.水中浸浴疗法和水中肢体功能训练,是借助于水这一特殊环境中各种力(静水压力、黏滞阻力或浮力)的因素和水疗的温度刺激效应与化学效应,结合患者的某些自发反射,根据患者的残余肌力情况,设计个性化治疗方案,促进或易化肢体肌肉或躯干核心肌群收缩,从而促进患者功能的恢复。水疗正在被越来越多的康复专家和患者所接受,越来越多地应用于临床神经康复、骨科康复以及心肺康复等领域。

（四）缓解痉挛

1.应用低频脉冲电流刺激痉挛肌的拮抗肌,引起拮抗肌收缩;或对痉挛肌进行强刺激,引起痉挛肌强直收缩而诱发抑制;或对一组痉挛肌及其拮抗肌进行先后刺激,通过肌梭和腱器官的反射,诱发交互抑制以缓解肌痉挛的疗法,称为痉挛肌电刺激疗法,又称为 Hufschimidt 疗法。

2.除了痉挛肌电刺激疗法以外,具有温热效应的其他物理因子方法,如红外线疗法、石蜡疗法、湿热袋敷疗法等均具有缓解痉挛的作用。常用的深部热疗方法包括超声、短波和微波疗法,能够将能量保持在深部组织,同时避免皮肤和皮下脂肪聚集过多热量。作用表浅的热疗方法通常包括石蜡疗法、湿热袋敷疗法、红外线疗法、温水浸浴等。热疗缓解痉挛的作用机制主要在于热刺激能降低肌梭中 γ 传出神经纤维的兴奋性,使牵张反射减弱。

3.对于脑损伤或脊髓损伤后的偏瘫、截瘫等痉挛患者,可优先选择水中浸浴治疗或水中训练,以缓解大面积的痉挛。

（五）软化瘢痕

石蜡疗法、磁场疗法、超声波疗法、放散式体外冲击波疗法、音频电疗法、干扰电疗法、直流电碘离子导入疗法、温水浸浴及水中运动等,均可改变结缔组织黏弹性,具有软化瘢痕和消散粘连等作用,常与牵伸等运动疗法相结合,用于维持和扩大关节活动度,治疗术后瘢痕和组织粘连等。

（六）加速组织再生与修复

1.半导体激光常被用于促进创面愈合,对于压疮、糖尿病足等具有较好的疗效。

2.小剂量的紫外线照射创面,可刺激局部肉芽组织生长,加速创面的愈合过程。

3.当创面无渗出或渗出较少时,也可以选用小剂量的高频电疗法进行治疗,以促进组织生长及创面愈合。

4.超声波具有骨膜加热效应,即在软组织与骨的交界处产生局部加热效应,常用于促进韧带、肌腱和关节囊等软组织的愈合。

5.放散式体外冲击波疗法常用于促进骨折后延迟愈合的治疗。

二、特异性作用

除了上述物理因子治疗的共同作用外,物理因子的特异性作用有时具有更加独特的治疗价值。临床上物理因子的特异性作用可体现在以下几方面：

（一）短波紫外线的直接杀菌作用

短波紫外线具有直接杀菌作用，是表浅急性化脓性感染的首选治疗。除紫外线以外，其他物理因子治疗也有辅助消炎的作用。如果急性化脓性感染的部位比较深，临床上常采用短波紫外线与高频电疗法相结合的治疗方案。

（二）低频脉冲电流的兴奋神经 - 肌肉作用

10Hz 以下的低频脉冲电流具有兴奋神经 - 肌肉、引起单次肌肉收缩的作用，20～50Hz 的低频脉冲电流可引起不完全强直性和完全强直性肌肉收缩反应，常用于神经损伤后促进残余肌力的恢复及预防和逆转失用性肌萎缩等治疗。

（三）超声波的骨膜加热效应

超声波具有骨膜加热效应，即在骨性表面（如软组织 - 骨交界处）产生局部加热效应，广泛用于促进韧带、肌腱和关节囊等软组织损伤愈合的治疗。放散式体外冲击波疗法与超声波疗法有些类似的特性，也常用于促进韧带、肌腱损伤愈合以及促进延迟性骨折愈合等治疗。

（四）高频电的非热效应

当高频电流强度小到不足以产生体温升高时，仍可使体内的离子、带电胶体、偶极子发生振动和转运，改变组织的理化特性，由此产生的生物学效应称为高频电疗法的非热效应。选择小剂量或脉冲输出时的非热效应治疗急性炎症和损伤，也是临床上经常采用的方法。非热效应对机体的影响包括促进生长发育，加强白细胞吞噬作用，消散急性炎症，促进神经纤维再生等。

▼ 案例分析

1．针对该患者的病情，在完善检查、明确诊断的基础上，可选用腰椎牵引、脉冲短波或微波、干扰电等物理因子治疗方法。

2．物理因子的治疗作用包括消炎镇痛、增强肌力、缓解痉挛、软化瘢痕、加速组织再生与修复、促进骨折愈合等。

第三节 物理因子治疗优势与应用原则

▼ 案例导入

患儿，女，4 岁 8 个月，步行姿势异常。

现病史与既往史：患儿母亲曾有自然流产史，围产期正常，患儿出生后即有明显的运动、语言发育落后，康复治疗具有一定的疗效。

体格检查：独站不稳，步行时双侧尖足，双膝反张，躯干代偿，腰椎前凸，双大腿、小腿肌力Ⅲ级，双足肌力Ⅳ级，双下肢肌张力高，左小腿三头肌张力Ⅱ级，右小腿三头肌张力Ⅰ级，主动踝背屈能力差。双侧膝、跟腱反射亢进，病理征阳性。日常生活活动能力（ADL）部分借助。

诊断：发育迟滞。

思考
1. 针对该患儿的康复目标包括哪些？
2. 针对该患儿的康复计划包括哪些？

各种物理因子治疗对机体生理学方面具有共性的影响，包括改变组织细胞和体液内离子的比例和微量元素含量，引起体内某些物质分子的结构变化，影响各种酶的活性，改变生物膜、皮肤和黏膜的通透性，调节局部物质代谢，改善局部血液循环，促进淋巴回流等。同时，各种物理因子又有着不同的物理特性和穿透深度，因而，又会对机体产生不同的生物学效应和治疗作用。与药物、手术等其他治疗手段不同的是，物理因子治疗具有独特的优势以及特殊的应用原则。

一、物理因子治疗优势

物理因子治疗一般无创伤、无痛苦、无不良反应，治疗时患者感觉舒适，依从性较好。

（一）作用起效快

具有温热效应的物理因子具有快速缓解骨骼肌和内脏平滑肌痉挛的作用，例如温水浸浴、红外线照射等疗法均可快速降低牵张反射，使肌张力下降。热疗缓解痉挛的作用机制主要在于热刺激能降低肌梭中 γ 传出神经纤维的兴奋性，使牵张反射减弱。低中频电疗法、磁振热治疗等引起的低频震颤感觉，可以干扰痛觉的传导，起到快速镇痛的作用。具体机制可能与"闸门"控制学说有关。

（二）治疗无痛苦

物理因子治疗通常都感觉舒适且无损伤，患者治疗的依从性很好。物理因子治疗不但舒适，有时还用于缓解有创操作的痛苦，例如先用直流电药物离子导入疗法进行局麻药物局部导入的预处理，可以减轻针极肌电图检查相关的疼痛。温水浸浴疗法和水中运动疗法更是可以为患者带来愉悦的治疗体验，在群体或小组治疗过程中，水疗师可以寓教于乐，在进行躯体治疗的同时，也具有调节患者不良情绪、促进患者沟通交流能力和提高患者自信心等作用。当然，上述作用的取得与水疗师的经验密切相关。

（三）副作用少

物理因子治疗很少引起身体不适或产生副作用，虽然紫外线照射可引起局部红斑反应和色素沉着作用，但这些都属于紫外线治疗的正常反应，紫外线的许多治疗作用都是在红斑反应和色素沉着出现的前提下才会起效的。停止治疗后，局部红斑反应和色素沉着会逐渐消退，对患者并无危害。

（四）疗效持久

物理因子治疗的疗效较为持久，通常按照疗程进行治疗，因为在一个或多个疗程的治疗中，经过反复多次的重复治疗，机体可以产生多次叠加或积累反应，多次治疗叠加后的疗效会比单次治疗效果更好。在物理因子治疗疗程结束后，通常会安排一段治疗间歇时间，在治疗间歇期内，虽然没有接受物理因子治疗，物理因子效应的叠加仍然会起到一定的后作用。

二、物理因子的应用原则

不同的物理因子对人体穿透作用的深度不同，人体不同组织对同一物理能的吸收率也不同，所以，应根据物理因子的理化特性、生物学效应、治疗作用及患者自身存在的禁忌证等因素，选择合适的治疗方法。物理能作用于人体后，所引起的反应与其作用强度有关。弱强度或小剂量刺激即可引起机体的反应，中等强度刺激通常可促进机体反应，过强的刺激则可引起抑制甚至是破坏作用。人体对特定物理因子的反应也与物理因子治疗的次数有关，初次作用时人体反应较敏感，作用次数增多后可能出现一定程度的适应现象。因此，在进行物理因子治疗时，应注意合理调节剂量，设定适当的疗程。

可以采用两种或多种物理因子联合应用，如超短波疗法与紫外线疗法联合治疗急性蜂窝织炎时，疗效优于单一疗法的治疗效果。物理因子治疗也可与其他康复治疗方法、药物或手术等联合应用，以提高疗效、缩短病程。另外，在物理因子治疗过程中，应注意观察、区分治疗反应情况。如果在治疗中患者出现头晕、头痛、出冷汗、心慌、恶心等不适症状，或治疗局部出现疼痛、皮疹、水疱等，应及时停止治疗，调整治疗剂量或改变治疗方法。

在大多数情况下，不提倡单独应用某一种物理因子治疗某种疾病，建议物理因子治疗与其他治疗方法联合应用。例如，使肌电生物反馈训练与主动性随意运动训练相整合，使水中治疗技术与陆地上的功能或 ADL 相整合，使患者已经学会的运动技能及时转移到中枢性运动控制方案中。建议丰富治疗环境的刺激，使多种因素有效结合，最大限度地促进患者功能的恢复。

在物理因子治疗过程中，需要注意的是，最佳的物理因子治疗方案应该是全面系统的、定制的、个体化的方案，与患者的其他康复治疗相辅相成，以使患者最终康复效率最大化。

案例分析

1. 康复目标　近期目标：通过被动活动等降低肌张力，提高双下肢肌力，提高核心肌群肌力；提高独站及独行能力；改善异常步行姿势。远期目标：生活大部分自理，入幼儿园。

2. 康复计划

（1）物理治疗（PT）：缓解双下肢肌张力，提高肌力，改善异常步行姿势。

（2）按摩：降低双下肢肌张力，促进血液循环。

（3）低频脉冲电刺激治疗：提高双下肢肌力。

（4）水疗：改善肌张力，提高运动协调性。

（5）感觉统合：改善重心转移能力，提高运动协调性。

（6）矫形器：佩戴双侧踝足矫形器（AFO），矫正尖足。

（丛　芳　崔　尧）

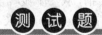

测　试　题

1. 简述物理因子疗法的定义。

2. 简述物理因子疗法的分类。

3. 试述物理因子治疗的特异性作用。

第二章 电疗法

第一节 电疗法概述

采用电能治疗疾病的方法称为电疗法。

临床上,常用的电疗法包括直流电药物离子导入疗法、各种低中频电刺激疗法、高频透热疗法等。其中,直流电药物离子导入疗法常用于亚急性或慢性期的软组织炎症、肿胀及疼痛的预防及治疗;微电流或经颅直流电刺激(详见第四章)常用于抑郁、焦虑、创伤后应激障碍、神经病理性疼痛、纤维肌痛综合征等的治疗;经皮神经电刺激疗法常用于伤害性疼痛(急性、亚急性或慢性期疼痛)及轻、中度神经病理性疼痛的辅助治疗;干扰电疗法常用于肌肉骨骼系统疾病、神经系统疾病及失禁的治疗;神经肌肉电刺激疗法常用于老年肌肉减少症、失用性肌萎缩等的治疗。

与热敷、蜡疗等传导热疗法以及红光、红外线等辐射热疗法相比,高频透热疗法的作用深度更大。为了更好地掌握各种电疗法的应用,本节首先介绍电学及电疗法的相关基础知识。

一、电学基础知识

电是指有电荷存在和电荷变化的现象,有电性的物体称为带电体或荷电体,即电荷。呈正电性者为正电荷,呈负电性者为负电荷。电具有"同性相斥、异性相吸"的特性。电荷电力所作用的周围空间称为电场,引入电场中的任何带电物体都将受到电场的作用;磁体的磁力所能作用到的周围空间称为磁场,任何运动的电荷或电流的周围空间内除了电场以外,也有磁场的存在。任何电场的变化都会使其周围产生磁场,任何磁场的变化都会使其周围产生电场,变化的电场及与其密切联系的磁场称为电磁场。电磁场中的电场和磁场的强度、速度和方向的变化总是相互关联的。

(一)基本概念

1. **电磁波** 电磁场在空间中以波的形式迅速传播扩大,称为电磁波。

2. **电磁波波长** 电磁波呈波状传播,从一个波峰至下一个波峰之间的长度为波长(λ)。波长的计量单位为米(m)、厘米(cm)、毫米(mm)、微米(μm)、纳米(nm),其换算公式:$1\mu m = 1\,000nm$,$1mm = 1\,000\mu m$,$1cm = 10mm$,$1m = 100cm$。

3. **电磁波传播速度** 在真空中电磁波传播速度(V)为$300\,000\,000m/s$,相当于光速。

4. **电磁波频率** 每单位时间内电磁波波动的次数为频率(f)。频率的计量单位为赫兹(Hz)、千赫(kHz)、兆赫(MHz)、吉赫(GHz),其换算公式:$1kHz = 1\,000Hz$,$1MHz = 1\,000kHz$,$1GHz = 1\,000MHz$。

5. 电磁波周期　从一个电磁波的起点至下一个电磁波起点之间的时间称为周期(T)，周期的计量单位为秒(s)、毫秒(ms)、微秒(μs)，其换算公式：1ms＝1 000μs，1s＝1 000ms。

6. 电流　电荷在物体内流动形成电流。电流的方向由正到负，单位时间内流过的电量称为电流强度(I)，电流强度的计量单位为安培(A)、毫安(mA)、微安(μA)，其换算公式：1mA＝1 000μA，1A＝1 000mA。

7. 导体与绝缘体　能传导电流的物体称为导体，在一般情况下不能导电的物质称为绝缘体。人体不同的组织成分根据其导电性的大小，可以分为四类：

(1) 优导体：包括血清、血浆、血液、淋巴液、脑脊液、胆汁、胃液等。

(2) 良导体：包括肌肉、肝、肾、脑、神经等。

(3) 不良导体：包括干燥的皮肤、结缔组织、脂肪、骨等。

(4) 绝缘体：包括干燥的头发、指甲、牙齿等。

8. 电阻　电流流过物质时所遇到的阻力称为电阻(R)。电阻的计量单位为欧姆(Ω)、千欧姆(kΩ)、兆欧姆(MΩ)，其换算公式为：1kΩ＝1 000Ω，1MΩ＝1 000kΩ。

9. 电压　驱使电流流过电阻的"压力"称为电压(U)。电压的计量单位为伏(V)、千伏(kV)、毫伏(mV)、微伏(μV)，其换算公式：1mV＝1 000μV，1V＝1 000mV，1kV＝1 000V。

10. 电功率　单位时间内电能所做的功称为电功率(W)。电功率计量单位为瓦特(W)、千瓦(kW)、毫瓦(mW)、微瓦(μW)，其换算公式：1mW＝1 000μW，1W＝1 000mW，1kW＝1 000W。

（二）基本公式

1. 周期、波长、频率、波速之间的换算关系　周期＝1/频率，波长＝波速/频率。

2. 电流、电压、电阻之间的换算关系　电流、电压、电阻之间的换算关系即欧姆定律：电流＝电压/电阻。

二、物理学特性

（一）直流电物理学特性

1. 直流电　在导体中电荷流动方向不随时间而改变的电流，称为直流电。

2. 离子　在电学上原子呈中性，电子带负电荷；原子失去电子后成为正离子，原子获得电子后成为负离子。不同离子的大小不同，所带电荷数量不同。

3. 电离　物质溶解于水后能够分解为离子的现象，称为电离。

4. 电解质　在水溶液中或在熔融状态下能形成离子而导电的化合物，称为电解质。电解质溶液依靠电离的离子传导电流。

5. 电解　直流电通过电解质溶液后，其中的正、负离子分别移动到阴、阳极下，从电极上取得或交出电子变为原子或分子直接析出，或再与溶剂发生作用而形成新产物的过程，称为电解。例如，直流电通过 $NaCl$ 溶液时，Na^+ 和 Cl^- 分离而分别移至阴极、阳极下，Na^+ 从阴极取得电子后与水发生作用而产生碱性物质 $NaOH$ 与 H_2，Cl^- 在阳极失去电子后与水发生作用而产生酸性物质 HCl 与 O_2。

6. 电泳与电渗　电泳和电渗是直流电通过胶体时同时出现的两种现象。所谓胶体是一种由分散质和分散剂组成的物质，分散质是指直径为 1～100nm 的悬浮颗粒，如蛋白质等；分散剂是指均匀的媒质如水等溶剂。直流电通过胶体时，胶体中的分散质移向极性相反的电极,称为电泳,例如,在人体蛋白质溶液中,带负电荷的蛋白质向阳极移动;与此同时,胶体中的分散剂移向相反的电极,称为电渗,例如,在人体蛋白质溶液中,水向阴极移动。

7. 电介质 又称绝缘体,是指在一般情况下不能导电的物质。

8. 偶极子 电介质在电学上呈中性,电介质分子中有一对正负电荷。电介质分子内正负电荷重合时正负电性抵消,称为无极分子;在电场中,电介质分子内正负电荷不重合,分子一端呈正电性、另一端呈负电性,则称为有极分子或偶极子。偶极子离开电场后,正负电荷取向现象立即消失者,称为弹性偶极子;离开电场后取向现象不能复原者,称为刚性偶极子。

9. 离子水化 在电解质溶液中的离子与水偶极子两端所带的电荷相反,负端趋向正离子,正端趋向负离子,导致电解质溶液中的离子四周被水偶极子所包围,称为离子水化。包绕离子的水分子层,称为水化膜;水化膜的厚度与离子的电荷密度有关,电荷密度越大,水化作用越强。

10. 离子运动 不同的离子运动的速度可能不同,电极间距一定并且极间电压相同时,在同一媒质中离子移动的速度与离子的有效半径(包括水化膜的厚度)成反比。

（二）低频电物理学特性

1. 交流电 方向与强度随时间作周期性变化的电流称为交流电。

2. 脉冲电流 电流或电压按一定规律反复地由某一电位水平上瞬间出现,然后又瞬间消失的电流,称为脉冲电流。其中,电流强度呈正弦波形变化的电流称为正弦电流;将直流电不断通断所获得的、波形呈矩形或正方形的电流,称为方波电流;电流强度缓升缓降呈三角形的电流,称为三角波电流;类似于三角波电流,脉冲缓慢上升与下降,按照指数曲线规律变化的电流,称为指数曲线波电流;波形类似等腰梯形的电流,称为梯形波电流。

3. 有效波宽 三角波的有效波宽为上升时间与下降时间之和。梯形波的有效波宽为上升时间、平顶部分时间与下降时间之和。波宽的计量单位为毫秒(ms)、微秒(μs)。

4. 脉冲上升时间 是指脉冲电流从脉冲起点上升至波峰顶点的时间。

5. 脉冲下降时间 是指脉冲电流从波峰顶点下降至脉冲终点的时间。

6. 脉冲间歇时间 是指脉冲电流停止的时间,即脉冲周期减去有效波宽的时间。

7. 通断比与占空比 通断比是指脉冲电流持续时间与脉冲间歇时间的比值;占空比又称占空系数,是指脉冲电流持续时间与脉冲周期的比值,通常用百分比来表示。

8. 单相脉冲 是指单相输出的脉冲电流,其脉冲的方向固定不变,按一定规律出现,含有直流电成分,因而具有一定的电解作用。

9. 双相脉冲 是指双相输出的脉冲电流,其脉冲的方向有正负变化。根据双相脉冲的形状,分为对称性双相脉冲和不对称性双相脉冲;对称性双相脉冲不含直流电成分,不对称性双相脉冲可能含有直流电成分、具有一定的电解作用。

10. 脉冲重复频率 即脉冲波组的频率,是指每秒内脉冲波组出现的次数,其计量单位为赫兹(Hz)。

（三）中频电物理学特性

1. 电容 两个互相靠近的导体被电介质所隔开,构成电容;电容可储存电荷。

2. 容抗 是指交流电通过电容时的阻力,容抗的大小与电流的频率成反比。

3．调制　是指一种频率较高的电流的幅度或频率随着另一种频率较低的电流的幅度或频率的变化而变化。

4．调制波　又称调制信号，是指调制较高频率电流的较低频率的电流。

5．载波　是指调制时负责载送、传递低频信号的较高频率的电流。

6．调幅　较高频率的电流被较低频率的电流调制时，被调波发生的幅度变化，称为调幅。调幅波幅度的变化量与未被调制前电流振幅之比，称为调幅系数或调幅度。

7．调频　电流被调制时，被调波发生的频率变化，称为调频。

8．差拍　两种不同频率的交流电互相重叠时，合成后的电流的幅度变化，称为差拍。

9．差频　两种不同频率的交流电互相重叠时，合成后的电流的频率变化，称为差频。

（四）高频电物理学特性

1．等幅振荡电流　是指振荡电流在传播过程中由于能量得到不断补充，各质点振荡能量保持不变，振荡幅度不变。

2．减幅振荡电流　是指振荡电流在传播过程中由于能量不断消耗而致耗尽，各质点振荡能量逐渐减少，振荡的幅度逐渐变小以致最后消失。

3．脉冲等幅振荡电流　是指呈现有规律的脉冲波组式的等幅振荡电流，其脉冲波组持续时间比脉冲间歇时间短。

4．脉冲减幅振荡电流　是指呈现有规律的脉冲波组式的减幅振荡电流，其脉冲波组持续时间比脉冲间歇时间短。

5．传导电流　是指电荷在导体中流动传导所产生的电流。

6．位移电流　是指偶极子内束缚电荷位置移动所产生的电流。

7．介电常数　是指介质加入电场后对电场特性影响的程度，同一组织在不同频率电场中的介电常数不同。介质加入电场后，会对电场特性产生影响，介质内电场的电容量越大，对交流电的阻抗就越大，对合成电场减弱的程度也越大。通常，真空的介电常数为1，空气的介电常数近似于1，而水的介电常数为81；人体组织中含水量多的组织，如肌肉、肝脏等的介电常数为40～100；皮肤的介电常数为10～20；含水量少的组织，如脂肪、骨骼等的介电常数一般小于10。

三、生物学效应

（一）低频电生物学效应

1．兴奋神经肌肉　神经肌肉兴奋的产生是由于低频脉冲电流刺激细胞膜，使细胞膜通透性发生变化，膜内外的离子浓度和电位发生改变，破坏了膜的极化状态，引起除极化，形成动作电位、发生兴奋而引起肌肉收缩。引起组织兴奋和肌肉收缩的电刺激治疗参数需要具有一定的刺激强度、刺激持续时间和刺激强度的变化率；引起组织兴奋所需的最小刺激强度（阈值）与刺激的持续时间成反比。人体不同组织的不应期有很大的差异，例如，心肌细胞的绝对不应期高达200～400ms，骨骼肌细胞为2ms，神经纤维的绝对不应期为0.5ms；电刺激的脉冲宽度必须大于绝对不应期才能引起兴奋神经肌肉的作用。电刺激频率不同，引起的肌肉收缩反应不同，引起肌肉单收缩的适宜频率为0.5～10Hz，引起肌肉完全性强直收缩的适宜频率为50Hz。

2．改善局部血液循环　低频脉冲电流，尤其是50～100Hz的电流，作用于人体时，可显著改善局部组织的血液循环。其作用机制可能与以下因素有关：

（1）轴突反射：皮肤感受器接受低频脉冲电流刺激后产生冲动，经传入神经、轴突传出神经，传导至局部小动脉壁，引起局部小动脉扩张。

（2）P物质与乙酰胆碱释放：感觉神经接受低频脉冲电流刺激后，可以释放少量P物质与乙酰胆碱等物质，引起局部血管扩张。

（3）组胺释放：皮肤接受低频脉冲电流刺激后，可以分解释放少量组胺，使局部毛细血管扩张，引起局部皮肤充血。

（4）肌肉代谢产物的作用：低频脉冲电流刺激可以引起肌肉收缩，肌肉收缩后产生的代谢产物，如乳酸、ADP、ATP等，具有强烈扩张血管作用，可以改善肌肉的血液供应。

（5）抑制交感神经：低频脉冲电流作用于交感神经节，可引起交感神经抑制，使支配区的血管扩张。1~10Hz的低频脉冲频率具有兴奋交感神经作用，而100Hz的低频脉冲频率通常具有降低交感神经兴奋性的作用。

3. 镇痛　镇痛作用较好的低频脉冲频率是50~150Hz，分为即时镇痛作用和镇痛叠加作用。

（1）即时镇痛作用

1）闸门控制学说：低频脉冲电流对皮肤产生的刺激是一种非痛性刺激，可表现为触觉、压力觉、振动觉、麻颤感等，这些感觉可经感觉神经粗纤维（A-β纤维）传导至脊髓。当疼痛发生时，由Aδ和C纤维传递的疼痛传入信号使中枢的闸门保持"打开"状态；而由A-β纤维传递的大量其他传入信号可以"关闭"这扇闸门，并抑制疼痛信号传向大脑。这是因为粗纤维的兴奋阈值较低、传导速度较快、易于兴奋，可将低频脉冲电流刺激产生的兴奋传导至脊髓，并使脊髓后角胶质细胞兴奋，引起疼痛闸门的"关闭"；而负责传导痛觉的细纤维（Aδ和C纤维）兴奋阈值相对较高、传导速度较慢、所传导的痛觉冲动传入受阻，因而达到镇痛目的。

2）体液机制：低频脉冲电流刺激人体可引起中枢神经系统某些神经介质释放，例如，使神经系统释放出内源性吗啡样物质（脑啡肽、内啡肽）等，从而起到镇痛作用。

3）皮质干扰假说：低频脉冲电流对皮肤产生的刺激与痛觉冲动同时上传到皮质，并在皮质相互干扰，可引起一定的镇痛效应。

（2）镇痛叠加作用

1）单次治疗的即时镇痛作用叠加后，可以产生持续时间更长的镇痛效应。

2）经过多次低频电刺激后，可使局部小血管扩张、血液循环改善，减轻局部组织缺血及酸中毒状态，减轻局部肿胀，加速致痛物质、代谢产物、病理产物排出，改善局部组织代谢和营养，从而产生持久的镇痛效应。

4. 消散慢性炎症　低频脉冲电流可以改善局部组织血液循环，减轻水肿，促进炎症产物排出，提高机体免疫功能，因而可用于慢性炎症的治疗。

（二）中频电生物学效应

1. 阻抗明显降低　电流频率越高，人体组织对电流产生的电阻抗就越低，人体组织对中频电的阻抗明显低于低频电；人体还具有电容特性，频率较高的电流易于通过电容，例如中频电比低频电更加容易通过电容，因而中频电流更易于作用于人体组织深部，电流强度也更大。

2. 电解作用不明显　　中频交流电作用于人体时，在电流每一个周期的正半周与负半周内，人体组织内的离子都向不同方向往返移动，不能移到电极下引起电解作用，电极下没有酸碱产物产生，因此，进行中频电疗时可以不使用衬垫保护皮肤。患者皮肤不会受到电解产物刺激，因而耐受性较好，治疗依从性较好，能坚持较长疗程的治疗。个别患者在中频电疗后出现组织损伤不是因局部电解所致的电烧伤，可能由于局部电流密度过大、电极衬垫不平整或局部皮肤存在破损，致使电流密集于局部产生了热烫伤。

3. 无明显的兴奋神经-肌肉作用　　中频电流对神经肌肉的兴奋作用需要综合多个周期的刺激才能引起一次强烈肌肉收缩。周围运动神经每兴奋一次后，都会出现一个持续1～2ms的绝对不应期，在此期间，不论给予多大强度的刺激都不能引起再次兴奋。只有在两次电流刺激之间的间隔≥1ms，即电流频率≤1 000Hz时才能引起第二次兴奋。中频电流的频率＞1 000Hz，即每个周期＜1ms，因此不能引起神经和肌肉的兴奋；只有综合多个周期连续作用，并且达到足够强度时，才能产生可传播的兴奋，引起一次肌肉收缩。在临床上，未经调制的、单纯的中频电流不能用于引发肌肉收缩、增强肌肉力量等治疗。

4. 镇痛作用　　单纯的中频电流对感觉神经的刺激比较和缓，镇痛作用深度更大。剂量略大于感觉阈的中频电流作用于人体皮肤时，电极下只有轻微的震颤感；电流强度逐渐增大时可出现针刺感，并无明显不适和疼痛，持续通电时针刺感会逐渐减弱；电流强度很大时，才会出现束缚感。强度较大的中频脉冲电流刺激引起肌肉收缩时的感觉，要比低频电刺激更为舒适，故患者能耐受较大强度的中频电刺激治疗。与低频电相似，中频电流对周围感觉神经粗纤维的非痛性刺激可产生较好的镇痛效应，其机制可能与闸门控制学说、皮质干扰、内源性吗啡样物质释放、血液循环改善等多种因素有关。

5. 改善局部血液循环　　中频电刺激具有更好的改善局部血液循环作用，可使局部开放的毛细血管数增多，血流速度及血流量增加，组织营养和代谢增强，局部水肿消散，局部致痛物质和炎症产物排出加快。

6. 提高生物膜通透性　　中频电刺激可提高刺激区域局部细胞膜的通透性，扩大细胞间隙或组织间隙，从而促使营养物质和代谢产物流通，在临床上具有松解粘连、软化瘢痕等作用。

（三）低中频组合电流优势

1. 脉冲调制中频电流、干扰电流、音乐电流等低频调制的中频电流，既克服了低频电流对皮肤刺激大、有电解作用等缺点，又保留了中频电流优点。例如，低中频组合电流作用于人体组织时可使局部阻抗降低，作用电流增强，电极下不发生明显电解，患者易于耐受较大强度、较长时间的治疗，电流波形、频率、幅度变化多样，使患者不易产生适应性等。

2. 低频调制的中频电流作用于人体组织时，如果其低频脉冲组合电流的波形和强度符合兴奋神经肌肉作用的治疗参数要求，则可兴奋周围运动神经，引起较强的骨骼肌收缩和内脏器官平滑肌收缩。

3. 整流后半波输出的电流具有类似直流电的电解作用，可用于药物离子导入。

（四）高频电生物学效应

1. 对人体组织的穿透深度　　人体具有导体、电容、电介质、线圈、磁性等电磁学特性；高频交流电通过人体组织时，人体组织对高频交流电的电阻和容抗都明显低于低中频电流。总体而言，高频电场更容易通过人体组织，其中，电容场法治疗的作用深度也最大；治疗时，高频电极与皮肤表面保持一定的距离，可使高频电场能量作用于人体深部组织。各种高频电疗法的作用深度如下：

(1) 共鸣火花疗法只达体表。

(2) 中波可达皮下。

(3) 线圈场法短波可达浅层肌肉。

(4) 电容场法超短波可达深层肌肉和骨。

(5) 分米波可达深层肌肉。

(6) 厘米波可达皮下与浅层肌肉。

(7) 毫米波只达表皮，但通过组织中大分子谐振传送可产生远隔效应。

2. 温热效应　高频电疗法中的中波、短波、超短波、分米波、厘米波疗法均可产生明显的温热效应。其机制可能与以下因素有关：

(1) 传导电流和欧姆损耗：高频电场作用于人体导体、电解质时，会在组织内产生传导电流，通过欧姆损耗而产热。人体内含水量多的组织液、血液、淋巴液中含有较多的电解质，在外界电场作用下，电解质可以电离为正、负离子，离子移动产生传导电流。在高频电流的正、负半周内，离子移动的方向相反。由于高频电频率高，正、负半周变化很快，导致正、负离子移动方向的变化也很快，带电荷离子的移动会产生传导电流。各种离子高速往返移动时，离子之间、离子与周围媒质之间会发生摩擦或克服阻力，从而引起能量损耗和产热，称为欧姆损耗。欧姆损耗的产热量与电流密度的平方和组织电阻率成正比。短波、超短波疗法的温热效应大多由这种机制而产生。

(2) 位移电流和介质损耗：高频电场作用于人体电介质时，通过在组织内产生位移电流和介质损耗而产热。人体内肌腱、韧带、脂肪、骨骼、指甲、牙齿、头发等不良导体或电介质以及氨基酸、神经鞘磷脂等偶极子，在高频交流电场作用下，电介质偶极子内正、负电荷会随着电流正、负半周转换而高速变化，也会不断反复取向而产生180°旋转，偶极子内束缚电荷位置移动会产生位移电流。偶极子在高频交流电场中高速旋转，偶极子之间、偶极子与周围媒质之间发生摩擦以及克服阻力所产生的能量损耗和产热，称为介质损耗。介质损耗的产热量与电流频率、电场强度的平方、电介质的介电常数成正比。电容场法短波与超短波疗法的温热效应大多由这种机制而产生，分米波、厘米波疗法的温热效应主要由这种机制所产生。

(3) 涡电流和欧姆损耗：高频电磁场作用于人体环形组织结构时，人体组织中会感应产生涡电流，通过欧姆损耗而产热。人体内环状组织结构相当于线圈，处于高频电流所产生的高频交变磁场中时，会产生高频交变的感应电流；这种感应电流呈旋涡状，故称为涡电流。涡电流基本属于传导电流，容易从导体中通过而产热。涡电流欧姆损耗的产热量与电流频率的平方、磁场强度的平方以及组织的电导率成正比，与组织的电阻率成反比。线圈场方式的短波疗法主要以这种机制产热。

3. 非热效应　小剂量或脉冲式输出的高频电场作用于人体，在不足以引起温热感和组织温度升高时，组织内仍会产生离子高速移动、偶极子高速旋转、蛋白质构型变化以及细胞膜上荷电粒子的浓度改变、膜通透性改变等效应，并产生治疗作用，称为非热效应或热外效应。小剂量或脉冲式输出的短波、超短波、分米波、厘米波、毫米波治疗，均可产生非热效应；电磁波频率越高，非热效应越明显；毫米波只有非热效应，而无温热效应。

四、安全性

（一）安全电流与电压

1. 安全电流 电流强度越大，对人体发生损害的危险性越大。通常，直流电电流强度应在50mA以下，而50Hz交流电的电流强度应在10mA以下。

2. 安全电压 电压越高，对人体发生损害的危险性也越大。直流电安全电压一般不应超过65V，在潮湿情况下不应超过40V，绝对安全电压为24V；交流电电压一般不应超过36V，水疗室等潮湿环境的绝对安全电压应小于12V。

（二）环境设施

1. 环境 电疗室地面应铺木质地板或绝缘板。上下水管道等应加绝缘罩，并且与治疗床、治疗椅的距离应超过治疗时患者手臂能够触摸到的位置。治疗床、椅应由绝缘材料制成。高频电疗室应该设立屏蔽装置，以防高频电疗设备工作时发生过量的高频辐射外泄。

2. 电源 电疗室的电源开关等必须按照安全用电要求设计安装，如分电闸与总电闸。

3. 设备 所有电疗设备必须接地线，并具有良好绝缘，最好配有漏电保护或保险设计；严禁将低中频电疗设备与高频电疗设备同置一室，或者低中频电疗设备和高频电疗设备不可同时开机，以防产生干扰、导致电灼伤。

（三）电疗法安全操作要求

1. 使用电疗设备前，应先检查设备及配件是否完好无损，禁止使用有故障、破损、接触不良的设备。

2. 操作者的手足、皮肤和衣物应保持干燥，以防引发电流短路。

3. 治疗前应去除治疗局部的金属饰物，治疗局部有汗液、尿液、湿敷料等，应先进行相应处理，使局部干燥后再进行治疗。

4. 低中频电流禁用于开放性切口及皮肤破损处，以防引发电灼伤。

5. 低中频电流禁用于深静脉血栓形成处，以防引发血栓栓子脱落。

6. 各种电疗法禁用于孕妇下腹及腰骶部，以防刺激子宫收缩而导致流产。

7. 认知障碍、局部感觉障碍或血液循环障碍时，应严禁大剂量治疗以防发生电灼伤。

8. 患者在电疗过程中不得随意挪动体位、触摸设备外壳或自行调节电疗设备。

9. 植入心脏起搏器者不得进入高频治疗室，以免高频电场对心脏起搏器造成干扰。

10. 手表、手机、助听器、收音机等均应远离高频电场，以免造成损害。

（丛 芳 崔 尧）

第二节 直流电疗法

> **案例导入**
>
> 患者，女性，55岁，主诉因"颈部疼痛、手指麻木4个月余"入院。
>
> 体格检查：患者颈部右侧压痛明显，颈部后伸、旋转活动受限，右侧臂丛神经牵拉试验（+）。MRI示：C_5、C_6骨质增生，椎间盘变性，神经根受压。
>
> 诊断：神经根型颈椎病。

目前主要功能障碍：颈部及右上肢放射性疼痛，颈部活动受限，右上肢无力，手指麻木。

思考

1. 康复目标包括哪些？
2. 治疗方案包括哪些？

一、概述

直流电是一种方向固定、强度不随时间变化的电流，应用低电压（30～80V）、小强度（小于 50mA）的平稳直流电作用于人体，引起一系列的物理化学反应，使机体产生相应的生理作用与治疗作用。

将直流电作用于人体来治疗疾病的方法称为直流电疗法（galvanization）。直流电疗法是应用最早的电疗法之一，对于静脉血栓、慢性炎症、溃疡、骨折等具有比较明确的疗效。

二、生理学效应

（一）对血管的影响

直流电有明显使血管舒张的作用。进行直流电疗后，放置电极部位的皮肤显著充血，局部血流量增加，皮肤温度升高 0.3～0.5℃。这种血管舒张反应在阴极下更为明显。在直流电作用下，感觉神经末梢和血管壁上的感受器受刺激，通过反射作用使末梢血管舒张。直流电使皮肤受刺激后，可释放组胺。另外，由于电解作用，体内微量蛋白质变性分解引起组胺及血管活性肽等物质的释放。实验证明，在直流电作用后，皮肤中组胺含量增加，阴极下更为明显。组胺可直接或通过轴突反射使小动脉舒张，并作用于毛细血管，使内皮细胞间隙加宽，血管通透性增高。

（二）对神经系统的影响

1. 对中枢神经的作用　直流电对中枢神经系统的作用是多方面的，且因极性、刺激强度、机体功能状态的不同，可引起不同的反应。将上行直流电通过脊髓（阳极置于腰骶部，阴极置于颈部），可使兴奋性增高；电流方向变换后，兴奋性降低。动物实验证明，将阴极置于前额，阳极置于后颈部，通直流电后可引起软脑膜血管舒张；电极位置对换后，血管即收缩。这些反应说明，直流电作用于中枢神经时，可使机体内某些器官和组织的功能发生改变，并因电极放置的部位和极性不同而异。

2. 对自主神经的作用　当直流电刺激皮肤感受器时，可以通过自主神经，反射地影响内脏器官和血管的舒缩功能。例如，直流电领区治疗，可通过颈交感神经调节颅内、头颈部和上肢的血液循环。

3. 对运动神经的作用　应用稳恒直流电刺激运动神经并无明显的反应，但在通电和断电时，则引起其所支配的骨骼肌收缩。这是因为神经兴奋的基础是受刺激部分离子浓度的变化，变化越大，神经的反应越显著。如果直流电强度改变的速率越快，则神经越易兴奋，若缓慢地变化电流强度，则由于扩散作用，离子不能积聚至足以引起兴奋的浓度，就不出现肌肉收缩反应。运动神经和肌肉组织的反应因直流电极性、电流强弱、通断电等变化而异。

临床上利用这些特点对神经、肌肉的病变进行诊断。

4. 对感觉神经的作用　直流电对皮肤感觉神经末梢有刺激作用。当电流强度很弱时，有蚁走样感觉，随着电流强度的增加，可有针刺、刺痛、灼痛等感觉。电流强度越大，疼痛越剧烈。电流强度增减过快时，可引起明显灼痛。如果缓慢地增加电流强度，疼痛感就不明显。随着通电时间的延长，直流电引起的刺激感逐渐减弱，而出现轻微的温热感。身体不同部位的皮肤对直流电刺激的感觉反应并不相同，这与各部位的电阻及神经末梢分布等有关。

（三）对腺体的影响

当直流电通过唾液腺时，唾液分泌量增加，而且在阳极部位唾液增多更为明显。在直流电作用下，胃腺分泌功能加强，阳极对胃腺刺激作用比阴极明显。但是如果原来胃酸过高，通直流电后胃腺分泌功能受抑制，阳极对胃腺抑制作用也较明显。由此可见，直流电有调整某些腺体功能的作用。

（四）对骨骼的影响

正常骨干骺端带负电荷，骨折后负电荷分布发生改变。动物实验证明，$10\sim20\mu A$ 直流电阴极有促进骨折愈合的作用。

三、治疗作用

（一）消炎镇痛

直流电阳极有减轻水肿和渗出、消炎、镇痛作用；阴极有改善局部组织营养，促进伤口、溃疡愈合，以及软化瘢痕、松解粘连等作用。

（二）镇静和兴奋作用

全身治疗时，下行电流起镇静作用，上行电流起兴奋作用；对局部治疗而言，阳极下周围组织兴奋性降低，阴极下兴奋性增高。

（三）其他作用

1. 直流电对静脉血栓有促进溶解作用。

2. 适量直流电阴极刺激可促进骨痂生长、骨折愈合。

3. 微弱直流电很接近生物电流强度，刺激心血管反射区的皮肤感受器，可反射性地对异常冠状动脉舒缩功能进行调节。

4. 利用直流电电极下产生的强酸和强碱可破坏肿瘤组织。

四、治疗技术

（一）仪器设备

1. 直流电疗机　利用电子管或晶体管对交流电进行整流，经滤波输出平稳直流电，电压在 100V 以下，电流输出 $0\sim100mA$ 可调。输出插口标明正(+)、负(-)极性；有的仪器有极性转换开关和电流量程分流器。

2. 附件

（1）导线：至少有 2 条或 1 条导线分为两支线的分叉电极，以不同颜色区分正、负极导线，一般红色为正极导线。

（2）电极板：多为 $0.10\sim0.15cm$ 厚的铅板，或 $0.3cm$ 厚的导电橡胶板，制成不同大小和形状，如方形、长方形或圆形电极或用于面神经分布区、乳房、颌区等的特殊形状电极。

（3）导线夹：连接导线与电极板，如导线与铅板电极直接焊接；或导线插头直接插入导电橡胶电极的插口，则无需导线夹。

（4）衬垫：铅板电极的衬垫用若干层吸水绒布缝制而成，厚度要在 1cm 以上，主要用于避免酸碱产物直接刺激皮肤。衬垫形状应与其电极相应，其各周边应大出电极各周边约1cm。

（5）其他用品：绝缘布、沙袋、固定带。

（二）治疗方法

1. 主电极和副电极的应用　在做直流电治疗时，选用两个面积大小不同的电极：小电极的电流密度大，治疗作用较明显，称为主电极或作用极；而大电极电流的密度小，引起的反应较弱，称为副电极或非作用极。

2. 电极的放置方法

（1）对置法：两个电极分别放置在身体某部位的内、外侧或者前、后侧，例如膝关节内外侧对置，腹部与腰部前后对置等；对置法多用于治疗头部、关节及内脏器官等部位的疾病。

（2）并置法：两个电极放在躯体的同一侧，上下或左右并置，例如左下肢前面的并置；并置法多用于治疗身体浅部或体表如周围神经和血管疾病等。

（3）斜对置法：两个电极分别斜置于身体某部位的内外侧或上下部。电极的不同放置方法，是为了让电力线更好地通过病变部位或需要作用的部位。

3. 治疗剂量与疗程

（1）治疗剂量：通常以电流密度作为电流刺激强度的指标，电流密度以电极衬垫单位面积（cm^2）的电流强度计算，一般为 $0.05\sim0.10mA/cm^2$，最大不超过 $0.20mA/cm^2$；小儿为 $0.02\sim0.08mA/cm^2$。

（2）疗程：$15\sim20min/$ 次，每天 1 次，视具体病情，10～20 次为 1 个疗程。

4. 操作方法

（1）选好治疗所需的电极板和衬垫，将电极板放在衬垫上或将电极板插入衬垫的布套内，使电极板的各边在衬垫各边缘之内约 1cm，将电极板与和治疗仪输出导线相接。

（2）患者取舒适体位，暴露治疗部位，再次检查患者拟治疗局部的皮肤有无知觉障碍，有无皮肤抓伤、擦伤。如有感觉减退或丧失，尽量避免在此处治疗。如果毛发过多，应剃去或用温水浸湿。

（3）放置衬垫、金属极板，敷盖胶布或塑料布，固定电极。

（4）检查治疗仪的电流分流器是否在所需位置，输出旋钮是否在零位，导线所接直流电疗仪的输出插口的极性以及电极衬垫的极性是否正确、一致，分叉导线所连的两个电极应为治疗所要求的同一极性，然后打开电源，使治疗仪预热。

（5）开始治疗前，向患者交代治疗时应有的感觉，如治疗部位会出现均匀的针刺感或轻微的紧束感、蚁走感等。

（6）打开电源开关，然后以顺时针方向缓慢旋转电位器，调节电流，使电流表指针平稳上升，逐渐增大电流强度，一般先达到所需电流强度的1/2，并询问患者的感觉，待电流稳定、患者感觉明确，再增至所需电流，所达到的电流强度不要超过患者的耐受度或安全剂量。

（7）治疗完毕，缓慢向逆时针方向转动电位器，将电流调降到零位，先取下衬垫与电极，同时需要检查治疗部位皮肤有无异常，再关闭电源开关。

（三）注意事项

1. 使用治疗仪前都需检查治疗仪的输出是否平稳、正常，各开关旋钮能否正常工作，导线、导线夹、电极是否完整无损；导电橡胶电极是否老化、存在裂隙；治疗仪的各部件均正常时方能用于治疗。

2. 使用的铅板电极应予碾平，衬垫温度以不烫为度，湿度以拧不出水为度，衬垫有电极套时，应将衬垫的一面贴在皮肤上，严禁放反而使电极板与患者皮肤之间只隔一层单布。

3. 除去治疗部位及其附近的金属物品，在治疗区域的皮肤小破损处贴以胶布或垫上绝缘布，以防发生直流电烧伤。

4. 在治疗弯曲与不平的部位时，应注意使衬垫均匀紧贴皮肤，防止电流集中于某点。

5. 导线夹下必须垫以绝缘布，电极插头必须插入电极的导线插口，切勿使导线夹和导线的金属裸露部分直接接触皮肤。

6. 在患者治疗过程中，操作者应经常检查电流表的指针是否平稳，是否在所调节的电流强度读数范围内，并注意观察患者的反应。如患者感觉电极下有局限性疼痛或烧灼感，应立即调节电流至零位，中断治疗，及时检查是否电极板有脱滑、导线夹直接接触皮肤或者局部皮肤有烧伤等情况。

7. 治疗中患者不得任意挪动体位，以免电极衬垫位置移动、电极脱落；不得触摸治疗仪或接地的金属物，避免发生短路或触电。

8. 治疗结束时，应先将电流输出调节至零位，才能从患者身上取下电极和衬垫。

9. 治疗结束后，告诉患者不要搔抓治疗部位皮肤，如局部出现明显充血、刺痒或小丘疹等反应时，可在局部外涂甘油乙醇（成分：甘油与水以1:1的比例，加乙醇适量）。

10. 治疗使用过的衬垫，需要彻底冲洗干净、煮沸消毒，整平后在阴凉处晾干备用；电极板可用肥皂水等刷洗，以去除电极表面的污垢与电解产物。

（四）不同部位的治疗方法

1. 眼 - 枕法　选取两个直径为3～4cm的圆形电极，置于闭合的两眼上（先向眼内滴入药液），用分叉线连一极，另一极6cm×10cm置于枕部（如眼区接阳极，则阴极置于后颈部）。电流量2～3mA，20min/次，每日或隔日1次，10次为一个疗程。

2. 额枕法　选取两个6～10cm的电极分别置于额部和枕部，电流为3～6mA，20min/次，每日或隔日1次，10次为一个疗程。

3. 颞侧对置法　取两个5cm×6cm的电极于颞侧对置，电流量为2～3mA，20min/次，每日或隔日1次，10次为一个疗程。

4. 面部治疗法　取面具形电极置于患侧面部，150～300cm^{2}的副电极置于肩胛部，电流量为8～15mA，20min/次，10次为一个疗程。

5. 耳部治疗法　把湿棉条放入外耳道内，其末端置于耳前区上，其上再放置5cm×6cm的电极，副电极8cm×10cm放在对侧耳郭前面；如两侧患病，可两侧轮流治疗；电流量为1～3mA，20min/次，10次为一个疗程。

6. 咽部治疗法　取两个5cm×6cm或4cm×5cm的电极斜对置于侧颈部，副电极8cm×10cm置于后颈部；电流量为3～6mA，20min/次，每日或隔日1次，10次为一个疗程。

7. 下颌关节治疗法　取两个5cm×10cm或5cm×6cm的电极对置于下颌关节，电流量为3～5mA，20min/次，每日或隔日1次，10次为一个疗程。

8. 颈交感神经节疗法 取两个 3cm×5cm 的电极分别置于两侧胸锁乳突肌前沿,副电极 6cm×8cm 置于颈枕部,电流量为 1～3mA,20min/ 次,每日或隔日 1 次,10 次为一个疗程。

9. 肩关节治疗法 取两个 6cm×8cm 的电极对置于肩关节前面和后面,电流量为 5～8mA,20min/ 次,每日或隔日 1 次,10 次为一个疗程。

10. 肘关节治疗法 包括并置法和对置法。

(1)并置法:取两个 6cm×10cm 或 8cm×10cm 的电极分别置于左右两侧肩部,取另两个同样大小的电极分别置于左右前臂屈侧的下 1/3 处。

(2)对置法:将四个 6cm×10cm 的电极分别置于两侧肘关节的内侧和外侧。

以上两法的电流量为 8～12mA,20min/ 次。

11. 膝关节治疗法 包括并置法和对置法。

(1)并置法:将两个宽 6～8cm 袖口形电极置于大腿中段 1/3 及小腿中段 1/3 处,电流量为 12～18mA,20min/ 次,每日或隔日 1 次,10 次为一个疗程。

(2)对置法:将两个 5cm×10cm 的电极分别置于膝关节的内侧和外侧。电流量 6～10mA,20min/ 次,每日或隔日 1 次,10 次为一个疗程。

五、临床应用

(一)适应证

偏头痛、三叉神经痛、坐骨神经痛、神经衰弱、癔症、自主神经失调、末梢神经炎、面神经麻痹、慢性胃炎、胃肠痉挛、高血压病、关节炎、关节痛、淋巴结炎、淋巴管炎、慢性乳腺炎、术后粘连、慢性附件炎、角膜炎、结膜炎、鼻炎、慢性扁桃体炎、牙周炎、卡他性中耳炎、皮肤溃疡、硬皮病、皮肤瘢痕等。

(二)禁忌证

恶性血液系统的疾病、恶性肿瘤、急性湿疹以及对直流电不能耐受者,对皮肤感觉障碍患者在治疗时要慎重,避免烧伤。

案例分析

1. 康复目标 改善患者颈部功能,改善颈部疼痛及手指麻木,增加颈部活动度及上肢肌力。

2. 治疗方案 该患者除了颈部牵引、干扰电、关节松动术、颈部肌群稳定性训练等治疗,还可采用直流电疗法:两个 6～10cm 的电极分别置于颈部和右上肢,电流为 3～6mA,20min/ 次,每日或隔日 1 次,10 次为一个疗程。

(廖麟荣　廖曼霞　陈青红)

第三节　直流电药物离子导入疗法

患者,男性,50 岁,主诉因"口角露齿向左歪斜、右眼不能闭目 1 个月余"入院。

体格检查：蹙额时右侧额纹浅，右侧眼睑闭合不全、鼓腮漏气，不能吹口哨，根据面肌静态时张力及主动活动情况评为重度。

诊断：右侧周围性面瘫。

目前主要功能障碍：右侧面瘫，露齿口角向左歪斜，言语稍有不清。

思考

1. 患者的康复目标包括哪些？

2. 患者的治疗方案包括哪些？

一、概述

直流电药物离子导入疗法（electrophoresis）是指使用直流电将药物离子通过皮肤、黏膜或伤口导入体内进行治疗的方法。

二、基本原理

在药物溶液中，一部分药物离解成离子，在直流电的作用下，阴离子和阳离子进行定向移动。如果阴极衬垫中含有带负电荷的药物离子或者阳极衬垫中含有带正电荷的药物离子，就会向人体方向移动而进入体内。

（一）作用特点

直流电药物离子导入主要是根据直流电"同性电荷相斥、异性电荷相吸"原理，通过直流电将药物离子经皮肤导入人体。其作用特点如下：

1. 直流电能将药物离子经完整皮肤导入体内。

2. 由直流电导入体内的药物保持原有的药理性质。

3. 阳离子只能从阳极下导入，阴离子只能从阴极下导入。

（二）药物导入人体的途径及深度

已经证明，药物离子主要经过皮肤汗腺管口和毛孔进入皮内，或经过黏膜上皮细胞间隙进入黏膜组织。汗腺导管内径 $15\sim80\mu m$，所以蛋白质（$1\sim100\mu m$）等较大分子物质的离子也能经过汗孔导入体内，但在电场中离子移动的速度很慢。直流电直接导入的离子只达皮内，主要堆积在表皮内形成"离子堆"，以后通过渗透作用逐渐进入淋巴和血液。进入血液循环后，有的药物选择性地停留在某器官组织内，如碘主要停留在甲状腺，磷蓄积在中枢神经系统和骨骼中等。

（三）药物离子导入的数量

药物离子导入的数量与很多因素有关，在一定范围内，溶液浓度越大，导入数量增多，不溶解的药物不能导入皮肤，只有溶解的离子才能导入。离子导入的数量通常与所使用的电流量成比例。在一般情况下，通电时间越长则导入量越多，电流强度越大则导入药物越多；不同部位导入的数量也有差别，以躯干导入最多，上肢次之，下肢特别是小腿最少。一般情况下，导入的药物为衬垫中药物总量的 $2\%\sim10\%$，总的来说，导入体内的药量是很少的。

（四）药物离子的极性

通常根据化学结构式可以判定有效离子导入的极性；金属、生物碱带正电荷，应从阳极导入；非金属、酸根带负电荷，应从阴极导入。

三、治疗作用

(一) 直流电和药物的综合作用

直流电的生理作用与治疗作用是直流电药物离子导入作用的基础，直流电药物离子导入疗法既有直流电的作用，又有药物的作用，两者作用相加，其疗效比单纯的药物或直流电作用的疗效好。目前很少单独应用直流电疗法，多用直流电药物导入疗法。

(二) 神经反射作用

直流电药物离子导入疗法可引起神经反射作用。由于直流电引起组织内理化性质变化和药物在表层组织内存留，构成了对内外感受器的特殊刺激因子，通过局部作用与反射作用引起机体的治疗作用。当电极放置在某些神经末梢分布比较丰富的部位时，可以通过感觉–自主神经节段反射机制而影响相应节段的内脏器官和血管的功能。

四、治疗技术

(一) 仪器设备

直流电治疗仪及辅助配件的规格要求与直流电疗法基本相同，遵医嘱选择不同的药物配制成不同浓度的导入药液备用，药物必须新鲜、无污染，配浸药所用的滤纸、纱布、衬垫要注明阳极(+)和阴极(–)。

(二) 治疗方法

1. 衬垫导药法 治疗方法与直流电疗法基本相同，其不同之处在于采用与作用电极面积相同的滤纸或纱布，用药液浸湿后，放在治疗部位的皮肤上，其上面再放衬垫和铅片。药物溶剂一般用蒸馏水、乙醇或葡萄糖溶液，每个衬垫(包括纱布)最好只供一种药物使用。为了防止有些药物被电解产物所破坏，需采用非极化电极，即在用药液浸湿的纱布上面依次放置衬垫、缓冲液浸湿的滤纸、衬垫和铅片。青霉素导入前要做皮肤过敏试验。

2. 电水浴法 将药液放在水槽内，一般用炭质电极，治疗部位浸入水槽内，非作用极的电极与衬垫置于身体相应部位。也可将四肢远端分别浸入四个水槽内，根据导入药液性质分别连接阴极或阳极，称为四槽浴直流电药物离子导入法。

3. 体腔法 将浸湿药液的棉花塞入耳道、鼻腔等，非作用电极置于邻近部位的皮肤上。例如耳道药物离子导入法，用药液将棉条浸湿后塞入外耳道，若有鼓膜穿孔，可先滴入 1ml 药液。然后再塞入浸有药液的棉条，棉条另一端露在外耳道口外，同金属电极连接，电流强度 1～2mA。

4. 创面离子导入法 此法可使药物在伤口内的浓度增高，并达到较深层组织，且有直流电的协同作用，疗效更好。治疗时，先将创面分泌物除去，然后用抗生素或其他药物浸湿的无菌纱布敷于创面或填入窦道内，再放置电极。非作用极置于创面对侧。例如，用庆大霉素治疗铜绿假单胞菌感染的创面，用锌离子导入法治疗营养不良性溃疡等。

直流电药物离子导入疗法的常用药物见表 2-1。

(三) 注意事项

1. 禁用于对导入药物过敏者，可能发生过敏的药物需要做过敏试验。

2. 配制导入药液的溶剂一般多采用蒸馏水、无离子水、乙醇、葡萄糖等。

表 2-1 直流电药物离子导入疗法常用药物表

导入药物	极性	药物名称	浓度(%)	主要作用	主要适应证
钙	+	氧化钙	5~10	保持神经、肌肉正常反应性,降低细胞膜通透性	神经炎、局限性血管神经性水肿、过敏性结肠炎
镁	+	硫酸镁	3~5	降低平滑肌痉挛,舒张血管	高血压病、冠心病、肝炎、胆囊炎
锌	+	硫酸锌	0.25~2	改善组织营养,促进肉芽生长	溃疡病、慢性胃炎、创面
钾	+	氯化钾	3~5	提高神经、肌肉组织兴奋性	周围神经炎、周期性瘫痪
碘	−	碘化钾	5~10	软化瘢痕,松解粘连,消炎	瘢痕增生、术后粘连、神经根炎
银	+	硝酸银	1~3	杀菌,消炎,收敛腐蚀组织	慢性溃疡、创面感染、炎症等
阿司匹林	−	阿司匹林	2~10	解热,镇痛,抗风湿	风湿性关节炎、神经炎、神经痛
氨茶碱	+/−	氨茶碱	1~2	松弛支气管平滑肌,扩张血管	支气管哮喘、冠心病
新斯的明	+	溴化新斯的明	0.02~0.1	提高平滑肌张力,促进肠蠕动	尿潴留、肠麻痹、重症肌无力
阿托品	+	硫酸阿托品	0.02~0.1	散瞳,缓解平滑肌痉挛,抑制汗腺分泌	虹膜炎、虹膜睫状体炎、胃肠道痉挛、多汗症
肾上腺素	+	盐酸肾上腺素	0.01~0.02	使支气管平滑肌松弛,抗过敏	支气管哮喘、过敏性鼻炎
庆大霉素	+	硫酸庆大霉素	2 000~4 000U/ml	具有抗菌作用	浅表组织感染
维生素 B_1	+	维生素 B_1	100mg/ml	维持心脏、神经及消化系统功能	神经炎、神经痛
维生素 C	−	抗坏血酸	2~5	促进伤口愈合,增强抵抗力	角膜炎、冠心病、伤口
肝素	−	肝素	5 000U/ml	抗血凝	血栓性静脉炎
谷氨酸	−	谷氨酸钠	3~5	参与蛋白质和糖代谢	神经衰弱
胰蛋白酶	−	胰蛋白酶	0.05~0.1	加速伤口净化,促进肉芽生长	感染伤口、肉芽生长不良
透明质酸酶	+	透明质酸酶	5~10U/ml	提高组织通透性,促进渗出液吸收	局部外伤肿胀、血肿、注射后吸收不良、瘢痕
氢化可的松	+	氢化可的松	10~20mg/次	抗炎,脱敏	类风湿关节炎、变态反应性疾病
小檗碱	+	硫酸小檗碱	0.5~1	抑菌作用	浅部组织感染
毛冬青	−	毛冬青煎剂	50~100	扩张血管,消炎	冠心病、血管痉挛
五味子	−	五味子煎剂	50	调节神经及血管功能	神经衰弱、盗汗
杜仲	+	杜仲煎剂	50	降血压	高血压病
川芎	−	川芎煎剂	30	扩张血管	冠心病、脑动脉供血不足
洋金花	+	洋金花总生物碱	0.5	扩张支气管平滑肌	支气管类、支气管哮喘

3. 配制的药液应放在玻璃瓶内保存,避光药液应放在棕色瓶内,瓶盖要盖严,导入的药液保存一般不超过1周。

4. 其他注意事项与直流电疗法相同。

五、临床应用

(一)适应证

偏头痛、三叉神经痛、坐骨神经痛、神经衰弱、癔症、自主神经功能失调、末梢神经炎、面神经麻痹、慢性胃炎、胃肠痉挛、高血压病、风湿性关节炎、类风湿关节炎、关节痛、颈椎病、肩关节周围炎、腰椎间盘突出症、淋巴结炎、淋巴管炎、慢性乳腺炎、术后粘连、慢性附件炎、视神经炎、角膜炎、结膜炎、鼻炎、慢性咽炎、扁桃体炎、牙周炎、卡他性中耳炎、颞下颌关节功能紊乱、慢性溃疡、硬皮病、皮肤瘢痕等。

(二)禁忌证

对拟导入的药物过敏者,其余与直流电疗法相同。

案例分析

1. 康复目标 改善患侧面部功能,促进患侧肌力恢复。

2. 治疗方案 该患者除了针灸、超短波等治疗,还可用直流电药物离子导入疗法,使用 10% 碘化钾溶液和半月形衬垫,主电极接阴极,置于患侧面部;另一极 150cm² 接阳极,置于肩胛区。剂量为 0.03~0.1mA/cm²。治疗时间 20min,每日 1 次,10d 为一个疗程。

(廖麟荣　廖曼霞　陈青红)

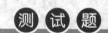

1. 直流电药物离子导入疗法治疗作用有哪些?
2. 直流电疗法操作注意事项有什么?

第四节　吞咽肌电刺激疗法

案例导入

患者,女性,53 岁,主诉"双侧肢体活动障碍伴吞咽功能障碍2个月余"入院。

体格检查:对答不切题,查体不合作,伸舌不能,饮水呛咳,鼻饲进食,颈部无抵抗。右侧 Brunstrom 分期(上肢 - 手 - 下肢):Ⅲ-Ⅲ-Ⅱ;左侧 Brunstrom 分期(上肢 - 手 - 下肢):Ⅲ-Ⅱ-Ⅱ。ADL(改良 Barthel 指数评分):18 分。

辅助检查:头颅 CT 示双侧额顶叶及两侧侧脑室周围多发脑梗死及缺血灶,右侧基底核区高密度灶,右侧大脑半球萎缩。

诊断:脑出血恢复期,慢性阻塞性肺气肿伴感染。

目前主要功能障碍:双侧肢体功能障碍,吞咽障碍,ADL 重度依赖。

思考
1. 患者的康复目标包括哪些？
2. 患者的治疗方案包括哪些？

一、概述

随着科技的进步与吞咽研究的深入发展，本被视为相对禁忌的颈部电刺激技术已有了新的突破。目前，在此领域较多使用的是神经肌肉电刺激技术，即利用低频脉冲电流刺激神经肌肉以促进功能恢复、改善吞咽障碍的一项新技术。因为吞咽肌电刺激技术通常由言语治疗师进行操作，也常与其他言语治疗技术同时应用，所以，本书中将吞咽肌电刺激单独列为一节来论述。

二、基本原理

（一）被动性电刺激

一般情况下，当电流经过人体时，不同的生物组织会产生不同的反应。神经肌肉电刺激的电流一般会在神经肌肉接头或运动终板处使外周运动神经去极化，产生动作电位，并且沿着轴突进行传导。当动作电位传导至肌纤维时，通过兴奋收缩耦联，发生肌肉收缩。通过被动性电刺激，可以保持吞咽肌的功能，延迟肌肉萎缩及变性。

（二）生物学效应

低频脉冲电流使神经肌肉兴奋，刺激细胞膜，引起细胞膜通透性的改变，形成动作电位及肌肉收缩。生物学效应包括：①引起乙酰胆碱等物质的释放，引起血管扩张。②肌肉收缩代谢产物扩张血管，改善肌肉血供。③维持锻炼效果，诱发随意运动。④改善肌肉能力及运动功能。

（三）电刺激作用的肌群

吞咽运动是一个极为复杂的运动，由口咽、喉部、食管肌在吞咽过程中相互配合完成收缩。低频电刺激可作用的吞咽肌群见表2-2～表2-4。

表2-2 作用于口面部肌肉

肌肉名称	口轮匝肌	颊肌	舌外肌	咬肌	颞肌	舌骨舌肌
功能	闭合口唇	闭合口唇，向外拉口角	改变舌的位置及活动度	上提下颌、咀嚼	下颌前后运动、咀嚼	收缩舌底

表2-3 作用于咽部肌肉

肌肉名称	咽缩肌	二腹肌前腹	下颌舌骨肌	颏舌肌	胸骨舌骨肌	肩胛舌骨肌	甲状舌骨肌
功能	咽部挤压食团		上升、延伸舌骨		下降舌骨		上抬喉部

表2-4 作用于食管肌肉

肌肉名称	食管上括约肌
功能	收缩、松弛环咽肌

三、治疗作用

神经肌肉低频电刺激经过皮肤对颈部吞咽肌群进行电刺激,帮助维持或增强吞咽相关肌肉的肌力,并通过增强肌力和提高速度而使喉提升功能改善,从而改善吞咽功能。

四、治疗技术

(一)仪器设备

1. Vital Stim 吞咽治疗

(1)硬件设备:第一代 Vital Stim 电刺激治疗仪(图 2-1)是由美国语言病理学治疗专家 Freed 与物理治疗师合作研发的第一代产品,专门针对吞咽障碍治疗的仪器,于 2001 年投入使用。第二代产品(图 2-2)于 2007 年注册使用,在硬件配置上有治疗车,抽屉式储备室,使用方便,外观美观。

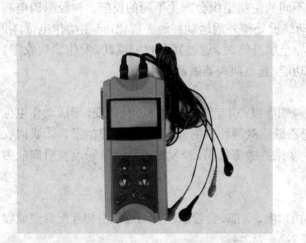 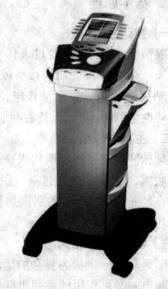

图 2-1 第一代 Vital Stim 电刺激治疗仪　　　　图 2-2 第二代 Vital Stim 电刺激治疗仪

(2)软件设计:第一代 Vital Stim 电刺激仪刺激参数为双向方波,波宽 700ms,输出强度 0~15mA,频率为变频固定,有固定通断比,每次治疗时间 30~60min。这种输出波形虽为双向方波,但在正负半波(各为 300ms)之间有 100ms 的间歇期,这种输出波形与常用的低频电疗有明显不同。新型刺激仪包含 7 个特殊软件项目设定,每个参数设定都有图示、文字解释、电极放置说明等;控制面板有 4 个刺激通道,可同时刺激面颊和颈部,也可两位患者同时接受治疗。

2. 情景互动式吞咽神经和肌肉电刺激仪

(1)硬件设备:此仪器采用 4 通道神经肌肉电刺激,构成要素有主机、平板电脑、电极片和导线、电源充电器。灵巧便捷,使用方便。

(2)软件设计:吞咽神经和肌肉电刺激仪通过主机 3 次采集并记录肌肉表面肌电(sEMG)信号的最大值、平均值等,为治疗模式的选择提供参考。

1）评估模式：主机吞咽肌肉 sEMG 数据检测过程中，通过主机采集并记录 3 次的肌电最大值，每次采集用时 10s，间歇 3s；3 次采集结束，屏幕会自动显示平均最大值，供专业治疗师进行临床决策时参考。

2）治疗模式：分为神经肌肉电刺激（NMES）、触发式刺激表面肌电图（ETS）、游戏模块（GAME）三种模式。

3）参数设计：NMES 模式的频率为 5～100Hz，允差 ±10%；输出双向对称方波，脉冲宽度 50～450μs 可调，允差 ±10%；脉冲强度 0～20V 可调，允差 ±10%。ETS 模式频率为 18Hz，允差 ±10%；输出双向对称方波，脉冲宽度 150μs，允差 ±10%；脉冲强度 0～20V 可调，允差 ±10%。游戏模式多为游戏训练模式，刺激仪治疗时间设定为 30min。

3. 感应电疗法在吞咽中的应用　以国产 DL-ZⅡ型感应电疗仪为例，治疗处方中频率为 50～100Hz，有效波宽为 0.1～1ms，刺激时间为 3～5s，间歇时间为 5～10s，电流强度以引起靶肌肉明显收缩为准，对于不耐受者建议尽量达到运动阈值及以上，每次治疗时间为 15～30min，每天一次，18～20 次为一个疗程。

4. 咽腔电刺激 Phagenyx 治疗仪

（1）硬件设备：设备由主机和电刺激导管组成，可便携带。电刺激导管上标有引导标记，可引导电刺激电极正确摆放，该导管并行有饲喂管，电刺激治疗和喂食/用药可同步进行。

（2）软件设计：目前该仪器进行了多项随机对照研究，较为公认的刺激参数为频率 1Hz 或 5Hz，可增加相关皮质兴奋性，其中 5Hz 效果更佳；而 10Hz、20Hz、40Hz 会导致兴奋性的下降。治疗时间每次 10min，每天 1 次，连续 3d。在刺激模式选择上，内置引导软件引导言语治疗师按步骤使用仪器，可设置刺激频率、刺激强度，实现个性化治疗；具有智能记录芯片，可记录患者资料及治疗信息。

（二）操作方法

1. Vital Stim 电刺激仪　备好电极片，告知患者治疗过程中的感觉、进展及疗效，刺激维持 30～60min，刺激过程中可配合吞咽动作或者进食训练。操作者根据治疗需求调节输出大小即可。若想取得良好的治疗效果，电极的放置非常重要，常用以下四种放置方法。

第一种电极放置方法：最常用的放置，98% 可采用，此放置方法适合大多数患者，在严重吞咽困难时，开始以此放置方式放置电极，并可影响多数肌肉群（图 2-3）。沿正中线垂直排列所有电极，将第一电极刚好放置于舌骨上方，第二电极紧挨第一电极下放置，置于甲状

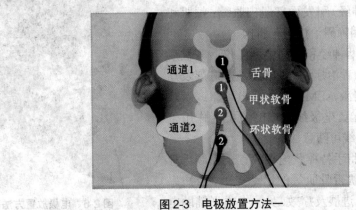

图 2-3　电极放置方法一

软骨上切迹上方,第三、第四电极按前两个电极之间的等距离放置,最下面的电极不应放置于环状软骨之下。通道1主要作用于舌骨上及舌骨下肌肉系统,通道2则作用于舌骨下肌肉系统。

第二种电极放置方法:对伴有原发性会厌谷滞留和喉部移动功能障碍的患者考虑这一电极放置方法(图2-4)。通道1紧位于舌骨上方,水平排列电极;通道2沿正中线排列电极,最上面的电极放置于甲状上切迹上方,最下方的电极放置于甲状软骨上切迹下方。该放置方法上方的通道电流主要作用于会厌谷和舌基部周围肌肉系统,下方通道电流主要作用于舌骨下肌肉(甲状舌骨肌、胸骨舌骨肌),电流强度足够的情况下还可作用于喉内肌。

第三种电极放置方法:适用于大多数咽喉运动缺陷(图2-5)。在中线两侧垂直排列通道,最下方电极恰好位于或放置于甲状软骨上切迹上方,但应注意不要向旁侧过远放置电极,以免电流通过颈动脉窦。本放置方法是方法一的替代方法,电流主要作用于下颌舌骨肌、二腹肌和甲状舌骨机,当电流足够强时电流将向深部穿透并可作用于舌骨咽肌,甚至作用于上咽缩肌和中咽缩肌。

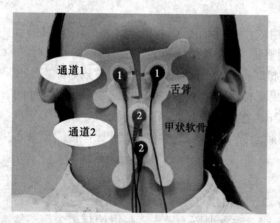

图2-4 电极放置方法二

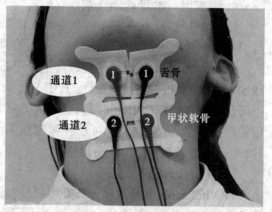

图2-5 电极放置方法三

第四种电极放置方法:此放置方法适合治疗口腔期吞咽障碍(图2-6)。将通道1电极置于颏下方,通道2电极放置于面神经颊支位置上。通道1刺激舌外附肌群和某些舌内附肌肉组织及舌骨上肌肉,促进咽部上抬;通道2刺激面神经,引发面部肌肉收缩;颊肌和口轮匝肌是口腔期吞咽障碍治疗的靶肌肉。

2. 情景互动式吞咽神经和肌肉电刺激仪 开机后选择治疗模式,告知患者治疗过程中的感觉、进展及疗效,选择神经肌肉电刺激、sEMG触发式电刺激或游戏模块。备好电极片,红黄电极线输出的电极片作用于舌骨上肌群,黑色输出线可随意放置。

3. 感应电疗仪 将手持棒状电极放置于下颌舌骨肌、腭舌弓、颊肌、甲状舌骨肌等的运动点上,告知患者治疗过程中的感觉、进展及疗效,另一个方形辅助电

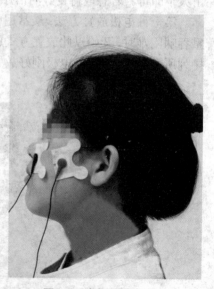

图2-6 电极放置方法四

极置于颈后部。刺激部位包括颊肌、唇肌、舌肌、软腭、咽后壁、咽缩肌。

4. 咽腔电刺激　治疗前告知患者治疗过程中的各种感觉、进展及疗效，根据患者耐受程度选择经鼻或经口插管至咽腔中部的适宜位置。治疗剂量逐渐增加，调节至最大耐受值的 75%，持续刺激 10min。

五、临床应用

(一) 适应证

1. Vital Stim 电刺激　适用于各种原因所致的神经性吞咽障碍。

2. 情景互动式电刺激训练　适用于脑卒中、脑外伤、神经退行性病变、阿尔茨海默病、肌萎缩侧索硬化、帕金森病、多发性硬化、重症肌无力、肌病等引起的非机械梗阻性吞咽障碍。

3. 感应电疗法　适用于口腔内结构的刺激治疗。

4. 咽腔电刺激　适用于各种类型的神经性吞咽障碍。

(二) 禁忌证

1. Vital Stim 电刺激禁用于使用鼻饲管且严重反流的患者。

2. 严重痴呆并不停说话的患者。

3. 植入心脏起搏器、其他植入式电子装置的患者慎用，以免引起心律失常。

4. 禁止在颈动脉窦处进行刺激，以防导致血压波动。

5. 癫痫发作患者慎用。

6. 心肺功能不稳定的患者。

7. 药物中毒所致吞咽困难的患者（药物中毒患者经口摄食试验期间可发生误吸）。

> **案例分析**
>
> 1. 康复目标　包括改善语言功能，改善吞咽功能，可在他人监护下完成床椅转移，提高日常生活活动能力。
>
> 2. 治疗方案　该患者处于脑卒中恢复期，除了进行常规的物理治疗（PT）、作业治疗（OT）、言语治疗（ST）外，患者完全经鼻饲进食，吃东西或喝水时容易呛咳，仅能吃某种类型的食物，每一口食物需吞咽 2～3 次，咀嚼或口中搅拌食物困难，没有进食时会不自主地流口水，吞咽费力。针对该患者的具体情况，可以采用吞咽电刺激疗法，治疗前检查一般情况和各项生命体征，排除禁忌证，并向患者宣教该项治疗的感受和注意事项。治疗时取坐位，根据患者实际病情选择 Vital Stim 治疗仪，电极片贴置于舌骨上及舌骨下肌肉系统，刺激程度以患者舒适并可以耐受为宜，20min/ 次，1 次 /d，6d/ 周，连续治疗 2 周，电刺激同时可配合进食训练。为加强康复疗效，根据实际情况还可酌情选择情景互动式电刺激训练、感应电疗、咽腔电刺激等不同的治疗方法。除了以上电刺激训练，还可进行冰刺激、唇舌操练习、认知训练等。

（廖麟荣　蒋　芸）

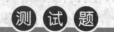

1. 吞咽运动是一个复杂的系统运动,在吞咽过程中,口咽、喉部、食管部肌肉按一定顺序完成,低频电刺激不会刺激到其中的每一块肌肉,体表电刺激不可作用于

    A. 口轮匝肌   B. 颊肌

    C. 上咽缩肌   D. 咽缩肌

2. 以下哪一项是吞咽电刺激疗法的禁忌证

    A. 植入心脏起搏器、其他植入式电子装置的患者

    B. 癫痫发作患者

    C. 药物中毒所致的吞咽患者

    D. 以上都是

3. 以舌肌等口腔内结构力量不足或萎缩、咽缩肌力量弱或纤维化等为主要特点,优先选择哪一种电刺激

    A. Vital Stim 治疗   B. 咽腔电刺激

    C. 生物反馈训练   D. 感应电疗法

第五节　神经肌肉电刺激疗法

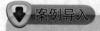

> 患儿,女,5岁,因下腰动作致双下肢运动感觉及大小便功能障碍3个月。
>
> 体格检查:双侧最低正常感觉平面位于 T_{10},双侧 T_{11} 及以下平面感觉消失。双上肢肌力正常,双下肢肌力 0 级、肌张力不高,肛门括约肌无自主收缩。鞍区浅感觉消失,肛门深压觉消失。膝腱反射、跟腱反射未引出,双侧 Babinski 征未引出。
>
> 辅助检查:脊髓 MRI 示 $T_{10、11}$ 椎体水平脊髓内可见长 T1 异常信号。
>
> 诊断:创伤性截瘫,T_{10} 完全性脊髓损伤,神经源性膀胱,便秘。
>
> **思考**
>
> 1. 患儿的康复目标包括哪些?
>
> 2. 患儿的诊疗计划包括哪些?

一、概述

应用低频脉冲电流刺激神经或肌肉,引起肌肉收缩,以恢复运动功能的治疗方法,称为神经肌肉电刺激疗法(neuromuscular electrical stimulation, NMES)。这种方法主要用于刺激失神经支配肌、痉挛肌和内脏平滑肌,也可用于治疗肌肉减少症、失用性肌萎缩等。其中,用于刺激失神经支配肌肉的疗法又称为失神经肌肉电刺激疗法,用于刺激痉挛肌及其拮抗肌的疗法,称为痉挛肌电刺激疗法。

二、基本原理

（一）对失神经支配肌肉的作用原理

周围神经损伤后，肌肉可因失去神经支配而萎缩变性。为了减缓这种变化，根据具体的病情，选择具有特异性、个体化治疗参数的脉冲电流对瘫痪肌肉或肌群进行刺激，使之发生被动的、节律性收缩，有利于保留肌肉收缩功能，延迟病肌萎缩或变性。这种被动的、节律性收缩和舒张所产生的"唧筒效应"，可促进局部静脉及淋巴回流，改善病肌代谢和营养，防止病肌出现水、电解质及酶系统的失衡或紊乱，保持病肌相关结缔组织的正常含量与功能，防止病肌发生纤维化或挛缩。电刺激延缓肌肉萎缩的作用比按摩更有优势，早期电刺激有利于保持病肌容积并保持肌力，尤其是在失神经支配后第 1 个月内，肌肉萎缩速度最快，如有条件应尽早进行适量的电刺激治疗。理想的失神经支配肌刺激电流应该是可以选择性地只刺激病肌而不波及其邻近正常肌肉，并且在刺激病肌收缩同时较少引发不舒适感觉。

失神经支配后，病肌适应能力明显低于正常肌肉，进行电刺激时，通常需要采用强度变化率较低的三角波，这样可以只引发病肌收缩，避免刺激正常神经支配的肌肉和感觉神经。肌肉失神经的程度不同，电刺激引发肌肉收缩所需的阈值以及脉冲宽度也不同，可以参考强度 - 时间曲线确定刺激的治疗参数。对已进行强度 - 时间曲线检查的失神经支配肌肉进行治疗时，可根据强度 - 时间曲线检查的结果确定失神经病变的程度，选择相应的治疗参数；强度 - 时间曲线所对应的时值即为脉冲刺激电流合适的波宽，强度 - 时间曲线最低点所对应的强度，即为最小的刺激强度；随着神经功能的好转，电刺激的治疗参数也需要进行相应的调整。

（二）对正常神经支配肌肉的作用原理

在各种低频脉冲电流中，方波可用于兴奋正常神经支配肌肉的治疗；若用三角波刺激正常神经支配的肌肉，要引起同样程度的肌肉收缩反应，其电流强度需要比方波大 3～6 倍，因此在预防和治疗肌肉减少症及失用性肌萎缩时常选用方波。此外，新感应电流也常用于肌肉减少症、失用性肌萎缩或神经连续性完好的神经失用时的肌肉电刺激。

（三）对痉挛肌的作用原理

应用低频脉冲电流刺激痉挛肌的拮抗肌，引起拮抗肌收缩；或对痉挛肌进行强刺激，引起痉挛肌强直收缩而诱发抑制；或对一组痉挛肌及其拮抗肌进行先后刺激，通过肌梭和腱器官的反射，诱发交互抑制以缓解肌痉挛的疗法，称为痉挛肌电刺激疗法，或 Hufschimidt 疗法。

三、治疗作用

神经肌肉电刺激疗法在临床上应用广泛，其治疗作用主要包括：加速神经再生和传导功能恢复，促使失神经支配肌肉恢复运动功能；利用肌肉收缩的泵效应改善肌肉内血液循环，减轻水和电解质代谢紊乱，延缓或预防失用性肌萎缩和肌肉纤维化的发生；对痉挛肌的拮抗肌进行刺激，可引起拮抗肌收缩，通过交互抑制作用使痉挛肌张力下降；通过体表投影区刺激内脏平滑肌，可提高内脏平滑肌张力等。

四、治疗技术

（一）失神经支配肌肉的电刺激

1. 设备　采用能输出三角波、方波的低频脉冲电疗仪,电流频率 0.2～100Hz,波宽 1～1 000ms,脉冲上升和下降时间均可调,电流输出强度 0～100mA。有的仪器配有自控断续装置。电极和衬垫的要求与直流电疗法类似。

2. 治疗参数　在进行失神经支配肌肉的电刺激前,应先确定神经损伤的病变程度,以选用合适的治疗参数。

（1）适宜刺激的要求

1）病肌收缩需要足够强。

2）病肌收缩时无明显疼痛感。

3）尽可能减少对邻近正常肌肉的刺激。

4）病肌每次收缩幅度比较相近。

（2）刺激过度的表现

1）病肌收缩先强后弱。

2）病肌收缩时伴有明显颤抖。

3）每次治疗后数小时内仍有僵硬感。

（3）治疗调整措施:当出现以上刺激过度征兆时,应减小电流刺激强度,减少病肌收缩次数,降低刺激频率,增大刺激间歇时间,或者暂时中断治疗,待病肌的疲劳状态消失后,再用调整后的治疗参数进行电刺激治疗。

3. 操作方法

（1）体位:治疗前,患者取舒适体位,暴露治疗部位,放松局部肌肉,确定需要刺激的肌肉运动点。随着病情的变化,运动点的位置也可能会发生变化,需要定期调整刺激部位。

（2）电极放置方法

1）单极法:通常主电极及衬垫与低频脉冲刺激仪的阴极相连接,置于患肌的运动点上;另一个较大的电极及衬垫作为辅助电极,接阳极,置于邻近部位。只有在电诊断的阳极通电收缩反应大于阴极通电收缩反应时,才选用阳极作为主电极。

2）双极法:取两个大小相等的电极分别放置于病肌肌腹两端,近端电极接阳极,远端电极接阴极;按照特定治疗参数,缓慢调节电流强度,以引起适量的、明显的肌肉收缩反应同时又无皮肤疼痛的强度为标准。

3）治疗时间及频度:通常每次刺激 3～5min,使肌肉收缩 10～15 次,同时观察患肌是否出现刺激过度反应。休息 10min 后,再继续进行电刺激,根据患肌的反应情况使总收缩次数达到 50 次左右。严重失神经支配的病肌在开始治疗时,只能选用 0.2Hz 或 0.5Hz 的极低频率进行刺激,每次治疗的收缩次数不超过 15 次;待病情好转后,重新进行强度 - 时间曲线检查,确定病肌兴奋阈值,调整刺激电流的频率、波宽和强度,逐步增加病肌收缩次数,缩短休息时间,延长刺激时间,使总收缩次数达到 100 次左右。一般每天治疗 1 次,15d 一个疗程。

4. 注意事项　与正常人过度训练类似,过强的电流刺激会引发病肌的过度刺激症状,如出现局部疼痛,病肌收缩时伴有患肢颤抖,病肌收缩反应先强后弱,治疗后患肢仍有僵硬感等；需要及时降低刺激强度、减小刺激频率、增加刺激间歇时间，直至刺激过度症状消失。

（二）正常神经支配肌肉的电刺激

1．设备　采用能输出低频脉冲电流的治疗仪，电极和衬垫的要求与前类似。

2．治疗参数　电流频率 10～200Hz，波宽 0.1～10ms，电流输出强度 0～100mA。

3．操作方法　嘱咐患者采取舒适体位，暴露治疗部位，放松局部肌肉，确定需要刺激的肌肉运动点。通常采用双极法，使两个电极放置于拟刺激肌的肌腹两端，近端电极接阳极，远端电极接阴极，缓慢调节电流强度，以引起明显可见的肌肉半强直性或强直性收缩而又无明显疼痛的刺激强度为标准。

（三）痉挛肌电刺激

1．设备　采用能独立调节的具有一定时差、先后输出的两路方波低频脉冲电疗仪。

2．治疗参数　治疗频率及波宽可调的两路脉冲电流，延迟时间差通常为 0.5～0.8s。

3．操作方法　治疗时采用两对电极，一路输出电极放置于痉挛肌两端肌腱处，另一路输出电极放置于拮抗肌肌腹两端；选用两路频率与波宽相同的电流，调节电流输出，使两路电流交替出现，时差为 0.5～0.8s，电流强度以引起明显肌肉收缩为标准。每次治疗 10～20min，每日 1 次，痉挛好转后可逐渐降低治疗频度。

五、临床应用

（一）适应证

下运动神经元损伤所致的肌肉失神经支配、失用性肌萎缩、肌肉减少症、习惯性便秘、宫缩无力等；上运动神经元损伤所致的痉挛性瘫痪，如脑卒中、脑性瘫痪、多发性硬化和脊髓损伤后的痉挛性瘫痪。

（二）禁忌证

失神经肌肉电刺激禁用于植入心脏起搏器者以及痉挛性瘫痪，其他禁忌证与直流电疗法相同；痉挛肌电刺激禁用于肌萎缩侧索硬化症、多发性硬化进展期，其余禁忌证与直流电疗法相同。

案例分析

1．康复目标

近期目标：增强双上肢及腰腹部肌力，改善坐位平衡，提高日常生活自理能力等。

远期目标：回归家庭，回归社会。

2．诊疗计划　完善常规检查；给予营养神经等治疗；安排运动疗法、物理因子治疗等。例如，选用神经肌肉电刺激等物理因子治疗，以增强残余肌力、延缓肌肉萎缩等。

（丛 芳 王 冲）

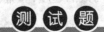 测 试 题

1．简述神经肌肉电刺激疗法定义。

2．试述失神经支配肌肉电刺激的适宜表现和刺激过度表现，以及调整措施。

第六节　经皮神经电刺激与功能性电刺激疗法

案例导入

患者，女性，58岁，左肩关节疼痛伴活动受限3个月余，无明确外伤史。

体格检查：左肩关节未见肿胀、畸形，左肱骨大结节处压痛明显，结节间沟处压痛。肩关节活动度：前屈0°～80°，外展0°～60°，后伸0°～10°，内收0°，内旋左手可触及腋中线，外旋左手可触及同侧颈部。左手、腕活动良好，左侧桡动脉搏动可触及，左上肢皮肤感觉未见明显异常。

辅助检查：MRI示左肩袖肌腱损伤。

初步诊断：左肩关节粘连，左肩袖损伤，左肩关节功能障碍。

思考

1. 针对患者现状，可选用哪些物理因子治疗方法？

2. 患者是否需要手术治疗？

一、概述

（一）经皮神经电刺激疗法

应用一定频率、一定波宽的低频脉冲电流作用于体表，刺激感觉神经以达到镇痛目的的治疗方法，称为经皮神经电刺激疗法（TENS），又曾称为周围神经粗纤维电刺激疗法、经皮电神经刺激疗法、电刺激神经疗法等。

（二）功能性电刺激疗法

用低频脉冲电流刺激已丧失功能或功能异常的器官或肢体，以其产生的即时效应来代替或矫正器官或肢体已丧失功能的治疗方法，称为功能性电刺激疗法（FES）。临床上应用的功能性电刺激疗法种类包括：人工心脏起搏器（通过电刺激心脏以补偿病态窦房结综合征、房室传导阻滞患者所丧失的心搏功能）；膈神经刺激器（通过刺激膈神经以调整呼吸功能）；膀胱刺激器（刺激排尿相关肌肉以改善排尿功能）等；临床上应用最多的是在运动功能康复治疗中，用功能性电刺激来补偿或矫正肢体运动功能。

二、基本原理

（一）经皮神经电刺激

多数经皮神经电刺激治疗仪可输出单相或双相不对称方波或三角波，没有直流电成分，频率1～150Hz，脉冲宽度2～500μs，可连续调节或分档调节，电流强度可达80mA。不同类型的刺激器输出电流参数不同，镇痛启效的速度、镇痛持续时间和镇痛强度不同。

（二）功能性电刺激

功能性电刺激疗法多用于上运动神经元损伤所致的肢体运动功能障碍的康复治疗中。此类患者下运动神经元完好，通路存在，并有应激反应功能，只是因失去来自上运动神经元的运动信号而不能产生正常的肌肉随意收缩运动。如果下运动神经元受损，神经反射弧通路不完整,不能引起应激反应功能,则不适合进行功能性电刺激治疗。

三、治疗作用

(一)经皮神经电刺激

临床上多用于治疗各类急慢性疼痛。不同治疗参数电流的镇痛作用略有不同,据文献报道,兴奋神经粗纤维最适宜的电流是频率 100Hz、波宽 100μs 的方波。此外,经皮神经电刺激还可用于改善局部血液循环,促进残余肌力恢复,促进腕指伸展或改善踝背屈等。

(二)功能性电刺激

功能性电刺激具有以下作用:给予恰当的功能性电刺激治疗参数,可以产生相应的肌肉收缩,以补偿所丧失的肢体运动功能;功能性电刺激的低频脉冲电流所产生的刺激可经传入神经、脊髓投射到大脑皮质,以促进肢体运动功能的重建及心理状态的恢复。

四、治疗技术

(一)经皮神经电刺激

多数经皮神经电刺激治疗仪为微型仪器,可随身佩戴;也有手提或台式的小型仪器。电极多为碳硅电极,也有粘贴型一次性电极。治疗时将两个电极对置或并置于痛点、穴位、运动点、神经走行的体表投影区或神经节段。根据治疗需要选择电流频率、波宽、治疗时间。一般每次治疗 20~60min,每日 1~3 次,可持续较长时间或连续治疗。

经皮神经电刺激的治疗参数通常分为以下三种:

1. 通用型 通用型刺激器输出频率 75~100Hz、波宽 10~150μs 的电流,镇痛作用较快但持续时间较短暂。

2. 针刺型 针刺型刺激器输出频率 1~10Hz、波宽 150~500μs 的电流,镇痛作用较慢,但持续时间较长。

3. 短暂强刺激型 短暂强刺激型刺激器输出频率 150Hz、波宽 >300μs 的电流,镇痛作用较深,但持续时间较短暂。

(二)功能性电刺激

FES 设备通常采用配有 1~8 个通道、经电脑程序控制的、能输出低频脉冲电流的电刺激器。具体治疗参数多选择方波脉冲,波宽 0.1~1ms,脉冲波组宽度可达 1.8s,频率 20~100Hz,各通道电流参数可独立调节。治疗时,先按要求将电极放置于肌肉运动点上,并与治疗器各通道连接。按照某动作时肌肉、肌群收缩的程序,使各通道按一定延时先后刺激不同的肌群。开始时每次刺激 10min,每日数次,随着功能恢复,逐渐延长刺激时间,调节电流参数,最后过渡到自主活动。

五、临床应用

(一)经皮神经电刺激

1. 适应证 包括术后伤口痛、神经痛、扭挫伤、肌痛、关节痛、头痛、截肢后残端痛、幻肢痛、分娩宫缩痛、癌痛、骨折、促进中枢神经损伤后运动模式异常患者分离运动等。

2. 禁忌证 包括植入心脏起搏器者、颈动脉窦部位、孕妇下腹部与腰骶部、局部化脓性炎症等。认知障碍患者不得随意操作治疗仪以免发生危险。

（二）功能性电刺激

1. 适应证　包括脑卒中、脊髓损伤与脑瘫所致的站立步行障碍与手功能障碍，马尾或脊髓损伤后排尿功能障碍等。

2. 禁忌证　植入心脏起搏器者禁用功能性电刺激疗法；意识不清、肢体关节挛缩畸形、下运动神经元受损、神经反应性不正常者，均不适合应用功能性电刺激疗法治疗。

案例分析

1. 针对患者现状可选用的物理治疗方法　针对患者左肩袖损伤、左肩关节粘连及活动受限，可选用干扰电疗法、经皮神经电刺激疗法、半导体激光照射、超声波或体外冲击波治疗、冷疗等，以辅助消炎镇痛；急性发作期，可试用无热量超短波等高频电治疗，但不可长期使用超短波，以防加重左肩关节粘连。除了物理因子治疗外，还应进行适当的关节活动度训练、肩袖力量训练等。

2. 患者的手术治疗　通常，经过3～6个月系统、正规的保守治疗但疗效不显著者，可以考虑进行骨科微创等手术探查、松解或者肩袖修补术。

（丛　芳　林　歆）

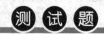

1. 什么是经皮神经电刺激疗法？
2. 什么是功能性电刺激疗法？

第七节　干扰电疗法与脉冲调制中频电疗法

案例导入

患者，男性，52岁，右大腿外伤术后右足感觉、运动障碍1个月。

现病史：患者1个月前右臀部被锐器划伤，导致右臀部开放性损伤、右坐骨神经断裂、右臀大肌断裂、右臀中肌部分断裂、右股二头肌断裂、右半腱肌断裂、右半膜肌断裂，急行右大腿清创、神经肌腱探查修复、右小腿减张负压吸引术。

体格检查：右臀部可见"Z"形长约28cm手术切口，右小腿内侧可见纵行长约15cm手术切口瘢痕，右小腿外侧可见纵行长约18cm手术切口瘢痕。右臀部压痛阳性，Tinel征（+）。右髂腰肌及股四头肌肌力5级，右腘绳肌肌力4级，右踝关节背伸及跖屈肌肌力0级，右足感觉功能丧失，右足背动脉搏动正常。

诊断：右臀部锐器伤术后，右下肢多发肌肉损伤术后，右坐骨神经损伤术后。

思考

1. 针对患者右臀部疼痛，可选用哪些电疗法？
2. 针对患者右坐骨神经损伤后的瘫痪肌，可选用哪些电疗法？

一、概述

(一) 干扰电疗法

干扰电流又称交叉电流，是指两路或两路以上的中频电流交叉地输入人体组织，在人体内交叉处形成干扰场，在干扰场中按无线电学上的差拍原理"内生"产生 0～100Hz 的低频调制的中频电流。应用干扰电流治疗疾病的方法称为干扰电疗法。干扰电疗法通常分为以下三种：

1. 静态干扰电疗法　两组输出频率为 4 000Hz 与（4 000±100）Hz（差频 0～100Hz）的正弦交流电通过两组电极交叉输入人体，在人体内交叉处形成干扰场，在干扰场中按无线电学上的差拍原理"内生"产生 0～100Hz 的低频调制的中频电流，以这种电流治疗疾病的方法称为静态干扰电疗法。

2. 动态干扰电疗法　动态干扰电疗法是使两组 4 000Hz、（4 000±100）Hz 电流的幅度被波宽为 6s 的三角波所调制，使两组电流的输出强度发生周期为 6s 的节律性幅度变化，并交叉作用于人体。

3. 立体动态干扰电疗法　立体动态干扰电疗法是同时将三组 5 000Hz 的交流电互相叠加交叉作用于人体，干扰电流受第三电场调制而发生缓慢的幅度变化。

(二) 脉冲调制中频电疗法

脉冲调制中频电疗法是指应用由多种低频脉冲电流调制的中频电流治疗疾病的方法。脉冲调制中频电流的低频调制波频率多为 1～150Hz，波形可有正弦波、方波、三角波、梯形波、微分波等，中频载波频率多为 2～8kHz。

脉冲调制中频电流因其调制方式不同，常分为以下四类：

1. 连续调制波　简称连调波，调幅波连续出现。

2. 间歇调制波　简称间调波，调幅波与等幅波交替出现。

3. 断续调制波　简称断调波，调幅波断续出现。

4. 变频调制波　简称变调波，两种不同频率的调幅波交替出现。

二、治疗作用

(一) 干扰电疗法

与两通路的静态干扰电流相比，动态干扰电流具有节律性的动态变化，使人体不易产生适应性；立体动态干扰电流则可产生立体的、多部位的动态刺激作用，且作用更加均匀。干扰电疗法除了具有一般中频电疗法的生物学效应外，因其电流交叉作用于人体，最大电场强度发生于电极之间的电流交叉处，而非电极下，因此作用部位较深，作用范围较大；两组电流的差频可以调节，差频变动可以避免人体产生适应性；不同的差频与相应频率的低频电流有相似的治疗作用。干扰电疗法具体的治疗作用包括：

1. 镇痛　干扰电可抑制感觉神经，作用后痛阈明显升高，镇痛作用明显。100Hz 差频镇痛作用最明显，90～100Hz、50～100Hz 也有较好的镇痛作用。

2. 改善血液循环　干扰电作用于局部可使毛细血管与小动脉扩张。50～100Hz 差频可促进局部血液循环，加速渗出物吸收；20～50Hz 差频可引起骨骼肌强直或半强直性收缩，从而加强局部血液循环。

3. 兴奋运动神经和肌肉　干扰电作用时可在不引起疼痛的情况下引发骨骼肌明显收缩。20～50Hz 差频可引发正常骨骼肌强直或半强直性收缩，1～10Hz 差频可引发骨骼肌单收缩，也可用于失神经支配肌的治疗。

4. 改善内脏器官作用　干扰电作用部位较深，可改善内脏器官血液循环，提高平滑肌张力，促进胃肠蠕动。

5. 对自主神经的作用　干扰电作用于颈腰交感神经节可分别调节上肢、下肢血管的功能，从而改善肢体血液循环。

6. 加速骨折愈合　因干扰电疗法作用部位较深，可改善深部组织血液循环，从而改善骨折部位的营养供应。低频脉冲成分可引发骨骼肌收缩，从而提供更多的应力刺激，加速骨折愈合。

（二）脉冲调制中频电疗法

由于脉冲调制中频电流含有中频电与低频电两种成分，电流的波形、幅度、频率和调制方式不断变换，人体不易产生耐受性，而且作用深度较大，不产生电解反应，具有多方面的治疗作用。不同的调制波，作用也不完全相同，具体治疗作用如下：

1. 镇痛　连调波、变调波具有较好的镇痛作用。

2. 改善血液循环　断调波与连调波能明显地改善局部血液循环。

3. 促进淋巴回流　间调波与变调波能有效地促进淋巴回流。

4. 锻炼骨骼肌　断调波可引发正常肌肉和失神经支配肌肉收缩。

5. 提高平滑肌张力　连调波与断调波均可提高内脏平滑肌张力。

6. 消散炎症　调制中频电可促进慢性非化脓性炎症消散。

7. 调节自主神经功能　脉冲调制中频电作用于颈交感神经节可以改善大脑血液循环，作用于脊髓下颈段、上胸段可以改善上肢、心脏血液循环，作用于腰段可以改善下肢血液循环。

三、治疗技术

（一）干扰电疗法

采用能输出两路以上差频为 0～100Hz 的等幅正弦中频电流的干扰电疗仪，配有相应的电极和薄衬垫或海绵衬垫。有的治疗仪带有负压吸引装置（图 2-7），使电极及海绵衬垫装在吸盘内，治疗时负压电极可以直接吸附在治疗部位皮肤上，操作相对比较简便。

治疗操作时，应将两组或三组电极交叉放置，使病变部位处于各组电流交叉的中心，按病情需要选择合适的电流差频，每次治疗可选用数种差频，每种差频治疗 5～10min，共治疗 20min。电流强度以引起治疗电极下的麻颤感（感觉阈）或肌肉收缩（运动阈）为宜，逐渐增加治疗剂量。使用负压吸附电极时电极下同时产生节律性抽吸按摩感。吸附的频率随负压变化而改变。

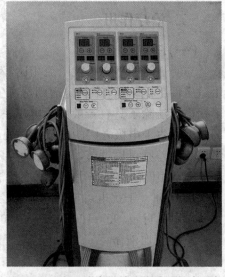

图 2-7　配有吸附电极的四通路干扰电设备

（二）脉冲调制中频电疗法

采用能输出多种调制波形、多种调幅度的脉冲调制中频电疗仪，配有导电橡胶电极。电脑中频治疗仪应用微机与数控技术，内存多个按不同需要编制的多种程序处方，操作简便。治疗时，根据患者的具体病情，确定治疗部位及治疗参数，按患者耐受情况或肌肉收缩反应调节治疗参数。

四、临床应用

（一）干扰电疗法

适应证包括颈椎病、肩关节周围炎、关节炎、扭挫伤、肌纤维组织炎、坐骨神经痛、术后肠粘连、肠麻痹、弛缓性便秘、尿潴留、压迫性张力性尿失禁、胃下垂、失用性肌萎缩、雷诺病、骨折延迟愈合等。禁忌证参照低频电疗法。

（二）脉冲调制中频电疗法

适应证包括颈椎病、肩关节周围炎、骨性关节病、肱骨外上髁炎、肌纤维组织炎、腱鞘炎、瘢痕、粘连、血肿机化、注射后硬结、坐骨神经痛、面神经炎、周围神经伤病、失用性肌萎缩、胃肠张力低下、尿路结石、慢性盆腔炎、弛缓性便秘、术后肠麻痹、尿潴留等。禁忌证参照低频电疗法。

案例分析

1. 针对患者右臀部疼痛，可选用干扰电疗法、脉冲调制中频电疗法、高频电疗法等，与低频电相比，这些方法作用深度较大，具有较好的镇痛作用。

2. 针对患者右坐骨神经损伤的瘫痪肌，可选用干扰电疗法、脉冲调制中频电疗法、低频脉冲电疗法等，利用低频脉冲电流或低频调制的低中频复合电流引发瘫痪肌肉收缩，可预防肌肉纤维化或肌肉萎缩。

（丛 芳 王 冲）

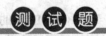

1. 什么是干扰电流？
2. 简述干扰电疗法的作用特点与治疗作用。

第八节 短波与微波透热疗法

案例导入

患者，男性，78 岁，右侧肢体活动不利 3 个月，右侧肩痛加重 1 周；否认手术史。

体格检查：神清，言语含糊，记忆力尚可，计算力、定向力明显减退。双侧额纹对称，右侧鼻唇沟浅，示齿口角左偏，伸舌偏右，右侧耸肩力弱。右肩关节前屈、外展活动受限并出现疼痛，右腕屈疼痛，右肩关节脱位 2 横指。右侧布式分期（上肢 - 手 - 下肢）：

Ⅰ-Ⅰ-Ⅲ期。右上肢肌张力降低,右下肢肌张力正常。右侧腱反射亢进,右侧 Hoffmann 征(+),右侧 Babinski 征(+)。

辅助检查:头颅 MRI 示左侧基底核区团块样低密度影。

诊断:脑梗死恢复期(左侧大脑基底核区、右侧偏瘫、动脉粥样硬化性),高血压 3 级,糖尿病,混合性痴呆。

思考

1. 患者的康复目标包括哪些?

2. 患者的诊疗计划包括哪些?

在欧美,将波长 1~100m 的电磁波统称为短波。将波长 1mm 至 1m 的电磁波统称为微波。临床上常利用短波、超短波、微波作用于人体时所产生的温热效应进行治疗,称为高频透热疗法。有时也会利用其小剂量或脉冲输出时产生的非热效应进行急性损伤或感染的治疗。

一、概述

(一)短波疗法

应用波长 10~100m(频率 3~30MHz)的高频电场作用于人体,以治疗疾病的方法称为短波疗法。短波波长范围为 10~100m,频率范围为 3~30MHz。因短波疗法多利用短波电流所产生的高频电磁场在人体内感应产生涡电流所发生的温热效应来治疗疾病,故又称短波透热疗法或感应热疗法。

(二)超短波疗法

应用波长 1~10m(频率 30~300MHz)的高频电场作用于人体,以治疗疾病的方法称为超短波疗法。超短波波长范围为 1~10m,频率范围为 30~300MHz。因超短波疗法多采用电容场法进行治疗,故又称高频电场疗法。

(三)微波疗法

应用波长 1mm 至 1m(频率 300~300 000MHz)的高频电场作用于人体,以治疗疾病的方法称为微波疗法。因分米波、厘米波处于高频电磁波的特高频波段,因此又称为特高频疗法。通常,将微波分为以下三个波段:

1. 分米波 常用分米波的波长为 69cm(434MHz)和 33cm(915MHz)。

2. 厘米波 通常将分米波与厘米波的分界线定为 30cm,临床上常用的厘米波波长为 12.24cm(2 450MHz)。

3. 毫米波 常用的毫米波波长 1~10mm,频率 30 000~300 000MHz,毫米波仅有非热效应,而无温热效应。

二、基本原理

短波与超短波作用于人体时,由于传导电流与欧姆损耗或者位移电流与介质损耗等机制,可产生明显的温热效应(详见第二章第一节电疗法概述中的生物学效应部分)。分米波与厘米波的辐射场作用于人体时,由于位移电流与介质损耗机制产生温热效应。短波作用可达深部肌层；超短波作用可达深部肌层与骨；分米波作用可达深层肌肉；厘米波作用较浅，只达皮下脂肪或浅层肌肉。

采用不同的治疗方法时，不同层次组织产热的情况也有所不同，电容场法时脂肪层产热较多，电缆法（线圈场法）时浅层肌肉产热较多。

三、治疗作用

高频电疗法作用于人体时，除了产生温热效应（高频透热疗法）外，还存在非热效应。

（一）非热效应的治疗作用

1. 小剂量或脉冲输出的高频电疗法以非热效应为主，可使单核 - 吞噬细胞系统（网状内皮系统）免疫功能加强，吞噬细胞数量增多，吞噬能力增强。同时，抗体、补体、凝集素、调理素增加，伤口分泌物趋向碱性，周围血液白细胞碱性磷酸酶活性增高，白细胞干扰素效价升高，均有利于急性期炎症的控制和消散，对急性化脓性炎症的疗效尤为显著。

2. 加速组织再生修复　小剂量或脉冲输出时，可引起局部组织酶活性提高，氧化过程增强，并促进细胞的有丝分裂，肉芽组织和结缔组织生长加快，可促使组织修复、伤口愈合，加速神经纤维再生。

（二）温热效应（高频透热疗法）的治疗作用

1. 改善局部血液循环　温热效应通过轴突反射可使毛细血管、小动脉扩张，血流加快；还可通过组织蛋白微量变性分解产生血管活性肽、组胺等物质使血管扩张，局部血液循环改善，组织营养增强，肿胀消散，代谢产物清除。

2. 镇痛　中等强度的温热效应可使痛阈升高，并干扰痛觉传入中枢，达到镇痛效应。可使肌肉痉挛缓解、血流加速而改善缺血缺氧状态，加快局部病理产物及致痛物质的清除，减轻肿胀，使组织张力降低，从而减轻疼痛。

3. 消炎　中等强度的温热效应可以促进渗出吸收，减轻肿胀，排除炎症产物，可使单核 - 吞噬细胞系统免疫功能加强，吞噬细胞吞噬能力增强，同时抗体、补体、凝集素、调理素增加，周围血液白细胞碱性磷酸酶活性增高，白细胞干扰素效价升高，均有利于炎症的控制和消散。

4. 加速组织再生修复　中等强度的温热效应可使局部血液循环增强，组织营养改善，酶活性提高，氧化过程增强，并促进细胞有丝分裂，肉芽组织和结缔组织生长加快，从而促进组织修复及伤口愈合，加速神经纤维再生。

5. 缓解痉挛　中等强度的温热效应可通过降低神经兴奋性，缓解骨骼肌、平滑肌痉挛。

6. 调节神经功能　高频电作用于神经节段、反射区与交感神经节，具有调节相应区域神经、血管和器官功能的作用。

7. 调节内分泌腺和内脏器官的功能　高频电作用于肾上腺，可调节肾上腺皮质的功能，使皮质类固醇合成增多；作用于肾区，可增加尿液分泌；作用于胃肠，可促进胃肠蠕动、促进消化吸收。

四、治疗技术

（一）设备

1. 短波疗法　采用能输出波长 22m、频率 13.56MHz，或波长 11m、频率 27.12MHz、输出功率 250～300W 的治疗仪,附有电缆电极、涡流电极、圆形或矩形电容电极。脉冲短波治疗仪(图 2-8)的脉冲波组持续时间 10～400ms,脉冲峰功率 1kW,平均功率 80～120W,多用于非热效应的治疗。

2. 超短波疗法　采用能输出波长 7.7m、频率 38.96MHz 或波长 7.37m、频率 40.68MHz 或波长 6m、频率 50MHz 的超短波治疗仪,配有矩形或圆形电容电极。用于五官、手足、躯体小部位的治疗仪,功率 50～80W;用于大部位或较深部位的治疗仪,功率 250～300W。脉冲超短波治疗仪的脉冲波组持续时间 10～100ms,脉冲重复频率 100～1 000Hz,脉冲峰功率 1～10kW,平均功率 100W,多用于非热效应的治疗。

3. 分米波疗法　采用输出波长 33cm、频率 915MHz 或波长 69cm、频率 434MHz 的分米波治疗仪,一般治疗仪输出功率 300W,配有圆形、长形、凹槽形等体表辐射器。

4. 厘米波疗法　采用输出波长 12.24cm、频率 2 450MHz 的厘米波治疗仪(图 2-9),输出功率 200W,配有圆形、长形、马鞍形等体表辐射器。

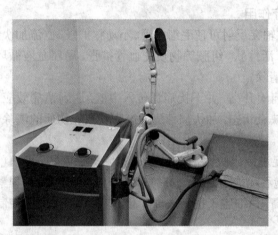

图 2-8　脉冲短波治疗仪

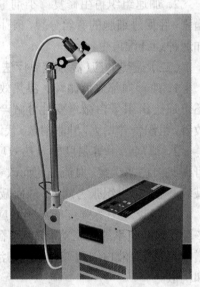

图 2-9　微波治疗仪

（二）操作方法

1. 短波与超短波的电极放置　因高频电流通过人体时容抗较低,容易通过电极与皮肤之间的空气间隙,所以治疗时电极不必直接接触人体皮肤。电极与皮肤保持一定间隙时作用较深,直接与皮肤接触时不但作用浅表而且容易导致皮肤烫伤。

（1）电缆电极法:短波治疗时,可使用鼓形电极、盒形电极,或将电缆绕成各种形状放置于患部,肢体治疗时可将电缆环绕于患肢,使人体处于高频电缆周围所形成的高频交变电磁场中。电缆电极法作用较浅,只达浅层肌肉。

（2）涡流电极法:短波治疗时,可通过支臂将涡流电极固定于治疗部位上,作用可达深层肌肉。

（3）电容电极法（电容场法）:是短波、超短波疗法最常用的治疗方式。电容场法治疗时,作用不均匀,脂肪层产热多,加大电极与皮肤的间隙则可减轻脂肪过热现象。电容场法治疗时电极放置常采用对置法或并置法。

1）对置法：将两个电容电极相对放置于治疗部位的两侧或对侧，人体作为介质处于高频电容场中，作用较深而集中。

2）并置法：将两个电容电极并列放置于治疗部位的同侧，作用面积大，但较表浅。

2. 微波辐射法　分米波、厘米波治疗时常用辐射法。

（1）体表非接触式辐射法：采用圆形、长形体表辐射器，对准患者治疗部位，距离体表3～10cm（因辐射器不同要求各异）。非接触式治疗时电磁波向四周空间散射较多。

（2）体表接触式辐射法：采用凹槽形、马鞍形或聚焦辐射器，贴近患者治疗部位，聚焦辐射时取下辐射器罩盖，手持辐射器手柄进行治疗。接触式治疗可减少电磁波向四周空间散射。凹槽形辐射器作用较深而均匀，聚焦辐射器作用集中、范围小。

3. 剂量分级　高频电疗法的治疗剂量可按患者治疗时的温热感觉程度分为四级。

（1）无热量（Ⅰ级剂量）：无温热感，在温热感觉阈下，适用于急性炎症早期、肿胀显著、血液循环障碍部位。每次5～10min，每日1～2次，5次为一个疗程。

（2）微热量（Ⅱ级剂量）：有刚能感觉到的温热感，适用于亚急性、慢性疾病。每次10～15min，每日1次，10次为一个疗程。

（3）温热量（Ⅲ级剂量）：有明显而舒适的温热感，适用于慢性疾病、急性肾衰竭。通常每次15～20min，每日1次，15～20次为一个疗程；治疗急性肾衰竭时，每次30～60min，每日1～2次，5～8次为一个疗程。

（4）热量（Ⅳ级剂量）：有刚能耐受的强烈热感，只适用于恶性肿瘤等的射频治疗。

4. 仪器操作程序　接通电源，治疗仪预热数分钟，选好电极或辐射器，按要求将电极或辐射器放置于治疗部位，按治疗剂量要求与病灶部位深度调节电极与皮肤的间隙，将输出钮调至"治疗"档，再调节"调谐"钮，使电流表指针上升达到最高的谐振点。

5. 调谐与间隙调节

（1）调谐：调谐是指调节治疗仪的电容或电感，使治疗仪输出电路的振荡频率与治疗仪内振荡电路的振荡频率一致，发生谐振，振荡最大，输出电流最大。调节治疗仪的输出时，不论应用哪一级治疗剂量，必须使治疗仪的输出达到谐振状态。如果采用退谐法（调节电流表读数）调节剂量，会增加振荡电路电能消耗，既影响振荡管寿命，又影响治疗效果，同时还增加了振荡电路对四周空间的电磁波辐射和干扰。治疗时由于患者体位移动、电源电压不稳定等原因，输出电路会出现失谐，因此操作者应注意观察，随时调谐。治疗中患者的温热感超过治疗要求的剂量等级时，应降低电压，或增加电极与皮肤的间隙，而不应采用退谐的方法减少输出强度。

（2）间隙调节：治疗时应按照治疗仪输出功率、病灶部位深度与患者温热感觉，调整治疗部位电极与皮肤之间的间隙来调节治疗剂量。采用微热量治疗时，小功率治疗仪浅作用时电极与皮肤的间隙应为0.5～1cm，深部作用时为2～3cm；大功率治疗仪浅作用时电极与皮肤的间隙为3～4cm，深部作用时为5～6cm。无热量与温热量治疗时，需要适当加大或减小间隙，可参考治疗仪工作时电流表读数或氖光灯亮度。

（三）注意事项

1. 治疗所使用电极的面积应稍大于病患部位的面积。

2．电缆电极法治疗时，一般利用电缆中部进行治疗，按同一方向盘绕电极，电缆圈间距离应大于电缆直径，电缆与皮肤之间的间隙为1～2cm。

3．涡流电极法治疗时，将电极放在皮肤上。

4．治疗时两条输出电缆应互相平行而远离，不得交叉相搭，不得打圈。

5．脂肪层厚的部位进行电容场法治疗时，易出现脂肪过热现象。

6．局部金属异物为高频电疗法的禁忌证，即使采用无热量高频电疗法也应慎重。

7．治疗伤口前，应去除伤口表面的油膏与湿敷料。

8．感觉障碍或血液循环障碍部位禁止进行大剂量高频电治疗。

9．分米波、厘米波治疗时，患者应暴露治疗部位，或只穿单层薄棉织内衣裤，直接辐射治疗；禁止在头面部、小儿骨骺与阴囊部位进行分米波、厘米波治疗。

10．电容电极法的注意事项

（1）对置法两个电极之间的距离不应小于一个电极的直径。

（2）电极应与皮肤表面平行，并保持一定的间隙，作用较深、均匀；电极贴紧皮肤时，作用表浅。

（3）两个电极与皮肤之间的间隙相等时作用较均匀，否则电力线集中于间隙小的部位。

（4）表面凹凸不平的部位治疗时应加大电极与皮肤的间隙，否则电力线将集中于隆突处，容易引起烫伤。

（5）两个电极不等大时电力线将集中于小电极下；病变为单侧时，可在病变侧用小电极。

（6）双侧肢体同时治疗时，应在双侧肢体骨突（如膝踝内侧）接近处垫以毡垫，以免电力线集中于骨突处而致烫伤。

（7）两个电极并置时，电极皮肤间隙不宜过大，以免电力线散向四周空间而不能通过人体。

（8）并置法两个电极间的距离，应大于两个电极与皮肤的间隙之和，但不应大于电极的直径，以免影响作用的强度与深度；两个电极间距离亦不应小于3cm，以免电力线集中于两极间最近距离处形成短路。

（9）不提倡采用单极法，必须用单极法时，只限于小功率治疗仪，而且应将不用于治疗的另一个电极置于远离治疗部位处，并使两极相背而置。

五、临床应用

（一）适应证

软组织、五官、内脏、骨关节的炎症感染，关节炎、扭挫伤、神经炎、神经痛、慢性结肠炎、肾炎、骨折愈合迟缓、伤口延迟愈合、慢性溃疡、颈椎病、肩关节周围炎、肌纤维组织炎、网球肘、腰椎间盘突出症、静脉血栓形成、急性肾衰竭等。

（二）禁忌证

恶性肿瘤（热量短波、超短波治疗与放疗、化疗联合应用时除外）、活动性出血、局部金属异物、植入心脏起搏器、颅内压增高、青光眼、妊娠。超短波疗法慎用于结缔组织增生性疾病，如瘢痕增生、软组织粘连、内脏粘连等，以免刺激结缔组织过度增生。分米波、厘米波疗法禁用于眼部、小儿骨骺与睾丸部位。

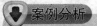

案例分析

1.康复目标

近期目标：减轻肩痛，维持和扩大各关节活动度，诱发主动运动，提高下肢负重能力，提高 ADL 能力。

远期目标：回归社会。

2.诊疗计划　完善常规检查；给予抗血小板、改善循环、营养神经等药物治疗；在康复治疗方面，安排运动疗法、作业疗法、言语治疗、认知训练等；关于右肩、腕部疼痛的物理因子治疗方面，可在陪护监护下进行脉冲微波、半导体激光等治疗，以辅助消肿镇痛。

（丛　芳　崔　尧）

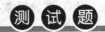

1. 试述高频透热疗法的治疗作用。
2. 简述高频透热疗法的禁忌证。

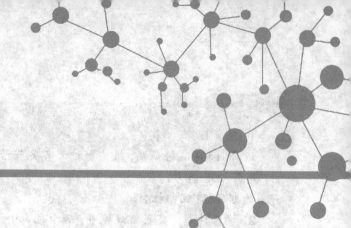

第三章　光　疗　法

第一节　光疗法概述

应用光的辐射能量治疗疾病的方法称为光疗法。临床上常用的光疗法包括红外线疗法、红光疗法、紫外线疗法、激光疗法。为了更好地掌握光疗法的应用，首先介绍光学与光疗法的相关基础知识。

一、光学基础知识

（一）基本概念

1. 波粒二相性　光具有电磁波和粒子流的波粒二相性。光既是一种电磁波，具有波长、频率、反射、折射、干涉等电磁波特性；又是由物质微粒组成的粒子流，这种特殊的粒子，具有能量、吸收、光电效应、光压等量子特性，称为光子或光量子。

2. 光的发生　光的发生是原子或分子等微粒能量变化的结果。原子或分子通常处于最低能量状态，称为基态。当受到外界能量（能够激发原子的能量包括电能、热能、化学能、生物能、机械能等）的作用时，原子或分子本身获得了能量，其能级由低能级跃升至高能级，即激发态。处于激发态微粒是极不稳定，当它们从高能级回到低能级时，多余能量便以光子形式释放，即产生了发光现象。

（1）自发辐射：原子或分子自发地从高能级返回低能级的发光现象称为自发辐射。红外线、可见光及紫外线的发生属于自发辐射。如果分子或原子处于激发态时只是自身振动或转动加强，则自发辐射的光子能量小、频率低，发出红外线；如果原子受激出现了电子的跃迁，自发辐射时光子能量就会较大、频率较高，会发出可见光或紫外线。如果电子从高能级返回低能级时经过的层次少，则释放的能量较小、光波较长，形成可见光；如果经过的层次多，则释放的能量大、光波短，形成紫外线。

（2）受激辐射：高能级的原子在外来光的诱发下返回到低能级时的发光现象，称为受激辐射。激光由受激辐射而产生。在受激辐射过程中，放出的光子使外来光得到反复加强和放大，形成束状相干光，即激光。

3. 光的折射　光从某种媒质进入另一种密度不同的媒质时，其传播方向发生改变的现象称为折射。折射角大小与相邻两种媒质密度差有关，两者差越大，折射角度越大；折射角还与光的波长有关，波长越短，折射角越大。

4. 光的反射　光照射到两种媒质的介面上时，一部分从介面上反射回来，称为光的反射。入射线、法线、反射线在同一平面内，入射角等于反射角。在光疗中，体腔照射的光导子即利用了光的折射和反射的原理,光疗仪器的反射罩也利用了光的反射原理。

5. 光的散射　根据 Rayleigh 定律,散射强度与光的频率的 4 次方成正比,与波长的 4 次方成反比。可见,光的波长越短,频率越高,光的散射越多,穿透深度越小。

6. 光的照度定律　物体单位面积上所接受的光能量称为照度,照度可随着光源投射到被照物体的距离以及入射角度的变化而变化。因此,光疗时需要严格掌握照射距离、垂直照射。

(二) 光量子的能量公式

光量子的能量与光的频率成正比,与光的波长成反比,公式如下:

$$E = h \times f \text{ 或 } E = h \times c / \lambda$$

其中,E 为光量子的能量,h 为普朗克常数(6.624×10^{-27} 尔格•s),f 为频率,c 为光速,λ 为光的波长。可见,光量子的频率越高、波长越短,其能量就越大。由于光的频率 f 数值很大、使用不方便,通常采用波长来代表各种光线。光波的波长很短,通常以微米(μm)、纳米(nm)为单位。

二、物理学特性

光谱是电磁波谱中的一小部分,位于无线电波和 X 线之间,波长为 1 000μm 至 180nm。依其波长的长短,分为红外线、可见光、紫外线三部分,可见光在光谱中位于红外线与紫外线之间,波长 400～760nm。可见的复合光经过光栅分光后,可分为红、橙、黄、绿、青、蓝、紫七种单色光。波长比红光长的不可见光线,称为红外线;红外线又可分为长波、短波两部分。波长比紫光短的不可见光线,称为紫外线,紫外线又分为长波、中波、短波三部分。

激光的本质和普通光一样,既是电磁波,又是粒子流;但激光产生的机制和普通光不同。激光具有能量密度高、方向性好、单色性好、相干性强等特点,这些与光源的结构和光的发射方式密切相关。

三、生物学效应

(一) 光的吸收

光照射到人体表面时,一部分发生反射、折射,另一部分被人体组织吸收,转化成热能、化学能、生物能等,引起一系列理化变化。

(二) 光的穿透

1. 各种光线对人体皮肤的穿透能力与组织吸收有关,吸收愈多,穿透愈浅。不同组织对光的吸收不同,水易吸收红外线而使紫外线透过;人体角质层吸收紫外线而使红光、短波红外线透过。

2. 各种光线对皮肤的穿透能力

(1) 短波紫外线的有效穿透深度为 0.01～0.1mm,相当于表皮浅层。

(2) 中长波紫外线的有效穿透深度为 0.1～1.0mm,相当于表皮深层。

(3) 可见光和短波红外线的有效穿透深度为 1.0cm。

(4) 长波红外线的有效穿透深度为 0.05～1.0mm。

(三) 光的能量

1. 当入射光的能量较小时,往往只能使物质分子或原子发生旋转或振动,由动能变成热能,例如红外线和红光的能量所引起的反应多属此类。

2. 当入射光的能量足够大时,可使物质分子或原子中的电子吸收能量而跃升到高能级,使分子受激呈激发态,处于激发态的分子不稳定,它将释放能量而回到基态,产生光化反应,例如蓝紫光、紫外线的能量往往能引起这类改变。

(四)光化学效应

光化学效应是有光存在的条件下发生的化学效应。在光疗中,紫外线、可见光可引起光化学效应;而红外线因能量较低,仅以光热效应为主。光化学效应可表现为以下方面:

1. 光分解作用 是指在光的照射下,引起化学键的断裂、使物质分解的过程。例如,人视网膜的杆状细胞中含有结合蛋白 - 视紫质,在光的作用下,视紫质可以分解为视黄醛和视蛋白,使杆状细胞除极化,产生神经冲动至视中枢,引起视觉。

2. 光合作用 是指植物经过光的照射作用可将自然界无机物变为植物本身的有机物并释放氧的过程。例如,植物的叶绿素在光作用下将二氧化碳和水化合成碳水化合物、释放氧的过程。

3. 光聚合作用 是指在光的作用下,相同元素以分子量大一倍或多倍的形式而形成反应物的现象。例如,紫外线可将空气中的氧(O_2)聚合成臭氧(O_3);短波紫外线照射可使 DNA 链中两个胸腺嘧啶单体聚合成胸腺嘧啶二聚体。

4. 光敏作用 是指在光敏物质或光敏剂的参与下,使原来不发生的光化学反应完成的现象。临床上利用光敏作用治疗某些疾病,如口服、注射光敏剂后再照射紫外线,通常用于治疗白癜风。

5. 荧光效应 物质吸收光能后被激发,在极短时间内释放能量发出光子的现象称荧光效应。荧光的波长比引起分子受激的射线的波长长。人体多种组织经紫外线照射后可发出荧光,而光的颜色因组织而异,临床上可利用荧光效应进行特殊疾病的诊断。

四、安全性

在常用的光疗法中,紫外线疗法和激光疗法的光量子能量较高,可引起明显的光化学效应,治疗时需要格外注意对眼睛和皮肤等部位的保护,严格遵守操作常规,排除禁忌证。

(一)紫外线

1. 关于紫外线的致癌作用,目前认为正常人体皮肤内含有修复光照后损伤的媒体系,具有完好的修复功能,不会因紫外线对 DNA 的影响而使皮肤细胞畸变,一般情况下正常剂量的紫外线照射不会引起癌变。

2. 着色性干皮病患者缺乏光照后的酶修复功能,照射紫外线有可能致癌,因此,着色性干皮病被列入紫外线治疗的禁忌证。

(二)激光

1. 高压强激光照射眼睛时,高热作用可引起眼内热膨胀、压力增高、热沸腾等破坏性作用。可见光与近红外激光易于引起视网膜损伤,紫外与远红外激光易于引起角膜损伤。眼的防护主要使用防护镜,眼镜周边应有防护罩。激光防护镜有反射式(在镜表面镀上多层反射介质膜,对某些波长趋近全反射)、吸收式(选用一定材料作镜面,使它对某些波长的激光全吸收)、变色式(当激光超过安全阈值时通过反应,使镜面变深变黑)、警告式(当激光过量时,镜面发出警告,让人眼及时躲避)。不论何种防护眼镜,只能对某种波长、一定强度的激光有防护作用,应注意准确选用。

2. 高强度激光的高热可引起皮肤皮下组织损伤。在皮肤的防护方面,包括穿白色长袖工作服、戴手套,避免激光直射皮肤,防止反射、散射光照射皮肤。

3. 严格遵守相关诊疗规范进行光疗法操作,光疗法应该是一种安全、有效的治疗方法。

第二节　红外线疗法

案例导入

患者,女性,72岁,右膝外伤致髌骨骨折术后2个月,伤口裂开化脓3周。

现病史:2个月前患者意外摔伤致右膝部及左髋部疼痛,急诊检查发现右髌骨骨折、左股骨粗隆间骨折;手术后左髋部伤口顺利愈合,右膝伤口局部结痂,办理出院。患者出院1周、右膝屈伸活动后,家属发现其右膝伤口裂开,范围约3mm,经社区医院换药治疗无效。

既往史:既往因冠心病行经皮冠状动脉介入治疗(PCI),糖尿病史10余年。

体格检查:右膝关节前侧横行手术瘢痕,中部可见直径1cm圆形伤口,表面覆有淡黄绿色脓液,周围皮肤充血,皮温高,伤口底部为瘢痕组织,可见较新鲜肉芽组织生长,右膝屈伸活动正常。

诊断:操作后伤口感染(右膝术后伤口裂开),右髌骨骨折内固定术后,左股骨粗隆间骨折内固定术后,冠心病PCI术后,2型糖尿病。

思考

1. 针对该患者右膝的伤口感染,可以选用哪些光疗法?

2. 针对该患者右膝的伤口感染,是否可以选用高频电疗法?

应用红外线治疗疾病的方法,称为红外线疗法。红外线疗法具有较好的温热效应,目前医疗市场上出现很多小型便携式红外线设备,已被作为医疗保健器械进行家庭化使用。

可见光中的红光波长略短于红外线,但作用更深,可引起更深层的组织血管扩张,改善营养代谢,促进炎症消散,在临床上应用较多。因红光的热效应与红外线类似,本书中不再单独阐述。

一、物理特性

红外线是人的眼睛看不见的光线,用红外线治疗疾病的方法为红外线疗法。其波长较红光长,为 760nm 至 50μm。目前医疗用红外线分为两段:短波红外线(760nm 至 1.5μm)、长波红外线(1.5～15μm)。

二、生物学效应

(一)光热效应

红外线的波长较长,光量子能量较低,故作用于组织后只能引起分子转动,不能引起电子激发,其主要的生物学作用为光热效应,而无光化学效应。红外线照射后皮肤温度的升高与波长有关,相同强度的长波红外线、短波红外线及可见光照射后,皮温的升高的程度依次为长波红外线>短波红外线>可见光。

(二)穿透能力

红外线的穿透能力较弱,短波红外线的穿透程度为1~10mm,可达真皮及皮下组织,长波红外线为0.05~1mm,仅达皮肤表皮的浅层。

(三)皮肤反应

红外线治疗时,皮肤因热作用而充血发红,出现斑纹或线网状红斑,可以持续10~60min。反复多次照射后,皮肤将出现分布不匀、不易消退的脉络网状色素沉着。红外线色素沉着的形成是因为血管中血液富含水分,水对红外线有强烈吸收作用,而红细胞的血红蛋白对短波红外线亦有较强的吸收,故血管内温度升高,促使血管周围基底细胞层中黑色素细胞的色素形成。人体对红外线的耐受与照射后皮肤表面的温度升高有关。红外线照射后皮肤温度达45~47℃时,皮肤开始出现痛感;继续升温会使皮肤出现水疱。

三、治疗作用

临床上,红外线的光热效应具有多种治疗作用。

红外线照射时,皮肤及表皮下组织将吸收的红外线能量转变成热能。可以引起血管扩张、血流加速、局部血液循环改善、组织营养代谢增强;由于血液循环改善,可加快局部渗出物吸收,从而促进肿胀消退。热作用可使骨骼肌肌张力降低从而缓解痉挛,可使胃肠平滑肌松弛从而蠕动减弱;还可降低感觉神经兴奋性,提高痛阈。同时,血液循环改善、缺血缺氧好转、渗出物吸收、肿胀消退、痉挛缓解等,都有利于疼痛的缓解。

四、治疗技术

(一)红外线辐射器

1. 红外线灯 由电阻丝绕在或嵌在耐火土、碳化硅等物质制成的棒或板内构成辐射头。发出的红外线波长为760nm至15μm,以2~3μm长波红外线为主,适用于局部表浅部位的温热治疗(图3-1)。

2. 石英红外线灯(白炽灯) 将钨丝伸入充气石英管或石英泡中构成,可发出95%的红外线及5%的可见光,其波长为350nm至4μm,主要为800nm至1.6μm的短波红外线。辐射器功率多为300~500W,均附加防护罩,适用于局部较深部位的温热治疗。

3. 光热浴箱 由多个白炽灯或碳化硅辐射头排列于箱内构成,有铝或铜等金属制成的反射罩,可以反射90%的红外线,适用于躯干、双下肢或全身等大面积温热治疗。

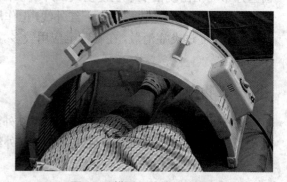

图3-1 拱形红外线治疗设备

(二)治疗操作

暴露拟照射的局部皮肤,使辐射器垂直于照射野上方,保持一定距离(根据各种辐射器的具体要求),以患者照射部位有舒适的温热感为准,每次照射20~30min,每日1~2次。

一般亚急性期疾患 7~10 次一个疗程,慢性期疾患 10~20 次一个疗程,可与局部外用药物联合应用。

(三)注意事项

1. 首次照射前,应检查拟照射部位的感觉是否正常,如果存在感觉障碍,需要密切观察局部皮肤状况,禁用大剂量照射,以免烫伤。

2. 新鲜的植皮、瘢痕区血液循环较差,散热功能不佳,禁用大剂量照射,以免烫伤。

3. 对于局部水肿、处于增殖期的瘢痕,禁用红外线照射,以免瘢痕过度增殖引发新的康复问题。

4. 急性外伤、急性化脓性感染、急性皮炎时禁止红外线照射,以免肿胀、渗出加剧。

5. 头面部红外线照射治疗时,应戴绿色防护镜或用浸水棉球敷于闭合的眼睑上,以防引发白内障及视网膜损伤。

6. 动脉阻塞性病变局部禁用红外线治疗。

五、临床应用

(一)适应证

适用于亚急性及慢性损伤、无菌性炎症,如肌肉劳损、扭伤、挫伤、滑囊炎、肌纤维组织炎、浅静脉炎、慢性淋巴结炎、静脉炎、神经炎、胃肠炎、皮肤溃疡等。

(二)禁忌证

出血倾向、高热、活动性结核、严重动脉硬化、代偿不全的心脏病等。

案例分析

1. 针对该患者右膝的伤口感染,可以选用紫外线、半导体激光、红外线等多种光疗法进行照射治疗,以辅助消炎、促进愈合。伤口感染期首选紫外线照射,待脓性分泌物脱落后,可采用小剂量紫外线、红外线或半导体激光等照射治疗。

2. 针对该患者右膝的伤口感染,不应选用微波、超短波等高频电疗法,因为患者右髌骨骨折内固定术后,右膝的伤口感染附近植入了金属内固定物,存在高频电疗法的禁忌证。

第三节 紫外线疗法

案例导入

患者,男性,30 岁,因重物砸伤致双下肢运动感觉及大小便功能障碍 5 年,发现右小腿皮肤红肿、发热伴寒战 1d。

体格检查:右胫前部皮肤红肿(直径约 6cm),局部皮温升高。双侧最低正常感觉平面在 T_{10},右侧 T_{11} 减退,T_{12} 及其以下感觉消失;左侧 T_{11} 及其以下消失。双上肢肌力正常,双下肢肌力 0 级,双下肢肌张力不高,肛门括约肌无自主收缩。鞍区浅感觉消失,肛门深压觉消失。膝腱反射、跟腱反射未引出,双侧巴氏征未引出,球海绵体反射可引出。

诊断：创伤性截瘫，T_{11}、T_{12} 骨折脱位后路减压内固定术后，T_{10} 完全性脊髓损伤，右下肢丹毒。

思考

1. 患者的康复目标包括哪些？

2. 患者的物理因子治疗首选哪项？

应用紫外线防治疾病的方法为紫外线疗法。紫外线具有较高的光量子能量，可引起显著的光化学效应以及多种生物学作用；紫外线疗法是一种可用于预防、保健和医疗的有效方法。

一、理化特性

紫外线是光谱中位于紫光之外、波长小于紫光的不可见光线，其波长为 400～180nm，光量子能量较高，具有明显的光化学效应，故紫外线又被称为光化学射线。紫外线照射于人体皮肤后，会发生反射、散射和吸收等。

（一）反射

皮肤对紫外线的反射程度与波长有关，如对波长 220～300nm 的紫外线反射为 5%～8%，对波长 400nm 的紫外线反射约为 20%。皮肤的颜色也会影响对紫外线的反射程度，白种人对长波紫外线的反射比例高于黑种人。皮肤表层对中短波紫外线有很好的吸收作用，所以皮肤颜色对中短波紫外线的反射程度影响不大。

（二）散射

紫外线波长越短，皮肤的散射作用越明显。皮肤角质层扁平细胞对紫外线的散射显著，脱氧核糖核酸分子、蛋白纤维原张力丝、透明角质颗粒都可散射紫外线。散射可影响紫外线的透入深度。

（三）吸收

人体皮肤对不同波长紫外线的主要吸收部位不同，200nm 紫外线 97% 在皮肤角质层被吸收，400nm 紫外线 56% 在真皮层被吸收。被人体吸收的紫外线能量可产生相应的生物学效应与治疗作用。

二、生物学效应

（一）紫外线红斑

1. 定义　以一定剂量的紫外线照射皮肤后，经过一定时间，照射野皮肤上呈现边界清楚、均匀的充血发红，称为紫外线红斑。紫外线红斑的本质是一种光化性皮炎，属于非特异性炎症。局部组织学改变为血管扩张、充血、渗出、白细胞增多。通常于照射 30min 后发生变化，8～24h 达高峰，24～48h 表皮细胞和组织间水肿，72h 丝状分裂、增生，表皮变厚，1 周内棘细胞层厚度达最大，7～10d 后细胞增生减弱，30～60d 逐渐恢复正常。

2. 潜伏期　紫外线照射后必须经过一定时间才能出现红斑反应，这段时间称为红斑反应的潜伏期。潜伏期长短与紫外线波长有关，长波紫外线红斑潜伏期较长，一般为 4～6h，短波紫外线潜伏期较短，一般为 1.5～2h。红斑反应于照射后 12～24h 达到高峰，之后逐渐消退。

3. 红斑反应与波长的关系　紫外线波长不同，皮肤的红斑反应亦不同。254nm 波长的紫外线红斑反应较强，而 280nm 波长的紫外线红斑反应较差。

4. 红斑反应与剂量的关系　不同波长的紫外线引起红斑反应所需的剂量不同。对于 254nm 波长的紫外线，较小剂量即可引起红斑反应，剂量增加红斑增强，但增强不显著，当剂量增加 3～4 倍时，红斑反应仅增加 1～2 倍。对于 297nm、302nm、313nm 的紫外线，需用较大剂量才可引起红斑反应，但剂量增加，红斑反应即明显增强。

5. 影响红斑反应的因素　除了波长和剂量外，影响红斑反应的因素还包括以下方面：

（1）局部皮肤敏感性：身体各部位对紫外线的敏感性不同，以腹、胸、背、腰的敏感性为最高，其他部位依次为颈、面、臀、肢体、手足，肢体屈侧较伸侧敏感，手足的敏感性为最低。用同一剂量在敏感性不同的区域照射，皮肤的反应不同。

（2）生理状态：月经前期红斑反应增强，后期减弱。妊娠期红斑反应增强，产后反应减弱。

（3）疾病因素：一般状况恶劣、营养不良、甲状腺功能低下、伤寒、气性坏疽、丹毒时红斑反应减弱。合并高血压病、甲状腺功能亢进、活动性肺结核、糖尿病、卟啉症时红斑反应增强。

（4）药物：有些药物能增强红斑反应，如补骨脂、磺胺类、四环素、奎宁、氯丙嗪、异丙嗪、维生素 B 族、血卟啉；有些药物能减弱紫外线红斑，如肾上腺皮质类固醇、吲哚美辛。

（5）植物：有些植物能增强红斑反应，如无花果、灰菜、苋菜、茴香、芹菜、萝卜缨、洋槐花、莴苣等。

（6）其他：长期室内工作者的红斑反应强于野外作业者，春季红斑反应高于秋季。

（二）紫外线色素沉着

1. 色素沉着类型

（1）直接色素沉着：即紫外线照射后立即出现，1～2h 达高峰，之后逐渐消退，6～8h 恢复正常。波长 300～700nm 的光线皆可引起这种反应。直接色素沉着是由于黑色素的氧化和黑色素小体在角质细胞中重新分配的结果，并无黑色素小体的形成。

（2）间接色素沉着：即延迟色素沉着，于照射数日后出现，是皮肤中色素小体和黑色素增多的结果。

2. 色素沉着与紫外线波长的关系

（1）色素沉着最有效的波段：254nm＞297nm＞340nm。

（2）波长与色素沉着出现和消退的关系：254nm 和 297nm 波长的紫外线于照射后 1d 开始出现色素沉着，3～4d 达高峰；254nm 波长的紫外线引起的色素消退快，多在 2～3 周消失，而 297nm 波长紫外线引起的色素沉着持续 1 个月或数月后才消失；320nm 波长以上的紫外线引起的皮肤色素沉着消退更慢，甚至可持续 1 年。

（3）波长、照射剂量与色素沉着的关系：若单次照射，254nm 和 297nm 波长的紫外线必须达到阈红斑量方可引起皮肤色素沉着，而 340nm 波长的紫外线小于阈红斑量即可引起色素沉着。若反复多次照射，多种波长的紫外线都可在小于阈红斑量的情况下引起色素沉着。

三、治疗作用

（一）杀菌消炎

紫外线红斑量照射是强力的抗炎因子，尤其是对皮肤急性化脓性感染疗效显著。波长 300nm 以下的紫外线均有杀菌作用，波长为 253.7nm 的短波紫外线杀菌作用最强。临床上，紫外线常用于严重感染性创面、窦道的消炎治疗，以及空气和治疗用水消毒等。其作用机制是：大剂量紫外线可以使病原体 DNA、RNA 严重受损、蛋白质分解和蛋白变性、酶活性和组织结构改变，从而引起病原体生命活动异常或直接导致病原体灭亡。

（二）镇痛

紫外线红斑量照射具有一定的镇痛效果，对炎症引发的疼痛具有显著的镇痛作用。其作用机制与红斑量紫外线照射后局部痛阈升高、感觉时值延长有关。

（三）促进再生

小剂量紫外线照射可以促进损伤处肉芽组织及上皮的生长，促进创面愈合。临床上需要根据感染伤口、创面、溃疡的具体情况调整紫外线照射剂量，若局部感染严重、创面污秽、肉芽陈腐、坏死组织黏着时，可采用大剂量照射；待创面逐渐干净、脓性分泌物减少时，应该逐渐减少照射剂量，以免损伤新鲜的肉芽组织；若创面清洁、脓性分泌物消失，应该使紫外线照射剂量减至弱红斑量。

（四）调节钙磷代谢

紫外线可以使人体皮肤中的 7-脱氢胆固醇转变成维生素 D_3，再经肝、肾羟化后转化为二羟维生素 D_3，具有促进肠道对钙、磷的吸收及骨组织钙化作用。波长 275～297nm 紫外线促进维生素 D 合成作用较显著，以 283nm 和 295nm 为最大吸收光谱。紫外线调节体内钙磷代谢的作用，在临床上常用于小儿佝偻病、成人的骨软化病等的辅助治疗。

（五）脱敏作用

紫外线脱敏作用机制：紫外线照射后蛋白质分解形成的组胺，会刺激组胺酶的产生，足够的组胺酶能够分解局部过多的组胺，从而起到脱敏作用。另外，钙离子有降低血管通透性和神经兴奋性的作用，也可以减轻变态反应。临床上，紫外线多次反复照射可用于支气管哮喘等过敏性疾病的辅助治疗。

（六）增强机体免疫功能

紫外线照射可刺激单核-吞噬细胞系统，激活皮肤结缔组织中的巨噬细胞、淋巴组织中的单核-吞噬细胞系统（网状内皮细胞）、血液中的单核细胞，使白细胞吞噬功能增强；紫外线照射还可增加补体、凝集素、调理素等含量，活化 T 细胞和 B 细胞。因而，紫外线照射具有提高机体免疫功能的作用。

四、治疗技术

（一）紫外线灯

紫外线灯是由石英玻璃制成的真空灯管、管内少量氩气、水银及埋入两端的金属电极构成的氩气水银石英灯，即汞灯。氩气易于电离，通电时灯管内氩气电离，离子在电场作用下于电极间移动，运动中的碰撞使离子数量不断增多，当电离达到一定程度时，发生辉光放电，产生 400～550nm 的蓝紫光。由于离子对电极的撞击使电极发热，水银受热蒸发成气态时产生弧光，辐射出大量的 180～390nm 紫外线和部分 400～550nm 蓝紫光。常用紫外线灯具分为以下三类：

1. 高压汞灯　又称热石英灯，水蒸气压强为 0.3～3atm（大气压），灯管工作时热辐射温度可高达 500℃，光谱为 248～577nm，紫外线主峰为 365nm。按其功率和用途又分为：

（1）落地式高压汞灯：功率为 300～500W，灯管为直形或 U 形，装于铝合金制成的半球形反射罩内。

(2) 台式高压汞灯：功率为 200～300W，用于小范围照射。

(3) 水冷式高压汞灯：灯管外罩内有冷水流动冷却，又称 Kromayer 灯，适于贴近皮肤照射或石英导子体腔照射。

2. 低压汞灯　又称冷光紫外线灯（图 3-2），管内水银蒸气压为 0.005～0.01atm（灯管工作时温度为 40～50℃，辐射的紫外线光谱以短波为主，80% 以上为 254nm 的紫外线。依功率分为：

(1) 落地式低压汞灯：功率 30W，灯管为盘形，多用于大面积照射。

(2) 手提式低压汞灯：功率 10～15W，灯管为盘形，多用于小面积照射。

(3) 体腔式低压汞灯：功率为 5～8W，灯管为盘形，可通过石英导子进行腔内照射。

(4) 荧光灯：在灯管内壁涂有荧光物质。当灯管发出 253.7nm 的紫外线时，荧光物质钙、磷、铊磷酸盐受激辐射出 280～370nm 紫外线，峰值为 300～310nm，有较强的红斑效应、促进维生素 D 形成和色素沉着作用；若荧光物质为硅酸钡或磷酸钙，则受激辐射出 300～400nm 紫外线，峰值为 366nm，可用于光敏疗法治疗白癜风、银屑病。

(5)"黑光"灯：灯管玻璃含镍或钴，能透过紫外线，可吸收蓝紫光，灯管透出 300～400nm 紫外线，峰值为 366nm。灯管功率为 20～40W，多支制成灯排，可做全身照射，主要用于光敏疗法治疗银屑病、白癜风。

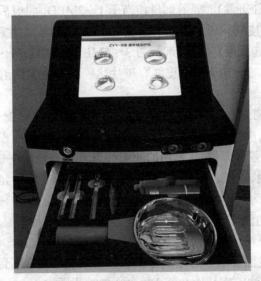

图 3-2　紫外线治疗仪

3. 太阳灯　为一种特殊灯泡，内有小紫外线灯管，功率 100～275W，钨丝发热时辐射出大量红外线，紫外线灯管辐射波长为 289.4nm 以上长波紫外线，有红斑、色素沉着及热作用，多用于家庭日光浴。

(二)紫外线生物剂量测定

1. 物理剂量测定　应用紫外线强度计测定辐射源在一定距离的紫外线辐射强度，称为物理剂量测定，其计量单位为 W/cm^2（瓦 / 厘米 ^{2}）。物理治疗剂量是准确的，但临床应用中，因为不同个体、不同部位、不同疾病等因素的影响，会对同一物理剂量的反应产生差异。

2. 生物剂量概念 　根据人体一定部位对紫外线照射后的反应程度而确定的剂量称为生物剂量。它以出现最弱红斑反应所需的时间为标准，即某一部位距光源一定距离进行紫外线照射，经历一定潜伏期后，照射局部出现的肉眼能见的最弱红斑的对应照射时间，称为最小红斑量（MED），其剂量单位为秒。

3. 生物剂量测定

（1）生物剂量测定器：由不透光金属或塑料板制成孔板，其上开有 6 个 0.5cm×1.5cm 长方形窗孔，孔间距 1cm，金属板上附有可遮盖窗孔的推拉插板，孔板两侧有固定带。

（2）测量方法：将生物计量测定器固定于裸露的下腹部或上臂内侧皮肤上，并将插板推上遮盖全部窗孔，将紫外线灯置于其垂直的正上方，预热灯管至稳定状态，以固定的时间间隔拉动插板逐个暴露 6 个窗孔。生物剂量测定的灯距和时间间隔根据紫外线灯的特点决定。测定生物剂量至观察结果之间不宜做任何热、冷治疗，不宜洗澡。

（3）平均生物剂量：测定 20 名左右正常人的生物剂量，计算出的平均值为平均生物剂量。当患者急需立即治疗时，可用平均生物剂量确定首次治疗剂量，照射 1 次后，根据红斑反应情况酌情调节。

（三）剂量分级与最大照射面积

1. 0 级（亚红斑量） 　照射剂量小于 1MED，照射后无肉眼可见的红斑反应发生。可用于全身照射。

2. Ⅰ级红斑量（弱红斑量） 　照射剂量相当于 1～2MED，照射后 6～8h 出现可见的轻微红斑反应，24h 内消退，皮肤无脱屑。照射面积以不超过 800cm^2 为宜。

3. Ⅱ级红斑量（中红斑量） 　照射剂量为 3～5MED，照射后 4～6h 出现明显红斑反应，皮肤稍水肿，轻度灼痛，2～3d 消退，皮肤有斑片状脱屑和色素沉着。照射最大面积同Ⅰ级红斑量。

4. Ⅲ级红斑量（强红斑量） 　照射剂量为 6～10MED，照射后 2～4h 出现强红斑，伴皮肤水肿、灼痛，4～5d 消退，皮肤大片状脱皮屑，色素沉着明显。照射面积以不超过 250cm^2 为宜。

5. Ⅳ级红斑量（超强红斑量） 　常用的超强红斑量照射剂量在 20MED 以上，照射后 2h 出现强烈红斑反应，皮肤暗红，水肿，出现水疱，剧烈灼痛，5～7d 消退，色素沉着明显。照射面积以不超过 30cm^2 为宜。常用于严重感染创面的治疗。

（四）紫外线照射方法

1. 患部照射 　紫外线直接照射于患区。

2. 中心重叠紫外线照射法 　通过病灶中心区的重叠照射，达到中心区大剂量、周边健康皮肤小剂量的操作方法。病灶中心区 10～20MED，周围 5～10cm 范围 3～5MED。其目的是加强局部血液循环，增强抗感染能力。偏心重叠照射法适用于肢体末端的急性软组织感染，操作同上。

3. 节段照射法 　是指照射皮肤 - 内脏的神经反射节段，以调节该节段脊神经支配的某些组织及内脏器官功能的照射法。例如领区照射法是指紫外线照射颈部、上胸部、上背部皮肤，相当于 C_3～T_2 脊神经节段，分三个照射野（颈前左侧及锁骨上窝区、颈前右侧及锁骨上窝区和颈后 C_3～T_2 脊椎区），适用于颅内、头颈部及上肢病变。

4. 多孔照射 　利用有多个直径及间距皆为 1cm 的孔巾进行照射，适用于需要治疗范围超过 800cm^2 病变区的照射。每次治疗时在治疗区移动孔巾，使照射的孔区不重叠，达到大面积照射的目的。

5. 穴位照射 利用有直径 1cm 的孔巾照射穴位。例如，治疗支气管哮喘时照射肺俞、大椎、膻中穴等。

6. 分野照射法 将大面积治疗区分成多个照射野依次进行照射。常用于照射面积超过 800cm² 病变区的治疗。例如，坐骨神经痛的四野照射法，即腰骶区、大腿后区、小腿后区和大腿前区的依次照射。

7. 体腔、窦道照射法 利用水冷式高压汞灯或冷光低压汞灯的石英导子伸入体腔或窦道内进行照射。紫外线体腔照射的光导子即利用了光折射和反射的原理，使紫外线通过导子照射至病变区。照射前应将体腔、窦道内的分泌物清拭干净，然后将相应的导子伸入体腔和窦道的底部进行照射。适用于口腔、咽腔、鼻腔、外耳道、阴道等体腔炎症和窦道的治疗。紫外线通过导子后强度减弱，因而照射剂量应适当增加，一般认为加导子后的剂量 = 未加导子的剂量 ×(1 + 导子长度)，导子长度以英寸为单位(1 英寸 = 2.54cm)。黏膜对紫外线的敏感性较皮肤低，因而照射剂量宜大，一般需增强 1 倍。

（五）照射剂量及维持剂量

1. 首次剂量 最佳首次剂量是指一次性达到所需治疗剂量。对于脏器病变等节段反射治疗，通常用 3～5MED 的中红斑量即可；为控制体表、体腔、伤口、窦道等软组织的炎症、感染，宜用强红斑量照射。身体各部位皮肤对紫外线的敏感性不同，若以腹部生物剂量测定部位为 1，其他部位的相对比值分别是：胸为 1，躯干为 1～1.5，四肢屈侧为 1.5～2，四肢伸侧为 2～3，手足背侧为 4～5，足底手掌为 10～20。

2. 维持剂量 为维持照射野对紫外线的反应，于首次照射后的各次治疗中，需适当增加照射剂量。若首次剂量达到预期皮肤反应，则下次治疗时亚红斑量增加原剂量的 10%～100%，弱红斑量增加原剂量的 25%，中红斑量增加原剂量的 50%，强红斑量增加原剂量的 75%，超强红斑量增加原剂量的 100%。若皮肤反应与预期反应不符，红斑反应弱但炎症呈现被控制趋势时每次增加 2MED，红斑不明显且炎症无变化时每次增加 4～6MED，红斑不明显并且炎症加重时每次增加 6～10MED，红斑显著则停止照射 2～3d 后重复首次剂量或增加 1～2MED。

3. 照射频度及疗程 通常每日或隔日照射 1 次，若局部红斑反应显著，间隔时间可相对延长。一般 6～12 次为一个疗程，对于严重的感染，疗程可适当延长。

（六）操作注意事项

1. 治疗室要通风良好，室温保持 18～22℃。

2. 工作人员穿长衣裤、戴护目镜。患者需戴护目镜或用罩布遮盖眼睛，只裸露照射野，其他部位必须用治疗巾遮盖好。

3. 对光敏感者应先测紫外线生物剂量。

4. 灯管不能用手触摸，在灯管冷却状态下用 95% 的乙醇棉球擦拭脱脂，部分紫外线治疗仪的灯管需预热数分钟后才能达到稳定的输出。

5. 光源必须对准治疗部位的中心，严格按照规定照射距离，以免剂量不准。

6. 高压汞灯点燃后宜连续工作，治疗间歇期宜将灯管置于最低位置，并与床、易燃品等保持一定距离，熄灭后不能立即点燃。

7. 记录各个灯管总使用时间，每隔 3 个月测量 1 次 MED 以保证照射剂量。

8. 伤口、创面进行紫外线照射前，应先清洁换药，拭去脓血、渗液，勿施任何外用药物。

9. 直接接触患处皮肤黏膜或创面的紫外线导子每次使用后必须用75%的乙醇浸泡消毒。

10. 若紫外线照射剂量过强，照射野的皮肤会出现迟发性的红斑反应剧烈、水疱、糜烂或创面组织液大量渗出等光化性损伤；应立即中止紫外线照射，并保护创面，必要时可按照烫伤或烧伤处理。

五、临床应用

（一）适应证

紫外线适应证包括毛囊炎、甲沟炎、指头炎、疖、痈、蜂窝织炎、丹毒、淋巴管炎、静脉炎、伤口、窦道、压疮、烧伤创面、气管炎、支气管炎、支气管哮喘、肺炎、风湿性关节炎、类风湿关节炎、痛风性关节炎、附件炎、宫颈炎、佝偻病、咽炎、扁桃体炎、外耳道炎、牙龈炎、周围神经炎、多发性神经炎、神经痛、斑秃、玫瑰糠疹、带状疱疹等。

（二）禁忌证

紫外线禁忌证包括心力衰竭、心肌炎、肾炎、尿毒症，活动性结核病，光敏性疾患（红斑狼疮、日光性皮炎、卟啉代谢障碍），内服、外用光敏药（光敏治疗除外），食用光敏性蔬菜、植物，着色性干皮病，中毒伴发热、皮疹的传染病，肿瘤局部等。

案例分析

1. 康复目标

近期目标：治愈皮肤感染，维持关节活动度，增强残存肌力，提高日常生活自理能力，达到轮椅上生活自理，戴长下肢支具治疗性步行。

远期目标：回归家庭、回归社会。

2. 在物理因子治疗方面，首选紫外线强红斑量照射治疗。

第四节　激 光 疗 法

案例导入

患者，男性，64岁，因右足足趾坏死大腿截肢、不能行走5个月。

现病史：患者8个月前右足第2～4足趾开始变黑，5个月前行右大腿截肢术，截肢后可乘轮椅活动，变换体位时即感右大腿残端疼痛，为安装义肢及康复而入院。

既往史：既往有糖尿病史、冠状动脉旁路移植术及右股动脉扩张成形术史。

体格检查：右大腿中段截肢后残端，切口愈合良好，残肢长约15cm，可见软组织臃肿，残肢后方压痛(+)，并向臀部放射。

初步诊断：右大腿截肢术后，残肢痛。

思考

1. 糖尿病足早期可选用哪种物理因子治疗？

2. 针对患者的残肢痛，可以选用哪些物理因子治疗？

激光是由受激辐射光放大而产生的光,利用激光治疗疾病的方法称为激光疗法,在临床上应用广泛。本节中主要介绍在康复领域常用的低能量激光疗法及其可逆性生物学刺激作用。

一、激光器分类

(一)分类方法

1. 按工作物质分类　分为气体激光器、液体激光器、固体激光器和半导体激光器。

2. 按光的波长分类　分为紫外激光器、红外激光器和可见光激光器。

3. 按光输出方式分类　分为连续激光器、单脉冲激光器和重复脉冲激光器。

(二)半导体激光器特点

1. 半导体激光器(图 3-3)　由半导体材料制成,其工作物质为砷铝化镓(GaAlAs)、砷化镓(GaAs)等,半导体激光具有工作电压低、电光转换功率高、体积小、重量轻、易于调制、不需水冷、寿命长等多项优点。

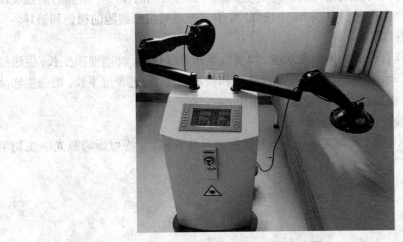

图 3-3　半导体激光器

2. 半导体激光器输出波长　大多在可见光的长波到近红外之间,临床上常用的半导体激光器波长为 630nm、650nm、810nm、830nm、850nm 和 980nm。常用功率从几毫瓦到数十瓦不等,既可用于穴位或痛区的照射,又可用于切割、凝固、汽化等手术操作中(对于不可逆性的有创操作部分本节不做详细介绍)。

二、生物学效应

(一)热作用

1. 热作用主要由可见光区和红外光区波段的激光引起。激光对组织的热作用引起组织升温,随激光能量的增强而上升。

2. 热作用于皮肤和软组织后,相继出现:热致温热(37~39℃)、热致红斑(43~45℃)、热致水疱(47~48℃)、热致凝固(55~60℃)、热致沸腾(100℃)、热致炭化(300~400℃)、热致燃烧(500℃以上)、热致汽化(5 000℃以上)。

（二）压强作用

1. 激光能量密度极高，产生的压力很大，激光本身辐射所形成的压强称为一次压强。当生物组织吸收强激光而出现瞬间高热和急剧升温时，因组织沸腾汽化而体积剧增，产生很大的瞬间压力，此压强称为二次压强。

2. 利用激光的压强治疗疾病，如去除文身、碎石、虹膜打孔等，这些治疗中产热很少或不产热，对周围正常组织没有损伤，一般情况下不留瘢痕；但压强利用不当，也可造成严重损伤。

（三）光化作用

激光光子的能量被生物组织中大分子吸收后，局部会产生受激原子、分子和自由基，引起机体内一系列化学改变，称为光化作用。光化作用可导致酶、氨基酸、蛋白质、核酸等活性降低和失活，分子构型也会有不同程度的变化，从而产生相应的生物学效应，如杀菌、红斑效应、色素沉着形成、维生素 D 合成等，也会产生相应的治疗作用。

（四）电磁作用

激光对生物组织作用的实质也可以认为是电磁场对生物组织的作用。聚焦的高强度激光可以在生物组织中产生高温、高压和高电场强度，引起一系列组织细胞的损伤和破坏。

（五）生物学刺激作用

低强度激光照射具有调节机体免疫功能，增强白细胞吞噬作用，抑制细菌生长，促进细胞合成，增强肠绒毛运动，促进毛发生长，加速伤口和溃疡愈合，促进骨痂生长，增强生物酶活性等，对神经组织损伤具有一定的促进修复作用。

（六）激光生物学效应的影响因素

激光的波长、功率密度、光斑大小、工作方式和偏振性等因素，均可影响激光的生物学效应。

三、治疗参数

（一）功率

功率是单位时间内激光器输出的能量。功率的计量单位是瓦特（W）、毫瓦（mW）、千瓦（kW）、兆瓦（MW）。

（二）功率密度

功率密度即辅照度，是指垂直照射到受照单位面积上激光的功率。一般情况下，连续激光器功率大小常用功率密度来表示。

（三）能量

激光功率和辅照时间的乘积就是激光输出的能量，常用的能量单位是焦耳（J）。

（四）能量密度

能量密度是指垂直照射于受照处单位面积上的功率和照射时间的乘积，能量密度单位是 J/cm^2。一般情况下，脉冲激光的强度大小用能量密度来表示。

四、低强度激光

（一）作用特点

目前，低强度激光疗法广泛用于康复治疗领域。低强度激光作用于生物体后，不引起生物组织的不可逆损伤,仅可引起一系列生理生化改变,从而调节机体功能,达到治疗疾病的目的。低强度激光治疗常用的激光器为半导体激光器,输出功率可达 500mW。

（二）治疗作用

低强度激光的治疗作用包括消炎、镇痛、促进组织再生、促进创面愈合、调节神经系统功能等,其作用机制与其他光疗法类似。

（三）照射方法

1. 区域性照射　可采用中强度激光的散焦扩束,或者半导体激光器的扩束光照射,灯头距离照射区皮肤根据具体激光器的要求调整。除了无温热作用的冷激光以外,一般情况下,均以照射区有舒适的温热感为标准,或者是参照治疗仪上的剂量显示调整治疗量。一般每区照射 10min,每日 1 次,10 次为一个疗程。

2. 点状照射　采用半导体激光等低强度激光器的原光束照射,直接作用于患区、创面、痛点或穴位,灯头与皮肤表面的距离根据各光源的不同特性而有所不同,每点照射 3～5min,每次可照射 3～5 个点,每日 1 次,10 次为一个疗程。

（四）注意事项

1. 避免激光照射到周围其他人员身上,尤其避免照射到眼部,以免造成不必要的损伤。

2. 避免激光照射到墙壁、桌面、家具等反光物体上,以免激光反射后造成人体损伤,也要避免激光(尤其是高强度激光)照射到木板、纸等易燃物品上,以防引发燃烧。

3. 患者治疗时要充分裸露治疗部位,治疗过程中勿随意挪动体位;避免直视激光束,对年幼患儿尤其要严加监护;确保激光准确照射在治疗部位上,避免造成烫伤或眼睛等部位损伤。

（五）临床应用

1. 适应证　皮肤黏膜溃疡、带状疱疹、湿疹、神经性皮炎;疖、痈、蜂窝织炎、毛囊炎、急性乳腺炎、丹毒;颈椎病、腰椎间盘突出症、肩关节周围炎、骨性关节炎、急慢性软组织损伤、肋软骨炎;支气管哮喘;宫颈糜烂、慢性盆腔炎;周围神经损伤、神经炎、神经痛;牙周炎、牙龈炎、颞下颌关节炎、腮腺炎;外耳道炎症、耳软骨膜炎、中耳炎、扁桃体炎、咽喉炎;睑缘炎、睑腺炎等。

2. 禁忌证　与其他光疗法类似。

案例分析

1. 糖尿病足早期,在合理控制血糖的基础上,可选用半导体激光等物理因子治疗,以改善局部血液循环,改善组织营养状态,防止组织坏死。

2. 针对患者的残肢痛,可以选用半导体激光、紫外线、红外线、脉冲微波、经皮神经电刺激、干扰电疗法、虚拟现实技术联合电刺激等物理因子治疗方法;疼痛严重时应配合药物镇痛。通常情况下,安装假肢后,患者的残肢痛也会有一定程度的缓解。

（丛 芳 林 歆）

1. 简述红外线疗法的注意事项。
2. 简述紫外线红斑的概念。
3. 试述紫外线疗法的治疗作用。
4. 简述激光疗法的注意事项。

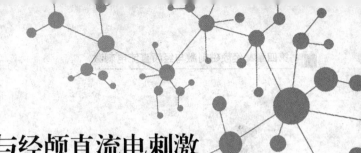

第四章　经颅磁刺激与经颅直流电刺激

第一节　经颅磁刺激

案例导入

患者，男性，65岁，因"右侧肢体活动不利5个月余"入院。

体格检查：言语欠流利，听理解差，复述可，WAB评分53.2，坐位平衡3级，站立平衡2级，右侧Brunnstrom评分（上肢-手-下肢）：Ⅱ-Ⅱ-Ⅲ级，ADL 55分。

辅助检查：头颅CT示左侧额颞交界区、基底核区、小脑半球多发性脑梗死。

诊断：左侧多发性脑梗死。

目前主要功能障碍：右侧偏瘫、言语障碍、站立平衡障碍、ADL受限。

思考

1. 患者的康复目标包括哪些？

2. 患者的治疗方案包括哪些？

一、概述

经颅磁刺激（transcranial magnetic stimulation，TMS）是利用时变磁场作用于大脑皮质，产生感应电流改变皮质神经细胞的动作电位，从而影响脑内代谢和神经电活动的生物刺激技术（图4-1）。TMS是一种非侵入性、无痛、安全的神经调控技术。

TMS技术最早起源于1985年，英国谢菲尔德大学Barker等研发出第一台单脉冲经颅磁刺激仪，他们将平面线圈置于正常人头皮运动区，观察到手肌抽动，用表面电极在小指外展肌记录到运动皮质诱发电位（motor evoked potential，MEP），这种方法后来被称为经颅磁刺激。从诞生到现在的几十年间，TMS技术有了快速发展。首先发展起来的是单脉冲（single-pulse）和成对脉冲（paired-pulse）磁刺激。随后出现的重复经颅磁刺激（repetitive transcranial magnetic stimulation，rTMS），扩展了磁刺激的应用范围。rTMS最早是应用于治疗精神心理疾病（抑郁症、狂躁症、焦虑障碍、精神分裂症、创伤后应激障碍、儿童孤独症等），现在逐渐应用于脑卒中所导致的运动、语言、认知、吞咽功能障碍，不完全脊髓损伤所导致的运动、膀胱功能障碍，帕金森病的运动功能障碍，中枢性疼痛等。近年来，结合神经导航系统的经颅磁刺激（nTMS），能够在神经导航系统的引导下，实时直视磁刺激过程，从而精准定位刺激皮质，多用于术前运动功能区定位和运动功能重塑研究。

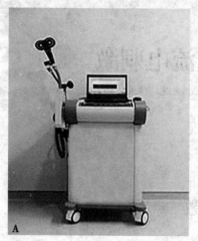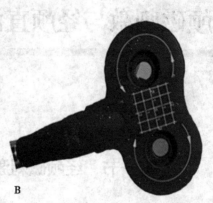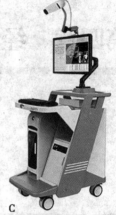

图 4-1 经颅磁刺激仪

A. 主机；B. 刺激线圈；C. 导航系统

目前，在许多国家 TMS 在抗药性抑郁症的应用已被批准进入临床市场。美国食品药品监督管理局（FDA）批准的 TMS 神经适应证有先兆偏头痛。在欧洲，已经获得了欧洲合格认证，并临床应用于多种神经性障碍，包括疼痛、痴呆、卒中康复、癫痫以及运动障碍。

二、基本原理

TMS 的基本原理是把一个绝缘线圈放在头部特定位置上，通过控制与线圈相接的电容器的快速接通与切断，在线圈中产生高强度脉冲电流，进而在线圈周围产生一个强有力而短暂的脉冲磁场，磁场穿过皮肤、软组织和颅骨，在大脑神经组织中产生感应电流，当感应电流超过神经组织兴奋阈值时，引起神经细胞去极化并产生诱发电位，从而产生生理效应。其最终效应既可以引起暂时的大脑皮质的兴奋或抑制，也可引起长时程的皮质可塑性调节。

三、治疗作用

（一）对大脑皮质兴奋性的影响

不同频率的 rTMS 对大脑皮质所产生的生物学效应不同。低频 rTMS（＜1Hz）降低神经细胞兴奋性，抑制皮质活动；高频 rTMS（≥5Hz）则提高神经细胞兴奋性，增强皮质活动。有研究证实，采用低频 rTMS 刺激右脑卒中患者左侧大脑 M1 区，通过头颅 fMRI 发现左侧大脑皮质兴奋性降低；还有研究应用高频 rTMS 刺激脑梗死后偏瘫患者受损 M1 区，在 rTMS 期间和治疗后偏瘫手运动的准确性和速度显著改善，运动学习也得到改善，这些功能改善与 MEP 振幅增大有关。

（二）对脑血流和代谢的影响

TMS 对脑组织血流动力及代谢情况的作用机制尚不明确。有研究发现，对于具有抗药性抑郁症患者的应用频率分别为 1Hz 和 20Hz 的 rTMS 连续治疗 10d，发现 20Hz 治疗组的双侧额叶、扣带回、左杏仁核、双侧岛叶、基底节、钩回、海马、副海马、丘脑和小脑出现局部脑血流持续增高。与之相反，1Hz 治疗组患者右额叶皮质、左内侧颞叶皮质、左基底核、左侧杏仁核局部脑血流明显减少。

（三）对神经递质和受体的影响

TMS 对神经递质及受体的研究相对较少，机制尚不明确。目前有研究表明，TMS 有可能通过改善脑血流及调节脑内神经因子的表达而对脑梗死康复产生积极的影响。对帕金森病模型小鼠进行刺激频率为 1Hz 经颅磁刺激后的研究发现，TMS 可以提高帕金森病小鼠模型黑质区脑源性神经营养因子（BDNF）的表达，表明 TMS 可能通过促进 BDNF 合成而有效减缓多巴胺能神经元的退行性变化，从而发挥神经保护作用。对 6- 羟基多巴胺诱导的帕金森病大鼠进行 TMS 治疗发现，TMS 可以减轻帕金森病大鼠多巴胺能神经元的损伤，并认为 TMS 对帕金森病大鼠有神经保护作用。

（四）对基因表达的影响

TMS 对基因表达的影响目前仅限于基础研究，机制尚不明确。有研究对脑梗死模型大鼠进行频率为 0.5Hz 的刺激治疗后，发现大鼠血管内皮生长因子（VEGF）164 mRNA 和 CD31 表达增强，并认为 TMS 可能促使了局部存活细胞合成缺血后脑组织 VEGF，从而促进内皮细胞增殖、迁移，加速新血管的生成，恢复受损脑组织血流供应，改善低氧和低糖状态，最终达到保护脑组织促进神经功能康复的目的。

四、刺激模式

根据 TMS 刺激脉冲形式不同，可将 TMS 分为 4 种模式：单脉冲经颅磁刺激（spTMS）、成对脉冲经颅磁刺激（ppTMS）、rTMS 和暴发模式脉冲刺激（TBS）。其中 rTMS 在目前的临床应用研究中最为广泛。

（一）单脉冲经颅磁刺激

单脉冲经颅磁刺激每次只发出一个 TMS 脉冲，单次刺激只能用于大脑功能区的定位和检测 MEP，对大脑是种短暂性刺激，不影响大脑功能。多用于运动和视觉系统研究。

（二）成对脉冲经颅磁刺激

成对脉冲经颅磁刺激可用于评估大脑皮质抑制、兴奋和可塑性。

（三）重复经颅磁刺激

rTMS 是以固定的刺激强度及频率连续作用于某一脑部区域的一连串 TMS 脉冲。它可以在短时间内提供反复、大量、连续的磁刺激脉冲。目前，rTMS 按刺激模式分为常规 rTMS 和模式化 rTMS，常规 rTMS 是指固定频率的刺激方法，模式化 rTMS 是指高频重复性短阵快速脉冲刺激方法，刺激脉冲由多种短促间隔分割开来。最常见的模式化 rTMS 有 θ 短阵快速刺激（theta burst stimulation，TBS）、四脉冲刺激（quadripulse stimulation，QPS）等。不同的 rTMS 刺激频率引起皮质神经元的兴奋或抑制不同：当刺激频率小于 1Hz，将抑制皮质神经元活动；当刺激频率大于 1Hz，将兴奋神经元活动。而且，这种效应不仅发生在刺激局部，还会影响到其相邻脑区或远隔区域。

（四）爆发模式脉冲刺激

TBS 是一种新型 rTMS 形式，根据刺激发放形式的不同产生两种效应，连续性刺激（continuous theta burst stimulation，cTBS）具有抑制效应，而间断性刺激（intermittent theta burst stimulation，iTBS）具有兴奋效应。与传统 rTMS 相比，这一模式化的新型刺激方案耗时更短，强度更大。但由于应用这一方案的临床研究较少，故在进行个体化治疗时需要更加谨慎。

五、治疗技术

（一）运动阈值

1. 静息运动阈值　进行治疗前必须进行运动阈值（motor threshold，MT）的测定。将电极置于拇短展肌或第一背侧骨间肌，受试者肌肉放松，将磁刺激线圈放置于对侧手部运动区，给予较大强度的单次刺激，待记录到波形、潜伏期基本稳定的 MEP，逐渐降低刺激强度，直至 10 次连续试验中至少有 5 次能引发对侧拇短展肌 MEP 波幅 >50μV 的最小刺激强度，即为 MT。肌肉在静息状态下测得的 MT 称为静息运动阈值（rest motor threshold，rMT）。

2. 活动运动阈值　测试肌肉 10% 最大等长收缩，用 TMS 刺激对侧手部运动区，10 次连续刺激至少有 5 次能引发对侧靶肌 MEP 波幅 >200μV 的最小刺激强度，称为活动运动阈值（active motor threshold，aMT）。

（二）刺激线圈

现有的研究中，对单个线圈（图 4-2）的研究较为充分。其中圆形线圈和"8 字形"线圈已经有了广泛的应用，大部分 TMS 仪器和临床治疗都基于这两种线圈。另外还有很多其他线圈形式，例如 slinky 线圈、四叶形线圈、H 线圈等，目前尚处于实验阶段。不同磁刺激线圈的刺激深度和聚焦度不同。圆形线圈聚焦度不如"8 字形"线圈，H 线圈聚焦度较差但刺激深度较深，而双锥形线圈在深度和聚焦度上都优于 H 线圈。一般磁刺激线圈不能同时实现深度刺激和聚焦刺激，刺激深度较大时聚焦度一般较低，同样聚焦度高的线圈刺激深度一般较小。

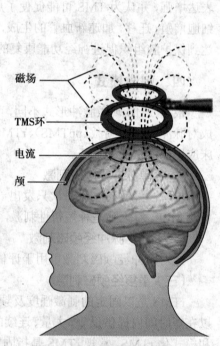

图 4-2　TMS 线圈刺激示意图

1. 圆形线圈　圆形线圈出现最早，结构简单、易于制造、方便使用，但其刺激范围大、聚焦度较差。因此在线圈设计中，应根据所需要的刺激深度和聚焦性要求，选择最优的线圈尺寸。通常直径为 8cm，是由低电阻的纯铜线缠绕在一个平面的环形结构上形成的（见文末彩图 4-3）。圆形线圈磁场在毗邻线圈处最强，其周围的磁场强度都是相同的。特点是刺激面积大，适合测量 MEP。

2. "8 字形"线圈　1988 年 Ueno 等提出了"8 字形"线圈的设计，由两个相邻电流方向相反的环形或 D 形线圈在同一平面上连接而成（见文末彩图 4-4）。这个结构使两个回路交叉处的磁场增强，形成一个锥体形磁场，降低了峰值强度。特点是聚焦性好，适合皮质定位刺激。

3. 四叶型线圈　1990 年 Roth 等设计了一种四叶形线圈，其刺激区在线圈中心的正下方。这种线圈聚焦度在"8 字形"线圈圆形连接方向上有很大提高，但在垂直方向上反而变差（图 4-5）。

4. slinky 线圈　1995 年 Ren 等设计了 slinky 线圈，在"8 字形"线圈的基础上在与"8 字形"线圈垂直的平面上增加 1 个或几个线圈。它可以增强线圈中心的电场而减弱负次峰强度，并且增加的线圈数越多，这种效果越好（图 4-6）。

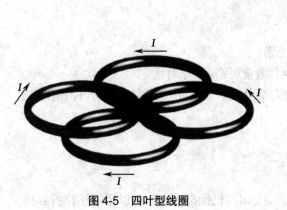

图 4-5 四叶型线圈

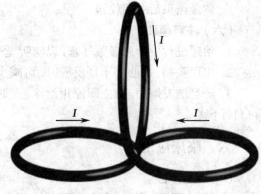

图 4-6 slinky 线圈

5. H 线圈　以长导线为基础的线圈以 H 线圈为代表，由 Roth 等针对深度经颅磁刺激设计。这种线圈是在头部表面布置多条长导线，导线呈现一种辐射状分布。此线圈虽然聚焦度较差但是可以刺激到更深层目标。

（三）刺激部位

刺激部位需要根据疾病来选择，具体定位可基于大脑标准解剖图谱或根据国际脑电图学会规定的标准电极放置法（即 10/20 系统电极放置法）来确定，也可使用神经导航技术。例如，脑卒中运动功能障碍可刺激 M1 区，偏侧忽略的刺激部位为大脑顶叶后部，根据失语症的不同类型可刺激 Broca 区、Wernicke 区，认知功能障碍、意识障碍及抑郁症的常用刺激部位是前额叶皮质背外侧，帕金森病主要刺激部位是 M1 区，脊髓损伤刺激部位也常选 M1区，失眠刺激部位常选用前额叶。

通过将无框架参考架固定于受试者头部，固定示踪器与磁刺激线圈以及录入患者 MRI信息等简单步骤，可以完成导航引导实时可视状态下的 TMS，即导航经颅磁刺激（navigated transcranial magnetic stimulation，nTMS）。结合神经导航系统的经颅磁刺激能够在神经导航系统的引导下精准定位刺激皮质。国外研究显示，在运动功能区定位中，nTMS 与目前功能区定位的金标准即直接皮质电刺激（direct cortical stimulation，DCS）相比，具有较高的一致性。

（四）刺激参数

TMS 刺激参数很多，包括刺激频率、强度、脉冲总数、脉冲间隔、持续时间、治疗时间、疗程等。其中最重要的参数为频率和强度，不同的刺激参数组合可产生不同的治疗效果。目前普遍认为高频刺激可以提高刺激区域大脑皮质的兴奋性，低频刺激可以降低刺激区域大脑皮质的兴奋性。刺激强度一般选择 80%～120% MT，强度太低达不到治疗效果，强度太高则有可能产生副作用。

（五）操作方法

1. 治疗前，取下患者随身携带的铁磁物品，包括手表、银行卡、钥匙、手机、义齿等。

2. 患者取坐位或半卧位，治疗过程中保持放松状态，但不能入睡。

3. 患者和操作者需戴耳塞以降低噪声。

4. 线圈与患者颅骨表面相切，将线圈中心置于刺激部位。

5. 选择好刺激参数后，点击磁刺激"开始"按键，开始治疗。

6. 刺激结束后关闭仪器。

（六）注意事项

1. 治疗过程中给患者戴耳塞，以防听觉受累。

2. 出现头痛、恶心等不良反应时，可减少刺激量、缩短治疗时间。

3. 一旦诱发癫痫，应立即停止治疗，及时对症处理。一般不用抗癫痫药物，停止治疗后可自行恢复。

六、临床应用

（一）适应证

1. 抑郁症　目前，加拿大、新西兰、以色列、美国都已批准 rTMS 可以用于治疗抑郁症。rTMS 可以单独或联合药物治疗。rTMS 高频刺激左背外侧额叶（L-DLPFC）或低频刺激右背外侧额叶（R-DLPFC），用于抑郁症急性期疗效肯定，连续 4～6 周，必要时可延长治疗时间。

2. 慢性神经性或非神经性疼痛　rTMS 高频刺激疼痛区域对侧皮质运动区（M1）用于治疗慢性神经痛。rTMS 低频刺激枕叶用于治疗偏头痛。rTMS 高频刺激 L-DLPFC 或运动皮质用于治疗非神经性疼痛，如纤维肌痛、复杂性区域疼痛综合征（CRPS Ⅰ型）。

3. 运动障碍　rTMS 高频或低频刺激辅助运动皮质或运动皮质可改善帕金森病运动症状。rTMS 高频刺激或低频刺激 M1 或辅助运动区（SMA），用于治疗药物诱发震颤（levodopa-induced dyskinesias）。rTMS 高频刺激 L-DLPFC 治疗帕金森病合并抑郁症。rTMS 低频刺激运动区治疗肌张力障碍。

4. 卒中　rTMS 高频刺激受累侧皮质运动区或低频刺激健侧皮质运动区，用于治疗运动区卒中。rTMS 高频或低频刺激 Broca 区，治疗运动性失语症。暴发模式 cTBS 序列刺激左侧顶枕叶皮质治疗偏侧忽视。

5. 癫痫　rTMS 低频刺激皮质癫痫灶治疗癫痫发作。

6. 其他　rTMS 低频刺激颞叶或颞顶叶皮质，高频刺激 R-DLPFC 治疗耳鸣。rTMS 高频刺激 R-DLPFC 或低频刺激 L-DLPFC 治疗创伤后应激障碍。rTMS 低频刺激 R-DLPFC 和颞顶区治疗惊恐发作和广泛性焦虑。rTMS 高频或低频刺激双侧 DLPFC 治疗强迫症。rTMS 低频刺激颞顶叶皮质治疗幻听。rTMS 高频刺激 L-DLPFC 或双侧 D-LPFC 改善精神分裂症阴性症状。rTMS 高频刺激 L-DLPFC 降低毒品渴求（心瘾），目前证据提示没有长期效果。rTMS 低频 1Hz 刺激 DLPFC 和顶枕区域治疗睡眠障碍。

（二）绝对禁忌证

1. 颅内或头皮上有金属植入物品或装置。

2. 植入心脏起搏器者。

3. 其他医学植入装置。

（三）相对禁忌证

1. 心脏内有导线。

2. 中心静脉置管。

3. 皮质卒中病史，或其他形式的脑损伤，如肿瘤等。

4. 癫痫家族史、抽搐、癫痫发作史。

5. 曾经做过神经外科手术。

6. 已怀孕或有可能怀孕。

7. 身体带有任何带电的、机械的或带有磁性的植入物。

8. 偏头痛。

9. 正在服用药物（尤其是作用于抽搐发作阈值的药物，如三环类抗抑郁剂、精神稳定剂、锂盐、茶碱；或可能诱发出血的抗凝血剂药物）。

七、安全性

TMS 安全性一直是学者们关注的问题，虽有报道 TMS 治疗后有头痛、失眠、诱发癫痫、耳鸣等副作用，但有学者研究数千例 TMS 治疗病例，结果只有 6 例出现一过性癫痫发作，故认为 TMS 是一种安全技术。美国国立卫生研究院于 1998 年发布的 TMS 操作指南认为 TMS 对癫痫患者为相对禁忌证，只要在操作中严格控制刺激参数也是安全的，目前也有临床应用 TMS 治疗癫痫。因此，笔者认为只要掌握好适应证，选择合理的刺激频率、刺激强度及刺激时间，TMS 是一种安全的治疗手段。

案例分析

1. 康复目标　改善右侧肢体功能，站立平衡达到 3 级，改善语言功能，提高日常生活活动能力。

2. 治疗方案　该患者处于脑卒中恢复期，除了进行常规的 PT、OT、ST 训练外，还可以考虑用 rTMS 改善上肢功能和语言功能。在脑卒中恢复期，健侧半球 M1 区和 Broca 镜像区兴奋性会增高，而根据半球间抑制理论，健侧半球 M1 区和语言镜像区的激活不利于偏瘫侧上肢和语言功能的康复。因此，针对该患者的具体情况，可以采用高频 rTMS（10Hz，90% MT，刺激持续时间 5s，间歇时间 10s，脉冲总数 600 个）作用于该患者左侧的 M1 区和 Broca 区，采用低频 rTMS（1Hz，90% MT，刺激持续时间 8s，间歇时间 2s，脉冲总数 600 个）作用于该患者右侧的 M1 区和 Broca 镜像区，或者双侧均进行 rTMS 治疗。1 次 /d，5d/ 周，连续治疗 4 周。治疗过程中需要注意观察患者的反应，如果发生头痛等不适感，可以适当降低刺激强度。

第二节　经颅直流电刺激

案例导入

患者，男性，60 岁，主因"右侧肢体活动不利伴言语不利 2 个月余"入院。

体格检查：言语欠流利，理解能力尚可，复述差，构音障碍，命名困难，坐位平衡 3 级，站立平衡 2 级，右侧 Brunnstrom 评分（上肢 - 手 - 下肢）：Ⅱ-Ⅰ-Ⅲ级，ADL 40 分。

辅助检查：头颅 MRI 提示左侧额颞顶叶、基底核区、多发性脑梗死。

诊断：左侧多发性脑梗死。

目前主要功能障碍：右侧偏瘫、言语障碍、站立平衡障碍、ADL 受限。

思考
1. 患者的康复目标包括哪些？
2. 患者的治疗方案包括哪些？

一、概述

经颅直流电刺激（transcranial direct current stimulation，tDCS）是通过置于颅骨的电极产生微弱直流电（通常 1~2mA）的一种非侵入性脑刺激方法。因其一定程度上可改变皮质神经元活动及兴奋性而诱发脑功能变化，因此作为一种无创而高效的脑功能调节技术，在治疗慢性疼痛、神经疾病、精神疾病等疾患中展示出极具潜力的价值。

早在 11 世纪人们就开始尝试利用电来治疗疾病，随着认识的发展经颅直流电刺激技术逐步成熟。1998 年 Prior 等发现，微弱的经颅直流电刺激可以引起皮质双相的、极性依赖性的改变，随后 Nitsche 的研究证实了这一发现，从而为 tDCS 的临床研究拉开了序幕。目前，tDCS 的临床疾病应用研究已经取得了不少有益成果，如慢性疼痛、神经精神疾病（抑郁、成瘾、纤维肌痛）、脑卒中、阿尔茨海默病、难治性癫痫、帕金森病等领域。近 5 年 tDCS 结合功能磁共振成像（fMRI）、单光子发射断层成像（PET）、脑电信号分析（EEG）等现代医学信号分析技术和成像技术，使单纯电刺激进入到了更可靠的脑组织功能分析和神经生理学的层面，再度使 tDCS 技术成为了研究热点。

经颅直流电刺激设备也分为普通刺激设备（图 4-7）和高精度刺激设备（图 4-8）。

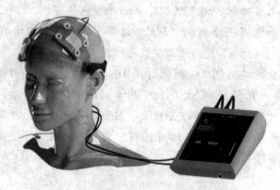

图 4-7　tDCS(1×1)普通刺激设备

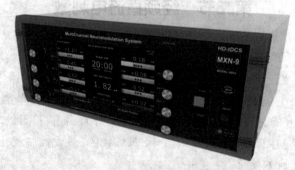

图 4-8　HD-tDCS 高精度经颅直流电刺激设备
使用微弱的直流电聚焦刺激大脑皮质组织的高精度刺激

二、基本原理

关于 tDCS 是如何调节大脑活动改变行为输出的作用原理尚不完全清楚。目前研究认为，tDCS 即刻作用的基本机制是依据刺激的极性不同引起静息膜电位超极化或者去极化改变。将经颅电刺激设备的阴极和阳极电极片分别放置于头颅表皮特定部位，并导入微弱直流电，电流由阳极流向阴极。电流部分经过头皮，部分经过大脑，通过刺激大脑皮质，改变大脑表面神经元膜电位的去极化或超极化方向，影响自发神经活动的皮质兴奋性。当直流电电极的负极靠近神经细胞胞体或树突时，静息电位会升高，神经元放电减弱，产生超极化，从而抑制细胞活性；反之，则发生去极化，从而激活细胞活性。因此，认为阴极可以刺激脑区被抑制，使皮质神经元兴奋性降低；阳极可以刺激脑区被激活，使皮质神经元兴奋性增加（图 4-9）。

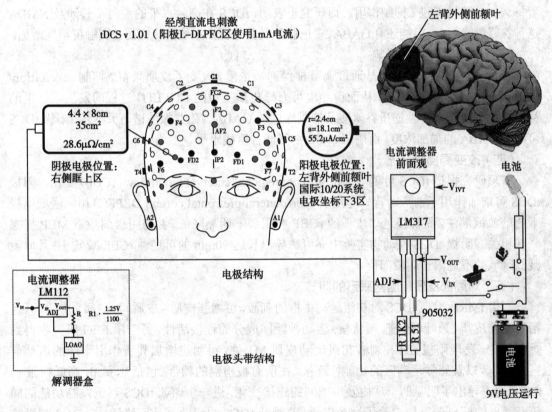

图 4-9 经颅直流电刺激示意图

然而，除了即刻作用外，tDCS 同样具有刺激后效应，如果刺激时间持续足够长，刺激结束后皮质兴奋性改变可持续达 1h。进一步的研究证实，tDCS 除了改变膜电位极性外，还可以调节突触的微环境，如改变 N- 甲基 -D- 天冬氨酸（N-methyl-D-aspartic acid，NMDA）受体或 γ- 氨基丁酸能（gamma-aminobutyric acid，GABA）活性，从而起到调节突触可塑性的作用。tDCS 的后效应机制类似于突触的长时程易化。皮质兴奋性的调节在 tDCS 刺激时依赖膜极化水平，而刺激结束后的后效应作用主要是由于皮质内突触的活动。

三、治疗作用

（一）改变皮质兴奋性

tDCS 的即时效应可能是对细胞膜功能的某些基本理化机制共同作用的结果。有研究报道 tDCS 的恒定电场改变了局部 pH（依赖于电解相关氢离子浓度变化）及离子浓度（如细胞内钙离子浓度）是 tDCS 非突触作用的基础。临床研究中，tDCS 可通过改变刺激极性、强度和持续时间改变运动皮质兴奋性。

（二）增加突触可塑性

20～30min 的 tDCS 刺激产生的行为效应可持续约 90min，也有研究表明 5 次刺激产生的运动效果在 3 个月后依然可检测到。这种长时效应可能源于跨膜蛋白系统，如 NMDA 受体在突触水平对长时程增强（long-term potentiation，LTP）、长时程抑制（long-term depression，LTD）过程的介导。LTP/LTD 是学习、记忆过程中重要的神经生理学机制，对突触间连接起着持久的功能性促进 / 抑制作用。而研究也表明，tDCS 在突触水平的参与不只涉及 NMDA 这种谷氨酰能蛋白，可能还有 GABA、多巴胺能及其他蛋白系统的修饰而使突触可塑性增加。

（三）对神经递质的影响

有学者提出 tDCS 可能是通过调节神经递质浓度，改变了皮质兴奋 / 抑制（excitation/inhibition，E/I）性递质比值，从而诱导出可介导皮质重组的 LTP/LTD 过程的发生。这里的神经递质主要指兴奋性递质谷氨酸及抑制性递质 GABA。磁共振波谱研究显示，阳极 tDCS 可减少 GABA 的局部浓度，而阴极 tDCS 则降低谷氨酸水平。

（四）改变局部脑血流

多项研究报道 tDCS 可调节局部脑血流（regional cerebral blood flow，rCBF）变化。阳极 tDCS 可增加作用于前额叶背外侧皮质（dorsolateral prefrontal cortex，DLPFC）相应区域电极下的脑血流灌注，而初级运动皮质的 rCBF 在阴极下明显降低，并与阴极刺激下 MEP 振幅降低相关。阴极 tDCS 在动物实验中亦可诱导出长达 90min 的可逆性 rCBF 减低，并且血流减低区域并不局限于刺激部位。

（五）对局部皮质和脑网联系的调节

利用 fMRI，发现 tDCS 对初级运动中枢的刺激，可增强皮质 - 皮质间、皮质 - 皮质下（包括运动前皮质、顶叶、丘脑、尾状核）运动神经网成分的连接活性，另一项 EEG 研究也得到类似结论，发现阳极 tDCS 刺激初级运动皮质 M1 处，可明显增加其所作用半球的运动前区、运动区以及感觉运动区的功能性连接，在所有被检测的频带（包括 θ、α、β，高低频带 γ）tDCS 均诱导出了明显的半球内及半球间的连接变化，进一步印证 tDCS 可诱发脑功能的同步及功能性解剖的重构。除了运动皮质，前额叶 tDCS 也影响其他网络活性，tDCS 刺激脑电图 10-20 系统 F3 处，可增加 DLPFC 血流灌注，同时伴有双丘脑血流的功能性减低，提示 tDCS 可能参与调节了 DLPFC 和丘脑间的功能性连接。

四、刺激模式

tDCS 有阳极刺激、阴极刺激和伪刺激三种方式。

阳极 tDCS 指将阳极（或称刺激电极）放在靶区，如初级运动区、前额叶背外侧等，阴极（或称参考电极）放在参考区域，一般选对侧的眶上区域、肩部或者颈部。阴极 tDCS 与之相反，即阴极放在靶区，阳极放在参考区域。伪刺激不会产生后效应，一般作为对照实验来消除实验过程中的安慰剂效应。

五、治疗技术

（一）刺激部位

tDCS 刺激点的定位准确是影响刺激电流空间分布及流向的重要因素，严重影响其作用效果。20 世纪对于该技术研究断断续续的主要原因是由于定位不明确导致研究结果不一致。而目前的定位已经相当的明确，位置的选定可参考国际 10-20 系统的电极坐标，也可借助 TMS 诱导相应的躯体部位产生运动诱发电位来定位。

常用的阳极电极位置包括初级运动皮质（图 4-10 I 中 A 所标注的导联 C3 处）、左背外侧前额叶（图 4-10 III 中 A 所标注的导联 F3 处）、枕叶（图 4-10 IV 中 A 所标注的导联 Oz 处）等，常用的阴极电极位置有右侧眶上区（图 4-10 I 和图 4-10 III 中 C 所标注的位置）、中央区（图 4-10 IV 中 C 所标注的位置）、胳膊（图 4-10 II 中 C 所标注的位置）等。

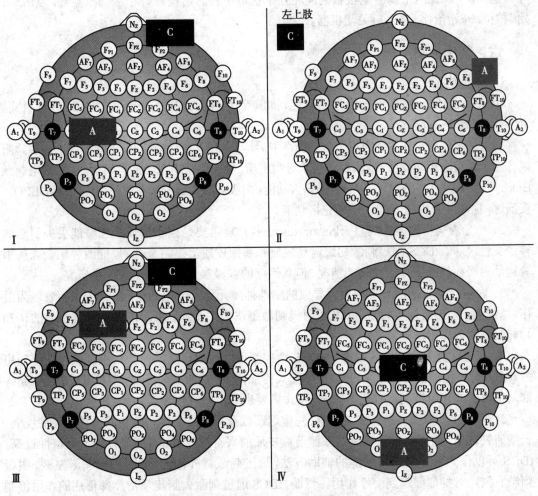

图 4-10　经颅直流电刺激的刺激部位

（二）刺激参数

目前对 tDCS 的刺激强度、时间及电极大小等参数的认识尚无统一标准。

1. 刺激强度　电流密度 0.05mA/cm²，平均电量为 0.06C/cm² 为组织损伤的阈值。刺激方式通常为双电极刺激，其刺激电流大小一般为 0.5～2mA。当刺激开始施加时，电流从 0mA 缓慢上升到设定值，该过程通常持续 15s 左右，称为上升期（fall in）；当刺激结束时，电流从设定值缓慢下降到 0mA，该过程通常持续 15s 左右，称为下降期（fall out）。

2. 刺激时间　目前研究所采用的刺激时间通常为 5～30min。研究认为，作用时间越长，后效应越长。但作用时间与效果之间并非绝对线性关系，需进一步研究证实其关系。

3. 电极大小　tDCS 绝大多数研究所采用的电极尺寸为 25cm×35cm。减小刺激电极的面积可提高刺激电流的聚焦度，与此同时增大参考电极的面积则将进一步改善其聚焦性。但是由于 TES 的靶向精度低，刺激电极面积过小将会影响刺激电流对靶区的覆盖程度。

（三）操作方法

治疗时患者取仰卧位或坐位，全身放松，将生理盐水浸泡海绵垫的电极板，一个放在刺激的大脑皮质区域的颅骨上方，另一个放在对侧的眼窝之上，参照电极也可置于肩上或颅外其他部位，保证两个刺激电极板之间相互干扰最小。然后设置好相应刺激参数，点击"开始"按键，开始治疗，结束后关闭机器。

六、临床应用

（一）适应证

tDCS 已经广泛用于疾病治疗的研究，如脑卒中、偏头痛、帕金森病、抑郁、纤维肌痛、老年痴呆、癫痫、抗痉挛等。

1. 脑卒中　tDCS 主要应用于改善脑卒中后运动功能，该疗效 2005 年就得到了证明。阳极作用于受损侧运动皮质，或阴极作用于对侧皮质，能改善卒中患者的运动功能；阳极电刺激 Broca 区能改善卒中后慢性失语患者的语言功能；阳极刺激大脑皮质左背外侧额叶（L-DLPFC）皮质区，提高脑卒中患者的认知和记忆功能。

2. 帕金森病　帕金森病（Parkinson disease，PD）主要是由于黑质多巴胺能丢失引起的神经变性疾病。tDCS 阳极刺激初级运动皮质和前额皮质治疗帕金森病，能改善帕金森病患者运动迟缓症状及肢体运动功能情况，但其治疗的刺激参数仍有待于进一步研究。

3. 癫痫　癫痫是由于多种原因导致的脑部神经元异常放电的疾病，临床主要表现为发作性、重复性、短暂性等特点。tDCS 阴极刺激脑皮质，抑制癫痫发作以及对其引起的认知功能起到改善作用。

4. 疼痛　对大脑不同区域进行 tDCS 调控都可以改变疼痛阈值。阳极刺激慢性疼痛患者 M1 及背外侧前额叶区（DLPFC）能够提高疼痛阈值，从而减轻疼痛，但是 tDCS 能引起疼痛阈值改变的作用机制暂时还不完全明确，需要进一步研究揭示。

5. 抑郁症　抑郁症是以情绪低落、思维迟缓以及言语减少等为症状的一种神经症疾病。长期研究认为，抑郁症发病机制是左侧前额皮质的兴奋性过低，右侧前额皮质兴奋性过高。tDCS 可以作为一种治疗抑郁症的辅助方法，通过刺激背外侧前额叶（阳极刺激左侧，阴极刺激右侧），对抑郁症起到治疗作用。然而，tDCS 通过刺激大脑皮质治疗抑郁症的作用机制有待于进一步研究。

6. 阿尔茨海默病　阿尔茨海默病（Alzheimer disease，AD）主要是以进行性认知功能障碍和行为损害为特征的中枢神经系统退行性病变，临床上记忆认知障碍、失语、性格改变为主要表现。阳极刺激颞顶区可使大脑皮质兴奋性增高，改善 AD 患者的认知功能障碍。

7. 其他　tDCS 也可治疗其他疾病，如厌食症、偏头痛等。厌食症与右侧大脑半球前额皮质过度兴奋有关，tDCS 有促进两侧半球间平衡的功能，因此结合营养补充、心理疗法和 tDCS 治疗可有效治疗厌食症。tDCS 调节偏头痛患者视皮质的兴奋水平，阳极刺激能减少偏头痛的光幻视阈值，对偏头痛有辅助治疗作用。

（二）禁忌证

1. 使用植入式电子装置。
2. 颅内有金属植入器件。
3. 生命体征不稳定。
4. 孕妇、儿童。
5. 局部皮肤损伤或炎症。
6. 有出血倾向。
7. 有颅内压增高。
8. 存在严重心脏疾病。
9. 急性大面积脑梗死。
10. 癫痫。
11. 治疗区域有带金属部件的植入器。
12. 刺激区域有痛觉过敏。

七、安全性

tDCS 安全性一直受到诸多学者的关注。其安全性与电流强度、刺激时间和电极片大小有关。根据目前 tDCS 的安全指导参数，tDCS 应用于皮质运动区，无论是对健康人还是有神经病学疾病的患者，其不良作用都很小。最常见的不良作用为电极板下轻微的麻感和痒感、中度疲劳感，存留时间较短。tDCS 刺激结束后，头痛、恶心、失眠的发生率很低；痒感发生率和麻感的强度正常人较患者明显，而刺激后患者头痛较正常人发生率偏高。Brunoni 等系统分析了 1998～2010 年 117 篇关于 tDCS 作用于人类大脑不良反应的研究报道，结果亦显示轻微的痒感和麻感是主要的不良反应，但存留时间较短。

▼ 案例分析

1. 康复目标　改善右侧肢体功能，站立平衡达到 3 级，改善语言功能，提高日常生活活动能力。

2. 治疗方案　该患者处于脑卒中恢复期，除了进行常规的 PT、OT、ST 训练外，还可以考虑用 tDCS 改善语言功能。在脑梗死恢复期，患侧 Broca 区兴奋性降低，针对此情况，可以采用阳极刺激左侧 Broca 区（1mA，持续 20min），阴极刺激右肩，同时进行言语训练，1 次/d，5d/周，连续治疗 4 周。治疗过程中需要注意观察患者的反应，如果发生头痛等不适感，可以适当降低电流强度。

（杨远滨　周　静）

1. 经颅磁刺激的原理是什么？
2. 经颅磁刺激的适应证是什么？
3. 经颅磁刺激的禁忌证是什么？
4. 简述经颅直流电刺激与经颅磁刺激的比较。
5. 经颅直流电刺激的原理是什么？
6. 经颅直流电刺激的适应证是什么？

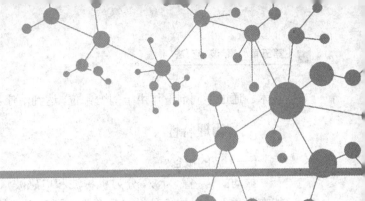

第五章 声波疗法

第一节 超声波疗法

案例导入

患者，女性，58岁，因"右肘部外侧疼痛3个月，近期加重"就诊。

现病史：3个月前照顾小孩，出现右肘部外侧疼痛。

体格检查：右腕背伸及右示指和中指伸展抗阻时产生疼痛，VAS 评分：4/10分，且触诊右侧肱骨外侧髁周边均有按压痛，VAS 评分：5/10分，右腕部背伸肌群较为紧张，右腕背伸肌力3级，右侧前臂肌肉轻度萎缩；患者诉日常生活受严重影响，不能做饭、洗衣，带孩子等，Mill 试验（+）。

辅助检查：磁共振检查显示右侧肱骨外上髁伸肌总腱附着处及周围水肿增粗，伴有轻度撕裂。

诊断：右侧肱骨外上髁炎。

目前主要功能障碍：疼痛明显，肌力及肌围度下降，日常生活功能受限。

思考

1. 患者的康复目标包括哪些？

2. 患者的治疗方案包括哪些？

一、概述

超声波是指频率在 20kHz（千赫兹）以上，不能引起正常人听觉反应的机械振动波。超声波应用于医学有 90 多年历史，自 1928 年就有了超声波治疗慢性耳聋的报道，至 1948 年超声波在欧洲及美国、前苏联等地已经广泛应用于临床治疗，如超声波治疗神经、肌肉、骨等系统的疾病和创伤。此后，随着对超声波在医学领域应用的深入研究和现代科学技术的进步，超声波在诊断、基础试验及临床治疗等方面进一步发展，从而形成了超声医学（ultrasound medicine），以专门研究超声波对机体的作用和反作用规律，并加以利用达到医学上诊断和治疗的目的，其中包括超声治疗学、超声诊断学和生物医学超声工程等。

超声波疗法（ultrasound therapy）是应用超声波作用于人体以达到治疗疾病为目的的一种物理治疗方法，频率 500～2 500kHz 的超声波有一定的治疗作用，物理因子治疗一般常用频率为 800～1 000kHz。超声波治疗有直接、间接、超声药物导入，以及高强度聚焦等治疗技术。通过不同剂量作用于病变部位,达到治疗目的,具有操作简便、无副作用等优点。

二、物理特性

(一)波的概念

振动的传播称为波,分为机械波和电磁波。声波属于机械波,是物体机械振动产生的能在介质中传播的一种纵波。正常人耳可听到的声波频率在 $16\sim20kHz$,称为声音。频率大于 20kHz 的声波,称为超声。频率低于 16Hz 的声波,称为次声。人耳可听到声音,但听不到超声与次声。

(二)超声波的传播

1. **传播媒介与波形** 超声波的传播必须依靠介质,可在固体、气体、液体中传播,但不能在真空中传播。超声波在介质中传播时,产生一种疏密交替的波形。这种连续的稠密区和稀疏区交替形成的弹性波与声波振动方向一致,是一种弹性纵波。超声波波长非常短,可以聚集成狭小的发射线束而呈束状直线播散,所以超声波传播具有一定的方向性。

2. **传播速度** 声波的传播速度与介质特性有关,与声波频率无关。不同频率的声波在同一介质中传播速度相同,但同一频率的声波在不同介质中传播速度不同。声波在空气中的传播速度为 340m/s,在水中为 1 400m/s;在人体组织中与在水中相似,为 1 400~1 500m/s。声波在空气中的传播速度随介质温度上升而加快,气温增高 1℃,声速增加 0.6m/s。

3. **传播距离** 在同一介质中超声波的传播距离与其频率有关,频率越高传播距离越近,频率越低则传播距离越远。超声波的传播距离又与介质特性有关,同频率超声作用于不同的介质,其穿透深度亦不同,如频率为 1 000kHz 的超声能穿透水 300cm、血浆 150cm、血液 50cm、肌肉 4.5cm、肝脏 6cm、脂肪 8cm。

4. **散射与束射** 当声波在传播过程中遇到线度远远小于声波波长的微小粒子时,微粒吸收能最后会向四周各个方向辐射声波形成球面波,这种现象称为散射。但是,当声源的直径大于波长时,声波即呈直线传播;声波频率越高,越集中成束射。医用超声的声头直径一般为其波长的 6 倍以上,越接近声头的中心,声束的强度越强并形成束射。

5. **反射、折射与聚焦** 声波由一种介质传播到另一种介质时,在界面处会有一部分声波反射回到第一种介质中,这种现象称为反射;其余透过界面进入第二种介质,但声波的传播方向发生偏转,这种现象称为折射;利用声波的反射、折射特性,通过透镜和弧面反射将声束聚焦于焦点以产生强大的能量,称为聚焦。

声波在界面被反射的程度完全决定两种介质的声阻,声阻(Z)= 介质的密度(β)× 声速(C),单位为瑞利(rayls),1rayls = 1g/(cm²·s)。声阻相差越大,反射程度也越大;声阻相同的两种介质,反射程度最小(表 5-1)。

由于空气和液体或固体的声阻相差很大,声波很难由空气进入液体或固体,也很难由液体或固体进入空气,所以在使用超声波治疗时,在人体与声头之间仅 1/100mm 厚的空气也能使超声波全部反射。为了使声头与治疗部位能密切接触,避免空气层,必须在治疗体表及声头之间加上接触剂。

6. **超声的吸收与穿透** 超声在介质中传播时,强度随其传播距离而减弱,这说明超声能量被吸收,超声的吸收与介质的密度、黏滞性、导热性及超声频率等有关。超声在气体中被吸收最大,液体中被吸收较小,固体中吸收最小,在空气中的吸收系数比在水中约大 1 000 倍。

介质的吸收系数又与超声波频率的平方成正比，因而高频超声在空中衰减异常剧烈，所以在治疗中声头下即使是极小的气泡也应避免（表5-2）。

表5-1　几种介质的声速、密度和声阻

介质	声速（m/s）	密度（g/cm²）	声阻（10^5rayls）
空气	340	0.001 29	0.000 43
水	1 480	0.997	1.47
液状石蜡	1 420	0.835	1.18
人体软组织	1 500	1.060	1.59
肌肉	1 568	1.074	1.68
脂肪	1 476	0.995	1.41
骨	3 380	1.800	6.18

表5-2　超声波在各种生物组织中的吸收系数与穿透深度

介质	吸收系数（cm^{-1}）	穿透深度（cm）
肌肉	0.20～0.25	4～5
肾脏	0.22	5
肝脏	0.17	6
脂肪	0.13	8
血液	0.02	50
血浆	0.007	140
水	0.000 3	3 300

在实际工作中常用半吸收层来表明一种介质对超声波的吸收能力。半吸收层是指超声波在某种介质中衰减至原来一半时的厚度，通常用来表明一种介质对超声波的吸收能力或超声波在某一介质中的穿透能力。半吸收层（半价层）厚度大，表示吸收能力弱。不同组织对同一频率的超声波半吸收层值不同，如频率300kHz的超声波，肌肉半吸收层值为6.8cm，肌肉加脂肪半吸收层值为4.9cm。

同一生物组织对不同频率的超声波吸收不同，其吸收系数与超声波频率的平方成正比，即超声频率愈高，在同一生物组织中传播时吸收越多，半吸收层越小，穿透能力越小。例如，0.09MHz的超声能穿透软组织10cm，0.8MHz的超声能穿透肌肉层3.6cm，而2.5MHz的超声只能穿透肌肉层0.5cm（表5-3）。由于过高频率超声波穿透能力低，用在深部治疗时剂量则太小；而过低频率的超声波穿透能力强，以致被治疗部位吸收的声能太少，不足以产生有效的治疗作用。因此，目前常用于物理治疗的超声波频率为800～1000kHz，穿透深度约为5cm。

不同生物组织对同一频率超声波的吸收不同。水的超声吸收系数比软组织低得多，含水量较多、固体成分较少的组织（如血液）就表现出较低的吸收系数，超声穿透力就强，反之则相反。不同组织的平均吸收值由大到小排列为：肺＞骨＞肌腱＞肾＞肝＞神经组织＞脂肪血液＞血清。

表 5-3 不同生物组织的半吸收层厚度

频率(MHz)	组织	半吸收层厚度(cm)
0.09	软组织	10
0.8	肌肉	3.6
0.8	脂肪	6.8
0.8	脂肪 + 肌肉	4.9
2.4	脂肪 + 肌肉	1.5
2.5	肌肉	0.5

（三）超声波声场

超声波在介质中传播的空间范围，即介质受到超声振动能作用的区域称为超声波声场。超声的频率高，具有与光线相似的束射特性，接近声头的一段为平行的射束，称为近场区；随后射束开始扩散，称之为远场区。因此，为克服能量分布的不均，在超声治疗时声头应在治疗部位缓慢移动。声场的主要物理参数有声压和声强。

1. 声压 声压即声能的压力，是指介质中有声波传播时的压强与没有声波传播时的静压强之差。声波在介质中传播时，介质中出现稠密区和稀疏区，在稠密区的压力强度大于原来的静压强，声压为正值；在稀疏区的压力强度小于原来的静压强，声压为负值；这种正或负的压强所形成的声压，随声波周期而改变，因此也具有周期性变化。

2. 声强 声强代表单位时间内声能的强度，即在每秒内垂直通过介质中每平方厘米面积的能量。对超声声头，以每秒辐射总能量表示其总功率，单位为 W（瓦特），用 W/cm^2（瓦/平方厘米）作为治疗剂量单位。声强与声压的平方成正比，亦与频率的平方、振幅的平方和介质密度的乘积成正比，因此声波频率越大，声能越强。

声波的声压和声强的值一般很小。由于超声波的频率甚高，因此其声压亦特别大，声强则更大。中等治疗剂量的超声波可在组织中产生的声压约为 ±2.6atm；临床常用的超声治疗剂量为 $0.1 \sim 2.5W/cm^2$，而震耳欲聋的大炮声声强只相当于 $0.0001 \sim 0.01W/cm^2$；当频率为 $800 \sim 1000kHz$、声强为 $0.5 \sim 2.0W/cm^2$ 的超声波在水中传播时，水分子得到的加速度可以超过重力加速度（约为 9.8m/s）的 5 万～10 万倍，而一般中等强度的声波通过水时，水分子得到的加速度只有重力加速度的百分之几。

三、生物学效应

对于超声波的生物学作用机制，一般认为有三个基本的作用因素：具有物理学特性的超声机械作用；在机械作用的基础上产生分布特殊的"内生热"，即温热作用；由超声机械作用、温热作用促发的物理化学作用。超声波在这三个因素有机联系、相互作用的基础上，通过复杂的神经 - 体液调节途径来治疗疾病。

（一）机械作用

1. 机械作用的产生 机械作用是超声波的一种最基本作用，超声波的机械作用有两种：在介质中前进时所产生的机械作用，称为行波场中的机械作用；在介质中由于反射波所产生的机械作用，则称为驻波场中的机械作用。这两种机械作用分别由压力差和速度差产生。

（1）压力差：行波场中的机械作用由压力差产生。由于超声振动对人体发生的机械作用,使组织质点交替地压缩和伸张产生正压和负压的波动(即压力差,在治疗剂量下,每一细胞均受 4~8mg 压力变化影响),从而使组织细胞发生容积和运动的变化,进一步引起较强的细胞质运动,并刺激半透膜的弥散过程,这种现象被称为超声波对组织的"细胞按摩"或"微细按摩"作用。

(2)速度差:驻波场中的机械作用由速度差产生。驻波是由前进波和反射波的干涉而形成,当超声波的声头与反射面的距离为半波长的整倍数时,入射波(前进波)与反射波的叠加产生干涉,形成驻波。驻波在超声波的生理作用中起着很大的作用,可影响介质张力压力及质点的加速度。在超声波治疗时,机体体液中离子由于质量不同而获得不同的加速度,这种离子之间的速度差使其产生相对运动,表现出摩擦力。

2. 生物效应 以上的作用可引起细胞功能的改变,引起生物体的许多反应,主要表现在以下几个方面。

(1)改善组织营养:可促进生物体局部的血液、淋巴循环,加强新陈代谢,提高组织的再生能力和营养状况;所以,超声治疗营养不良性溃疡等一些局部循环障碍性疾病,能获得较好的疗效。

(2)镇痛:可使脊髓反射幅度降低,反射传递受抑制,神经组织的生物电活动性降低;因此,超声波具有明显的镇痛作用。

(3)软化瘢痕:可使坚硬的结缔组织延长、变软,用于治疗瘢痕、硬皮症及挛缩等。

(4)杀菌:当应用大剂量的超声波时,其机械作用可引起生物体破坏性改变;因此,可利用此作用杀灭细菌,常用于饮水消毒。对超声波最敏感的是丝状菌,其次是杆菌,球菌最不敏感,这与细菌形态有关。

(二)温热作用

超声波作用于机体可产生热,这种"内生热"的形成,主要是组织吸收声能的结果。

1. 产热原因 超声振动在介质中传播时转变成热能,组织细胞周期性紧缩,引起温度增高。这种温度增高发生在超声波压缩相位中,声能在不同的组织界面反射形成热,超声在体液或组织中的空化作用产生局部高温。

2. 影响产热量的因素 主要与超声剂量、频率及介质性质有关。

(1)剂量:声强越大,受作用生物组织内的产热量越大(表5-4)。临床常用超声治疗剂量为 0.1~2.5W/cm²,同时在治疗过程中,需要缓慢地移动声头辐射位置,以防止因局部作用时间过长、剂量过大导致的温度过高。

表5-4 不同超声强度下组织的温度升高情况

组织	超声振动强度	
	5W/cm², 1.5min	10W/cm², 1.5min
肌肉	+1.1℃	+2.2℃
骨皮质	+5.9℃	+10.5℃
骨髓	+5.4℃	+10.3℃

(2)频率:不同频率的超声在介质内穿透深度不同,频率越高,穿透越浅,吸收越多,产热越多。

(3)介质性质:作为超声传播介质的各种生物组织对超声波的吸收量各有差异,产热也

83

不同。生物组织的动力学黏滞性越高,半价层越小,吸收能量越多,产热越多。同种剂量下,骨与结缔组织产热最多,脂肪与血液最少。

3. 生物效应 与高频透热和其他温热疗法相比,超声的温热作用有以下特点:

（1）产热不均匀:在两种不同组织的界面上产热较多。例如,在机体内的肌腱、韧带附着处,关节的软骨面、骨皮质,骨膜等处产热较多;接近骨组织、远离声头的软组织比远离骨组织、接近声头的软组织产热更多。这在关节、韧带等运动创伤的治疗上有重要意义。

（2）血液循环影响局部升温:超声波产生的热有79%~82%经血液循环带走,18%~21%的热由邻近组织的热传导散热。因此,当超声波作用于缺少血液循环的组织时,如角膜、晶状体、玻璃体、睾丸等应十分注意,以免过热而发生损害。

（三）理化作用

超声的机械作用和温热作用,可引发一些物理化学变化。

1. 空化作用 超声作用下的空化是指超声所致介质中气体或充气空隙形成、发展和波动的动力学过程,又分为稳态空化与瞬间空化,瞬间空化易使处于空化附近的细胞等生物体受到严重的损伤。空化作用需要高声强及较低的频率,机体在800kHZ频率以上的超声波作用下发生空化的现象极少,故在常规理疗中意义不大。

2. 氢离子浓度的改变 超声波作用使组织pH向碱性方面转化,可缓解炎症组织局部的酸中毒,减轻疼痛,有利于炎症的修复。超声波还可使细胞膜通透性增高,促进药物解聚,因而在超声作用下药物易透入菌体。

3. 对酶活性、蛋白质合成的影响 超声波能使复杂的蛋白质较快地解聚为普通的有机分子,影响许多酶的活性,例如可使关节内还原酶、水解酶活性增强,这在超声波治疗中起重要作用。此外,细胞线粒体、核酸对超声的作用非常敏感,低强度超声波可使细胞内的胸腺核酸含量增加,从而影响蛋白的合成,刺激细胞生长,促进物质代谢。

4. 对自由基的影响 在高强度的超声波作用下,组织内可生成许多高活性的自由基,加速组织内氧化还原过程,还可破坏氨基酸、脱氢、分裂肽键及凝固蛋白质等。这在超声治癌中有重要意义。

5. 弥散作用 超声波可以提高生物膜的通透性,增加弥散作用。超声波作用后,细胞膜对钾、钙离子的通透性发生较强的改变,促进了物质交换,使代谢加速,组织改善营养。

6. 触变作用 在超声波的作用下,组织胶体液中分散质和分散相重新分配,可以使凝胶状态变成溶胶状态。因此超声波对一些与组织缺水有关的病理改变疾病,如对类风湿关节炎,肌肉、韧带、肌腱等退行性疾病,有较好的治疗作用。

四、作用机制

（一）直接作用

在超声波的作用下,局部组织的血管扩张,血流加速,细胞膜的通透性增加,代谢旺盛,血中pH碱性化,酶的活性增强,使损伤的组织修复和组织器官的功能恢复正常。

（二）神经 - 体液作用

在超声波的作用下,产生局部的生物物理变化,从而影响局部的末梢神经感受器,通过神经传到中枢,反射性影响体液系统,起到治疗作用。如超声波作用于腰骶部,可以使下肢皮肤的温度增高。

（三）细胞分子水平的作用

1. 高强度的超声波可以使组织液电离产生自由基，自由基有极强的氧化作用，在极短的时间内引起一系列连锁反应，继而产生生化反应。

2. 在中等强度超声波的作用下，产生较强的细胞原浆微流，促进细胞内容物的移动，改变细胞内各空间的相互位置。细胞的超微结构中线粒体对超声波最为敏感，而线粒体是细胞的"能量工厂"，因此超声波对物质代谢有重要作用。而且，超声波还能影响细胞膜对 K^+、Ca^{2+} 的通透性，改变细胞膜内外离子的浓度比例，从而改变膜电位，产生治疗作用。

3. 低强度的超声波能刺激细胞内蛋白质复合物的合成过程，加速组织修复。在超声波的作用下组织蛋白的 -SH 增加，进而 -SH 化合物增加，而 -SH 化合物对体内的许多活性物质，如酶、维生素、激素、神经介质有显著的还原作用。

近年来低强度脉冲超声波对运动系统的治疗作用受到重视，大量研究证实其对关节软骨、新鲜骨折及骨折延迟愈合有良好的治疗作用，为骨折愈合的非手术治疗提供了新的治疗方案。其优越性在于其为非侵入性治疗，安全有效，操作方便，治疗时间短，缩短了患者骨折愈合的时间。

机体各组织对超声波敏感性不同，在不同物理参量及使用方法的超声波作用下，产生的生物反应也不同。同时，超声波具有其他物理因子对机体组织器官作用的共同特点，即低强度、中小剂量超声波（$0.1\sim2.5W/cm^2$）起刺激、调节作用，不引起或仅引起轻微的可逆性组织形态学改变，其生物学作用直接或间接表现为治疗作用；高强度、大剂量超声波（$>3W/cm^2$）起抑制或破坏作用，可造成组织形态结构上不可逆性变化。

五、治疗作用

（一）对神经系统的作用

神经系统对超声波非常敏感，且中枢神经敏感性高于周围神经，神经元的敏感性高于神经纤维和胶质细胞。

1. 中枢神经 脑组织对超声波异常敏感，用连续超声波、较大剂量，尤其是固定法直接作用于脑组织，可造成不可逆的损伤，因此，脑部曾被认为是超声波治疗的禁区。但是，自20 世纪 70 年代开始，国内不少单位通过实验研究和临床实践证明，使用小剂量（$0.75\sim1.25W/cm^2$）的脉冲超声波移动法作用于头部时，由于大部分超声波能量被头皮及颅骨吸收和反射，透入颅内的超声波只有总量的 2.5%～20%，对脑实质无损害，对脑卒中、脑外伤、脑瘫及其他神经系统疾病有一定疗效。

2. 周围神经 超声波作用于正常神经组织，一定剂量内神经的兴奋性增高，传导速度加快，还可以促进损伤神经的愈合。对神经炎、神经痛等周围神经疾患有明显的镇痛作用；超过一定剂量时，将损害周围神经组织，导致神经功能和形态上的不可逆改变。

3. 自主神经 超声对自主神经有明显的作用。用 $1W/cm^2$ 超声波作用于星状神经节，手指皮温可上升 3℃；作用于腰交感神经节，可使同侧下肢远端的血液循环加快、皮温升高。因此，可通过超声波对自主神经的作用来治疗支气管哮喘和胃十二指肠溃疡等疾病。

（二）对心脏的作用

房室束对超声波的作用非常敏感，小剂量超声波对心电图无影响，用 $0.75\sim1.25W/cm^2$ 的脉冲超声移动法作用于心前区，对冠心病患者有扩张冠状动脉及解除血管痉挛的作用。

大剂量超声波可引起心脏活动能力及节律的改变，减慢心率，诱发心绞痛，严重时发生心律失常，导致心脏骤停。

（三）对骨骼的作用

在超声波的作用下，骨膜部位由于界面反射会聚积较大能量，剂量过大时可引起骨膜疼痛。小剂量超声波（连续式 $0.1 \sim 0.4 W/cm^2$、脉冲式 $0.4 \sim 1.0 W/cm^2$）可促进骨痂生长。中等剂量超声波（$1 \sim 2 W/cm^2$）可引起骨发育不全，因此对幼儿骨骺处禁用超声。大剂量超声波则使骨愈合迟缓，并损害骨髓，一般认为超声波移动法大于 $3.0 W/cm^2$ 的治疗剂量为危险剂量。

（四）对肌肉及结缔组织的作用

横纹肌对超声波较敏感，治疗剂量的超声波可降低挛缩肌肉的张力，使肌纤维松弛而解除痉挛。结缔组织对超声波敏感性较差：对有组织缺损的伤口，小剂量超声波有刺激结缔组织增生的作用；对过度增生的结缔组织如瘢痕及增生性骨关节病，中等剂量的超声波有软化消散的作用。

（五）对皮肤的作用

人体不同部位的皮肤对超声波的敏感性为：面部＞腹部＞四肢。在治疗剂量的超声波作用下，皮肤有轻微充血、轻微刺感及温热感，但无明显红斑，可改善皮肤营养、促进真皮再生，汗腺分泌增强，但也有少数汗腺分泌不变或减弱。用固定法或较大剂量时，皮肤可有明显热感及灼痛，甚至会引起表皮及真皮坏死。疼痛是超声波治疗剂量超过阈值的标志，对有皮肤感觉障碍者，应注意观察，避免皮肤灼伤。

（六）对眼的作用

眼具有球体形态、液体成分、层次多等解剖结构特点，对超声波的作用敏感，容易产生热积聚而致损伤。小剂量超声波（脉冲式 $0.4 \sim 0.6 W/cm^2$，$3 \sim 6 min$）可减轻炎症反应，改善血液循环，促进炎症吸收及组织修复，刺激角膜再生，对玻璃体混浊、眼内出血、视网膜炎、外伤性白内障等眼科疾病有较好疗效；大剂量超声波可引起结膜充血、角膜水肿、晶状体损害性白内障、交感性眼炎等损伤。

（七）对生殖系统的作用

不同性别的生殖器官及腺体，对超声波均很敏感。小剂量超声波可刺激卵巢功能，促进卵泡形成，子宫内膜蜕变周期提前；还可防止盆腔附件组织内渗出物机化，促进输卵管通畅，减少粘连，软化瘢痕；并可增加精子活动性，有利于增加受孕率，故可用于治疗由上述原因引起的不孕症。国内外应用中等剂量超声波（$1 \sim 2 W/cm^2$，$10 \sim 15 min$，作用 $1 \sim 2$ 次）进行抑制精子生成的实验研究较多，以探索一种男性的可逆性避孕方法。大剂量超声波则可引起卵巢及睾丸破坏性损害。超声对染色体、胚胎发育亦有影响，可以造成胎儿畸形和流产，因此对孕妇不宜做腹部治疗。

（八）其他系统的作用

适量超声作用下，可见肾毛细血管、小静脉扩张和充血，胃肠分泌和蠕动增强；作用于甲状腺区，可促进甲状腺吸收碘的功能。

六、治疗技术

（一）设备

1. 主要结构　超声波治疗机由高频振荡发生器和输出声头（超声换能器）两部分组成

（图5-1）。声头直径有1cm、2cm、3cm等多种。

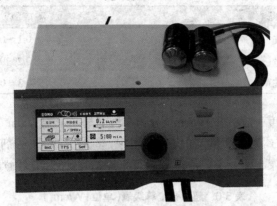

图5-1 超声波治疗机

2. 输出形式

（1）连续超声波：在治疗过程中，声头连续不断地辐射出声能作用于机体。此作用均匀，产热效应较大。

（2）脉冲超声波：在治疗过程中，声头间断地辐射出声能作用于机体，通断比有1:10、1:5、1:3、2:5等。此作用产热效应较小，既可减少在较大治疗强度超声辐射下所引起的组织过热危险，又可充分发挥超声波的机械效应。

关于通断比的选择，多是由组织损伤所处时期所决定的。组织损伤急性期，更多是为了发挥超声波的机械效应，减少其热效应，通断比越小，产热效应越不明显，建议急性期较适合的通断比为1:5，随着组织的慢性期转化，通断比可改为1:3、2:5，最后到连续。

3. 耦合剂 是用于声头与皮肤之间，以填塞空隙，既能防止因有空气层而产生的界面反射，又能有利于超声能量通过的一种液体，又称接触剂。选择的耦合剂声阻应介于声头材料与皮肤之间，以减少超声波在皮肤界面的反射消耗。常用耦合剂有煮沸过的水、液体石蜡、甘油、凡士林、蓖麻油，还有按一定比例配制的各种复合乳剂（水、油、胶的混合物）、液体凝胶等，以适应临床不同的用途。

4. 辅助设备 是为超声波的特殊治疗或操作方便而配备的附件，如水槽、水枕、水袋、漏斗、反射器等。

（二）治疗方法

1. 常规剂量 超声波最常见的使用频率是1MHz和3MHz，而频率的选择往往取决于治疗部位的深度。3MHz被组织吸收更迅速，因此作用于表浅组织的损伤；而1MHz的能量在组织中吸收得更慢，多作用于较深的组织。浅表组织和深层组织的分界主观上有很多标准，通常以2～3cm为分界线，2～3cm以内深度的损伤组织，选用3MHz时更有效，作用于更深（3cm以上）的组织则1MHz更有效。

超声波治疗强度的选择一般根据靶组织病变的严重程度，病变越严重或处于急性期，所需要的超声强度就越小。慢性期、敏感性低时，在病变部位激发治疗反应所需的强度就越大，可参考表5-5选择强度。

半吸收层反映超声作用的组织深度，3MHz超声频率的深度约为2.5cm，而1MHz的超声深度约4cm，建议根据病变的组织深度，先确定超声波的频率，再确定超声波的治疗强度。

表5-5 急性～慢性期超声波强度选择

组织状态	强度（W/cm²）
急性期	0.1～0.3
亚急性期	0.2～0.5
慢性期	0.3～0.8

超声波常用治疗强度一般小于3W/cm²，分为3种剂量：0.1～1W/cm²为小剂量；1～2W/cm²为中等剂量；2～3W/cm²为大剂量；在实际应用中，多采用低、中等剂量，脉冲法、水下法、水枕法时剂量可稍大（表5-6）。主要治疗方法有直接治疗法和间接治疗法。

表5-6 超声强度等级表（单位：W/cm²）

治疗方法 强度等级	固定法			移动法		
	低	中	高	低	中	高
连续式	0.1～0.2	0.3～0.4	0.5～0.6	0.5～0.8	1.0～1.2	1.2～2
脉冲式	0.3～0.4	0.5～0.7	0.8～1.0	1.0～1.5	1.5～2.0	2.0～2.5

2. 操作方法

（1）直接治疗法：指将声头直接压在治疗部位进行治疗，又分为移动法和固定法两种。

1）移动法：该法最为常用。①先在治疗部位涂上耦合剂，声头轻压接触身体；②接通电源、调节治疗时间及输出剂量后，在治疗部位缓慢往返或回旋移动，移动速度根据声头面积和治疗面积进行调整，一般为2～3cm/s；③常用强度为0.5～2.5W/cm²，头部可选用脉冲超声，输出强度由0.75～1W/cm²逐渐增至1.5W/cm²，眼部治疗用脉冲超声，输出强度0.5～0.75/cm²；④每次治疗时间5～10min，大面积移动时可适当延长至10～20min；⑤治疗结束时，将超声输出调回"0"位，关闭电源，取出声头；⑥一般治疗6～10次为1个疗程，慢性病10～15次，每日1次，疗程间隔1～2周。如需治疗3～4个疗程者，则第2个疗程以后间隔时间应适当延长。

2）固定法：此法用于痛点、穴位、神经根和病变很小部位的超声治疗。①在治疗部位涂以耦合剂，声头以适当压力固定于治疗部位；②治疗剂量宜小，常用超声强度为0.1～0.5W/cm²，其最大量约为移动法的1/3；③每次治疗时间3～5min；④开通、关闭电源顺序及疗程与移动法相同；⑤固定法易在不同组织的分界面上产生强烈的温热作用及骨膜疼痛反应，治疗时如果出现治疗部位过热或疼痛，应移动声头或降低强度，避免发生灼伤。

（2）间接治疗法：指声头通过水、水袋等介质或辅助器，间接作用于治疗部位的一种治疗方法，又分为水下法和辅助器治疗法两种。

1）水下法：此法的优点是声波不仅能垂直且能倾斜成束状辐射到治疗部位，还可通过水使超声波传导完全，常用于治疗表面形状不规则、有局部剧痛、不能直接接触治疗的部位，如肘、腕、手指、踝、趾关节、开放性创伤、溃疡等。具体治疗方法：①将声头与患者手足等治疗部位浸入36～38℃温开水中，声头距治疗部位1～5cm；②接通电源，调节治疗时间及输出剂量，声头做缓慢往返移动；③治疗剂量、时间、疗程、关闭电源顺序与直接治疗法的移动法相同。

2）辅助器治疗法：对于某些部位如眼、面部、颈部、脊柱、关节、阴道、前列腺、牙齿等不平之处，必须借用水枕、水袋等辅助器与治疗部位紧密接触，使治疗部位上所有不平之处均得到超声治疗。具体治疗方法：①在水枕或水袋与皮肤及声头之间均涂以耦合剂；②将声头以适当压力置于水枕或水袋上，接通电源，调节治疗时间及输出剂量；③治疗剂量、时间、疗程、关闭电源顺序与直接治疗法的固定法相同。

3. 注意事项

（1）熟悉仪器性能，定期测定超声治疗仪输出强度，确保超声治疗的剂量准确。

（2）治疗时首先将声头接触治疗部位或浸入水中，方能调节输出，切忌声头空载，同时应避免碰撞声头。

（3）治疗中声头应紧贴皮肤，声头与皮肤之间不得留有任何细微空隙；移动法治疗时勿停止不动，以免引起疼痛反应。

（4）治疗过程中紧密观察患者反应以及仪器的工作状态，如治疗部位过热或疼痛，应暂停治疗，找出原因，予以处理，避免发生灼伤。

（5）水袋法与水下法治疗时，应采用温开水缓慢灌入，水中及皮肤上不得有气泡。

（6）进行胃肠治疗时，治疗前患者应饮温开水 300ml 左右，坐位进行治疗。

（7）治疗过程中不得卷曲或扭转仪器导线；注意仪器和声头的散热，如有过热应暂时停机一段时间，再继续使用。

（8）治疗结束时，将超声输出调回"0"位，关闭电源后方可将声头移开。

（9）应注意不能用增大强度来缩短治疗时间，也不能用延长时间来降低治疗强度。

七、临床应用

（一）适应证

1. 软组织损伤　肱骨外上髁炎（网球肘）、肩撞击综合征、肌肉劳损、软组织扭挫伤、血肿机化、腱鞘炎、瘢痕组织、注射后硬结、冻伤、冻疮。

2. 骨关节病　颈椎病、肩周炎、强直性脊柱炎、四肢慢性关节炎、腰椎间盘突出症、半月板损伤、髌骨软化症、骨折、颞颌关节功能紊乱。

3. 神经系统疾病　脑卒中、脑外伤后遗症、脑瘫、面神经炎、痴呆，以及各种神经性痛：如三叉神经痛、肋间神经痛、坐骨神经痛、幻肢痛、带状疱疹后遗神经痛。

4. 眼科疾病　睑板腺囊肿、外伤性白内障、中心性浆液性脉络膜视网膜病变、玻璃体混浊等。

5. 内科疾病　冠心病、慢性支气管炎、慢性胃炎、胆囊炎、胃十二指肠溃疡、功能性便秘等。

6. 泌尿生殖系统疾病　尿路结石、前列腺炎、附睾淤积症、阴茎硬结、慢性盆腔炎、附件炎、输卵管闭塞、痛经等。

7. 其他　早期乳腺炎、肢体溃疡、带状疱疹、雷诺病、乳突炎、耳鸣、耳聋等。

（二）禁忌证

1. 活动性肺结核、严重支气管扩张、出血倾向、消化道大面积溃疡。

2. 心绞痛、心力衰竭、植入心脏起搏器、心脏支架者，严重心脏病的心区和交感神经节及迷走神经部位。

3. 多发性血管硬化,血栓性静脉炎。

4. 化脓性炎症、急性败血症、持续性高热。

5. 恶性肿瘤(超声治癌技术除外)。

6. 孕妇下腹部、小儿骨骺部禁用。头部、眼、生殖器等部位治疗时,剂量应严格把握。

7. 高度近视患者的眼部及邻近部位。

8. 放射线或放射性核素治疗期间及治疗后半年内。

(三) 相对禁忌证

1. 心、脑、眼生殖器官　这些器官对超声波敏感,禁用大剂量,以免造成组织损伤。

2. 血栓性静脉炎　以往禁用,现有报道指出对该病治疗效果好,治疗时也要注意剂量,避免血栓脱落造成重要器官栓塞。

3. 心脏疾病　尤其是心功能不全患者,治疗剂量要小,治疗过程中注意观察反应。

4. 植入心脏起搏器的患者应用时注意观察,防止超声波对此造成不良影响。

5. 糖尿病患者　有报道超声波治疗期间血糖可下降,可避免餐前进行超声波治疗,并选择低强度、短时间。

6. 皮肤感觉迟钝区域应慎用。

案例分析

1. 康复目标　减轻疼痛,提高右腕背伸肌群肌力,改善日常生活能力。

2. 治疗方案　①物理因子治疗:可采用蜡疗加快血液循环,加快炎症物质吸收;经皮神经电刺激,达到镇痛的目的。②运动治疗:包括右腕背伸肌群筋膜松解、肌肉牵伸、背伸肌群肌力训练、运动贴布、动态关节松动术等。③超声波治疗:患者慢性疼痛,可选用连续治疗模式;右腕背伸肌群近端附着处,肌肉组织较为丰富,选择 1MHz 强度,中等强度 $1W/cm^2$;再根据疼痛面积和部位选择 5～10min。1 次/d,10～15 次/疗程。

(廖麟荣　廖曼霞　王　娟)

第二节　体外冲击波疗法

案例导入

患者,男性,55 岁,主诉"半年前开始出现左侧跟骨后侧步行时疼痛,近期加重"就诊。

体格检查:左踝关节背屈末端稍受限,左踝关节跖屈肌力 3 级,左侧下肢单腿站立 8s,左侧臀部肌群、大腿及小腿均出现肌肉萎缩,且触诊左侧跟腱跟骨附着点增厚;步行时呈减痛步态,左踝在脚尖蹬地及踝背屈到末端时,跟腱止点处有针刺样疼痛,VAS 评分:6/10 分。

辅助检查:X 线片:左侧跟腱止点有钙化灶。

诊断:左侧跟腱炎。

目前主要功能障碍:疼痛明显,肌力及肌围度下降,步态较差。

思考
1. 患者的康复目标包括哪些？
2. 患者的治疗方案包括哪些？

一、概述

冲击波是一种机械波，具有声学、光学和力学的某些性质，通过在几纳秒的时间内高压释放产生巨大的能量，形成高能量压力波，具有压力瞬间增高和高速传导的特性。广义上的冲击波随处可见，如雷电、爆炸、超音速飞行器等均能产生冲击波。

冲击波是在第二次世界大战期间，人们观察被鱼雷炸死士兵发现肺组织受到严重创伤，而躯体并没有受到损伤，从而发现了冲击波这一特殊声波。1980 年 Chaussy 应用冲击波治疗泌尿系统结石。1986 年 Haupt 发现冲击波诱导成骨细胞活化，促进成骨。1988 年 Graff 发现冲击波的成骨作用，开始研究其对骨折的影响。1997 年"欧洲骨肌系统冲击波联合会"（ESMST）在维也纳成立。2000～2002 年美国 FDA 核准冲击波治疗跟痛症和网球肘等。2000 年中国批准冲击波治疗骨和肌肉组织疾病。

目前冲击波治疗已经广泛应用于网球肘、跟腱炎、跟腱末端病、髌尖末端病、钙化性肌腱炎等一系列腱骨结合处病变和腱病的治疗，也是治疗较难解决的慢性疼痛性疾病的重要手段。最新数据表明，冲击波对糖尿病足治疗有效。所以，目前冲击波的应用价值甚至超过它在碎石术中的价值。

临床上，体外冲击波分为聚焦式冲击波及放散式冲击波。目前康复治疗中使用较多的是放散式体外冲击波，故本节以放散式体外冲击波为重点进行阐述。

二、基本原理

（一）冲击波的产生

冲击波由以下四种物理学效应来产生。

1. 利用高压电、大电容，在水中电极进行瞬间放电而产生冲击波，在半椭圆形反射体的第一焦点处向四周扩散，被平滑的反射体聚焦于第二焦点处，即人体内的肌骨组织，利用冲击波在不同物质中传递时的声阻抗差产生强大的能量，即可产生相应的生物学功能。

2. 利用电磁线圈，在电能的作用下发生强大的电磁场，通过逆感应作用在绝缘膜处产生排斥性磁场，电磁能量遇到绝缘膜后折射到水囊中，产生平面冲击波，再由凹透声镜将冲击波聚焦并导入需要治疗的局部区域。

3. 利用数以百计的压电晶体，排列在一个凹形面上，在电能的作用下，全体压电晶体共同振动，发出的冲击波经椭球体收集，全部能量聚集于焦点处（图 5-2）。

4. 利用机内压缩机产生压缩空气去驱动一个类似运动活塞的射弹，射弹获得加速度并撞击一个钢性治疗头的尾端，治疗头前端通过耦合剂作用于人体组织。

（二）体外冲击波的传播

冲击波的特性如同超声波一样能在空气、水等介质中传播，但是由于各种介质的声阻抗不一样，以致其衰减性也不一样。冲击波是由各种频率、波长和波速的多个波叠加而成的波群，它包含着一个宽而连续的频谱，从 200kHz 至 20MHz，而超声波只有一个频率。通

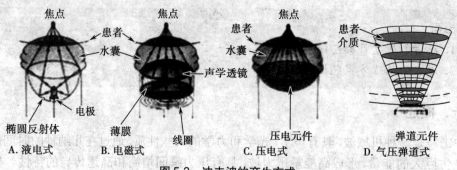

图 5-2　冲击波的产生方式

常，冲击波前沿的尖峰部分主要由高频波组成，其余部分则由低频波组成。冲击波在生物组织中传播时，衰减系数基本随频率的平方而增加。因此，高频波比低频波衰减大。这种频率分布的差异也决定了冲击波的破坏能力和对组织的穿透能力。一般而言，高频波的破坏能力较强，但对组织的穿透能力较差；而低频波对组织的穿透能力较强，但聚焦性能较差，焦点的能流密度较低。

　　声阻抗是物质的密度与波速的乘积，是物质的固有属性。如果两种物质的界面处声阻抗相近，那么，冲击波通过界面处的能量将无明显损失；但若两种相邻物质的声阻抗差异较大，在交界面处，入射冲击波的一部分继续向前传播进入第二种物质，而另外的部分被反射回来，结果就会造成部分声能损失。基于这一原理，在冲击波治疗中采用了与人体组织声阻抗近似的耦合剂作为其传导介质，以减少冲击波传播过程中的能量损失；而冲击波遇到骨组织时，由于骨界面的声阻抗差异较大，冲击波就会与骨组织发生强烈的相互作用，从而导致成骨细胞增殖分化；同理，因为空气的声阻抗比人体组织的声阻抗小得多，所以在两者的界面处也会发生强烈的相互作用（表 5-7）。

表 5-7　冲击波进入不同物质的传播速度和声阻抗

物质	密度（10^3kg/cm^3）	声阻抗［10^6kg/（m^2·s）］	声速 m/s
空气（20℃）	0.001 2	0.000 4	344
水（20℃）	0.998	1.48	1 484
甘油（20℃）	1.26	2.42	1 920
肌肉	1.04	1.70	1 568
肾	1.04	1.62	1 560
胆结石	0.82～1.10	1.15～2.42	1 400～2 300
尿路结石	1.87	11.70	6 260
密质骨	1.70	6.12	3 600

（三）治疗参数

　　冲击波能在水、空气等介质中传播，能在极短的时间（约 10ms）达到高峰压 80MPa，且周期短（10ms）、频谱广（16～20MHz）（图 5-3）。通过对冲击波压力分布的测量，可以引出以下几个临床上常用的概念和治疗参数：①焦点、焦斑和焦区。焦点是指散射的冲击波经聚焦后产生的最高压力点，焦斑是指冲击波焦点处的横截面，焦区是指冲击波的正相压力

≥50%峰值压力的区域。②压力场。③冲击波能量。④能流密度表示垂直于冲击波传播方向的单位面积内通过的冲击波能量，一般用 MJ/mm^2 表示。⑤有效焦区能量是指流经焦点处垂直于 Z 轴（冲击波探头的治疗平面）的圆面积内的能量，即作用平面。临床上最常用的是能流密度。

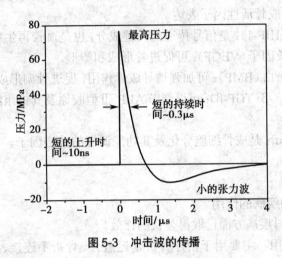

图 5-3 冲击波的传播

三、物理和生物学效应

（一）空化效应

冲击波作用组织时，组织内气体以极快的速度膨胀、崩溃，气泡在崩溃时产生高速微喷射现象，微喷射速率达到 $400\sim800m/s$。气泡崩溃和微喷射引起组织局部微毛细血管破裂，血液和细胞介质（如胶原酶）漏出，产生自由基，刺激新生血管形成，松解关节组织粘连。

（二）应力效应

冲击波在组织细胞表面产生拉应力、压应力和剪切应力，骨组织在交变应力作用下将出现轻微的损伤，交变应力产生的显微裂痕是诱导骨重建的主要原因。

（三）镇痛效应

1. 当冲击波介入人体后，由于其所接触的介质不同，如脂肪、肌腱、骨骼等，在不同的组织之间界面产生不同的机械应力效应，表现为对细胞产生不同的拉应力和压应力，拉应力可以诱发组织间松解，促进微循环，压应力可以使得细胞弹性变形，增加细胞的摄氧，从而达到缓解疼痛的目的。

2. 局部高强度的冲击波能够对神经末梢组织产生超强刺激，引起细胞周围自由基的改变，释放抑制疼痛的物质。

3. 冲击波对痛觉神经感受器进行高度刺激，使神经敏感性降低，神经传导功能受阻，从而达到缓解疼痛的目的（闸门学说）。

4. 冲击波还能改变伤害感受器对疼痛的接受频率，改变伤害感受器周围化学介质的组成，抑制疼痛信息的传递，从而缓解疼痛。

（四）代谢激活效应

使冲击波作用部位血液供应增加，带来新的生长因子并诱导干细胞转化为正常的组织结构，可明显改善治疗区域的新陈代谢，减轻患处的炎性反应，促进组织修复。

（五）成骨效应

1. 冲击波能使骨病部位硬化骨与正常骨组织之间产生能量梯度差及扭拉力，造成微骨折，诱导成骨作用，启动骨愈合。

2. 空化效应促进毛细血管增生，改善局部血液循环，辅助新骨形成。

3. 冲击波能促进成骨活性因子表达

（1）诱导因子-1（HIF-1）：是信号传递的关键成分，也是血管再生和重建的重要物质。

（2）血管内皮生长因子（VEGF）：可促进骨形成和塑形。

（3）骨形态发生蛋白（BMP）：可加强诱导成骨作用，促进骨痂形成，加速骨折愈合。

（4）转化生长因子-β（TGF-β）：可以调节 ALP、Ⅱ型胶原及其他组织特殊蛋白质的表达，促进成骨。

（5）核结合因子-α_1：是成骨细胞分化及其功能调控的核心因子。

四、治疗作用

（一）对骨骼肌肉疾病的作用

冲击波在治疗骨科疾病方面已取得公认的疗效。

1. 对骨组织的作用　主要用于治疗骨折延迟愈合、骨折不连接、早期股骨头缺血性坏死。冲击波治疗的本质是使接受治疗的组织受到压力冲击后产生生物学反应，与骨疾病密切相关的是空化效应。冲击波作用后骨组织发生微小骨折、血肿、诱导血管生成、增强内膜骨化、加速软骨化骨，最终形成正常骨质。

（1）诱导骨生长、促进骨愈合：研究表明多种骨生长因子均与骨折愈合有关，生长因子共同作用的结果是使成骨细胞活化，调节局部成骨。在炎症阶段生长因子还能进一步刺激骨髓间充质细胞聚集、增殖和血管形成。局部冲击波治疗后，骨缺损区出现明显的成骨过程，对促进成骨细胞增殖和分化起调节作用。冲击波在诱导骨及软骨新生过程中，磷酸激酶始终在间充质干细胞、软骨细胞及骨细胞中表达，并促进成骨。

（2）刺激血管再生，改善局部血液循环：冲击波除了能明显地促进骨密质增生外，还与大量血管形成及促血管生长因子的形成有关，从而改善局部血液循环，促进病变区域的新陈代谢。

（3）骨结构的改良与重建：有学者认为，高能量的冲击波可使正常和坏死的骨组织同时被击碎，击碎的正常组织中血液和骨髓将渗入击碎的坏死骨组织。其中间充质干细胞在冲击波刺激下，开始分化增殖，最终替代坏死骨组织，有利于骨结构的重建。

2. 对软组织损伤及慢性疼痛的作用　包括肩峰下滑囊炎、肱二头肌长头肌腱炎、钙化性冈上肌腱炎、肱骨内外上髁炎、弹响髋、跳跃膝（胫骨结节骨骺骨软骨炎）、跟痛症、髌腱炎、冈上肌腱综合征、Haglunds 外生性骨疣等。

这些病症的共同临床特征是"疼痛"，作用机制与前面提到的镇痛效应有关。

（二）对骨质疏松症的作用

骨质疏松症是一种系统性骨病，其特征是骨量下降和骨组织微细结构破坏，表现为骨的脆性增加，因而骨折危险性增加，即使是轻微的创伤或无外伤的情况下也容易发生骨折。目前骨质疏松症的治疗仍以药物为主，长期药物治疗有潜在的副作用，同时也增加了患者的经济负担。非药物治疗包括运动锻炼和物理因子干预，如冲击波、振动、磁场和低能量脉冲超声等，是骨质疏松性骨折的有效治疗途径。

1. 冲击波可减少骨量丢失，诱导新骨形成和改良骨组织的微结构，增强局部骨质，是预防骨质疏松症的有效方法。

2. 冲击波刺激可使骨质疏松部位的骨膜细胞增殖和分化，这可能是启动成骨的机制。冲击波对骨质疏松的骨组织产生了成骨效应，能有效地防治骨质疏松症。

（三）对肢体痉挛的作用

痉挛是指伴有过度腱反射、以速度依赖的牵张反射（肌张力）增加为特征的运动失调。临床研究发现冲击波对脑卒中患者上肢肌肉痉挛有显著的缓解作用。对有痉挛性马蹄足、脑瘫的儿童运用冲击波治疗，结果显示冲击波对肌肉痉挛有即时的缓解作用。

目前冲击波治疗肌肉痉挛的机制还不清楚，但有研究表明：冲击波能诱导非酶性和酶性一氧化氮（NO）合成。在周围神经系统，NO 与神经肌肉突触形成有关；在中枢神经系统，NO 有神经传导、记忆和突触可塑等重要生理功能。此外，也可能与冲击波对肌腱部位肌纤维的机械刺激作用有关，因为短时间连续或间断的肌腱部压力刺激，能降低脊神经的兴奋性，降低肌张力。可以排除机械振动对治疗结果的影响，因为其作用是短暂的。

（四）对伤口愈合的作用

很多学者对冲击波治疗伤口进行了基础研究和临床观察，发现治疗组伤口愈合时间较对照组明显缩短。因此认为冲击波能促进伤口愈合，有文献证据显示冲击波治疗对糖尿病足治疗是有效的。

冲击波治疗伤口的确切机制尚不清楚。冲击波机械刺激产生的生物学效应，可促进内皮 NO 合成酶和 / 或热振蛋白增加。冲击波治疗伤口与调节生长因子表达有关。实验证明冲击波治疗伤口，一方面可使 VEGF、一氧化氮合成酶、PCNA 增加，强化缺血组织灌注和刺激血管生成；另一方面可抑制炎症反应。近来实验研究表明，冲击波使中性粒细胞、巨噬细胞缓慢渗入伤口，抑制严重烧伤皮肤早期的炎性免疫反应。此外，可能与冲击波作用后局部组织毛细血管数、新形成的上皮细胞和血管外周的巨噬细胞数明显增加有关。

（五）对缺血性心脏病的作用

目前，缺血性心脏病的治疗有三种主要方法：药物治疗、经皮冠状动脉治疗和冠状动脉旁路移植术。不能进行经皮冠状动脉治疗或冠状动脉旁路移植术治疗的冠心病患者，预后不良。尽管基因或细胞治疗有助于血管生成，但属于有创治疗，并且仍然处于临床前期阶段。

冲击波对急性心肌梗死和周围血管疾病有一定的治疗作用。有研究发现在心前区应用低能量冲击波可诱导冠状血管再生和改善心肌供血，并且没有副作用。低能量冲击波作用于体外培养的内皮细胞能有效增加 VEGF 表达，使急性心肌缺血的左心室重建。

五、治疗技术

（一）设备类型

临床上，体外冲击波分为聚焦式冲击波及放散式冲击波，而目前临床使用较多的是放散式体外冲击波，且两种形式的冲击波差异性较大，主要表现见表 5-8。

放散式体外冲击波手柄的工作原理：压缩气体被点火发射到导向管，发射器在冲击头产生压力波，然后冲击头把压力波传播到组织中（图 5-4）。

表5-8 聚焦式冲击波及放散式冲击波的区别

冲击波类型	聚焦式冲击波	放散式冲击波
最大能量	聚焦处	在体表
机械作用	最大压力集中在治疗区域	组织越深压力越低
压力	高达40MPa	高达11.9MPa
脉冲时间	小于1μs	1 000μs
渗透深度	0～140mm	0～35mm

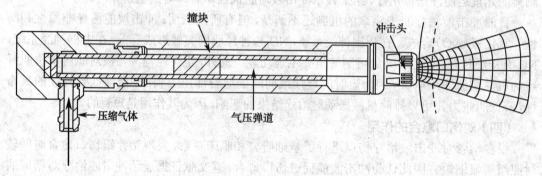

图5-4 放散式体外冲击波

根据冲击波源的不同,冲击波的设备类型从发展上又分为液电式冲击波、压电晶体冲击波、电磁式冲击波及气压弹道式冲击波。以下介绍几种不同冲击波源的冲击波优缺点。

1. 液电冲击波源

(1)优点:液电冲击波源是最早使用的冲击波源,发展时间长,技术比较成熟。其冲击波能量大。脉冲波形稳,冲击时间快。第二焦点冲击波的脉宽可达0.1～0.3μs;第二焦点冲击波聚焦范围7mm×7mm×12.5mm;使用能量低电压3～9kV;临床效果相对优于电磁波源。

(2)缺点:噪声大,消耗电极,治疗一个患者就要更换电极,放电稳定性差,焦点漂移,对组织的损伤较压电式和电磁式大。

2. 压电晶体冲击波源

(1)优点:噪声极小,焦点小,稳定性较强。

(2)缺点:功率较小,晶体的质量和寿命及安装都要求较高,否则每个晶体触发脉冲难以同步。

3. 电磁冲击波源

(1)优点:噪声小,不用更换电极,放电稳定。

(2)缺点:冲击波时间慢;第二焦点冲击波的脉宽0.8～1.5μs;焦斑长;第二焦点冲击波聚焦范围6mm×6mm×60mm;使用能量高;电压13～20kV(按电容0.4μF计算,单个脉冲能量33.8～80J);临床效果比液电冲击波源差。

4. 气压弹道冲击波源

(1)优点:没有能量焦点,相对安全,波源传播范围广泛,治疗过程中治疗头可灵活移动,对软组织疗效较好。

（2）缺点：穿透力有限，不用于深部组织、骨组织疾病的治疗。治疗全程需要治疗师手持治疗头，耗费人力。

（二）治疗强度

体外冲击波治疗能量的选择是其能否取得满意效果的关键点，能量过低起不到治疗效果，能量过高又容易产生副作用，因此，在治疗时能量密度的选择十分重要。体外冲击波的治疗强度选择除了标准能量手柄（表5-9）和高能量手柄（图5-5）以外，还需确定治疗压力（bar）、冲击次数、冲击频率（Hz）等参数。

表5-9　高能量手柄与低能量手柄

高能量手柄	标准能量手柄
气压弹道直径更大，长度更长，以获得更大的输出能量、更深的治疗深度，如其成骨效应	提供安全能量范围，在保证安全的情况下更精准的疼痛治疗
能产生纯粹的物理效应，降解钙化组织，治疗骨不连、骨延迟愈合、骨坏死等深部疾病，但同时不良反应较多	主要产生生物学效应，不聚焦，靶向性较差，治疗部位较浅，一般不超过3cm

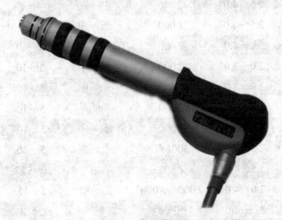

图5-5　高能量手柄

根据仪器设备的不同，能量密度的单位亦不同（表5-10）。

表5-10　不同设备的能量密度

能量/单位	聚焦式冲击波（MJ/mm²）	放散式冲击波（Bar）
低能量	0.08～0.28	1.6～2.4
中能量	0.28～0.6	2.4～3.2
高能量	>0.6	3.2～4.0

不同的能量密度，效应亦不相同（图5-6）。

目前对于冲击波治疗的能量密度未形成具体标准，往往需要根据操作者的经验、患者的疼痛表现、治疗后的治疗反应及作用目的和作用组织的不同，进行调整（表5-11）。冲击波治疗是重新形成炎症反应的过程，且存在一定的副作用，最常见的治疗频率是间隔5～7d治疗1次，3～6次为一个疗程。

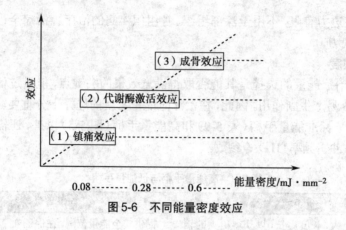

图 5-6　不同能量密度效应

表 5-11　常见临床疾病冲击波治疗处方

疾病名称	治疗压力（bar）	冲击波次数	手持压力	频率（Hz）	治疗次数（次）	周期（d）
肩钙化性肌腱炎	2.5～4.0	2 000	中～高	4～8	3～5	7
肩峰下疼痛综合征	2.5～4.0	2 000	中～高	4～8	3～5	7
网球肘	2.5～4.0	2 000	低～中	4～8	3～5	7
股骨大转子疼痛综合征	3.0～4.0	2 000	中～高	5～10	3～5	7
髌骨尖综合征	2.0～3.0	2 000	低～中	5～10	3～5	7
胫骨结节骨软骨炎	2.0～3.0	2 000	低～中	5～10	3～5	7
胫骨内侧应力综合征	1.5～2.5	2 000	低	5～10	3～5	7
跟腱肌腱病	2.0～3.0	2 000	低～中	5～10	3～5	7
足底筋膜炎	2.5～4.0	500/点	中～高	5～10	3～5	7
肌筋膜疼痛综合征	1.5～4.0	2 300	中	10～12	3～5	3～4
糖尿病足	3.0～4.0	2 000～3 000	低～中	5～15	6～8	3～4
骨不连/骨延迟愈合	3.0～4.0	1 500/点	中	3～8	3～8	7

（三）治疗定位

常见的体外冲击波定位方法有：体表解剖标志结合痛点定位、X 线定位、B 超或肌骨超声定位。

（四）操作方法

1. 冲击波治疗均为移动法，但移动方法多样。

（1）顺打：顺着肌肉向远端发散的方向，优点是不易损伤正常组织，不加重疼痛；不足是频次和时间较长。

（2）逆打：方向与顺法相反。

（3）斜打：治疗手柄与皮肤成 45° 角，尤其适合踝关节周围软组织，如跟腱挛缩、粘连等情况。

（4）平行来回移动法：是减轻治疗时疼痛的一种方法，也是目前应用最多、患者接受度最高的一种操作方法，通过痛点周边适应性治疗后平移至痛点，再来回反复，使患者较好地适应冲击波治疗时产生的疼痛，也可应用于较大范围损伤的病灶。

（5）打圈移动法：类似于平行移动法。

2. 治疗操作

（1）首先，定位治疗部位，做好标记。

（2）接通电源，打开电源开关。

（3）根据患者病情选择合理的参数（单次冲击模式／连续冲击模式、调整治疗次数、治疗频率以及治疗压力），一般单一痛点治疗次数调整在 1 000～2 000 次，软组织治疗频率一般在 10～15Hz，治疗压力 2～3bar；骨组织治疗频率一般选择 4～8Hz，治疗压力 3bar 以上。但一切强度标准的选择均参考患者的耐受程度，再根据患者的治疗反应在下次治疗时增加或减小治疗强度。

（4）在患者治疗标记部位涂上耦合剂，将冲击头对准治疗部位，按压手柄上的开始键，在治疗标记点缓慢往返移动，治疗过程中可根据患者疼痛感受增加或减少手柄的施压力。

（5）治疗结束后，关闭电源。对冲击头和患者治疗部位进行清洁消毒。

（6）一般治疗 3～5 次为一个疗程，5～7d 一次，可行多疗程治疗。

（五）注意事项

1. 了解患者对疼痛的耐受程度。

2. 能量由轻至重，让患者适应后再逐渐加大至其最大耐受程度。

3. 治疗前不宜空腹，如有疼痛性眩晕，应立即停止治疗，扶患者平卧休息，给予温开水，如症状缓解，休息片刻即可。

4. 治疗过程或结束初期，患者尽量减少运动及损伤处的发力，使治疗部位得到充分的休息。

5. 治疗前向患者说明可能有肿胀等不良反应，治疗后检查局部治疗区域皮肤情况，症状明显的患者可进行相应处理。

（六）不良反应

1. 治疗部位局部血肿、瘀紫、点状出血。

2. 治疗部位疼痛反应增强。

3. 治疗部位局部麻木、针刺感、感觉减退。

六、临床应用

（一）适应证

1. 骨组织疾病　如骨折延迟愈合或骨不连、骨化性肌炎、成年人早期股骨头缺血性坏死、距骨软骨损伤等。

2. 软组织慢性损伤性疾病　肌筋膜炎、肱二头肌长头肌腱炎、肱骨内外上髁炎、足底筋膜炎、腱鞘炎、冈上肌肌腱炎等。

3. 其他　肌腱挛缩、上运动神经元损伤后的肌痉挛、糖尿病足等。

（二）禁忌证

1. 整体因素

（1）绝对禁忌证

1）出血性疾病：凝血功能障碍患者可能引起局部组织出血。

2）血栓形成：以免造成栓子脱落。

3）生长痛：生长痛患儿疼痛部位多位于骨骺端附近，为避免发育不良，不宜进行体外冲击波治疗。

4）严重认知和精神疾病患者。

（2）相对禁忌证

1）严重心脏病、高血压病且病情不稳患者。

2）植入心脏起搏器患者。

3）恶性肿瘤。

4）妊娠者。

5）感觉功能障碍患者。

2. 局部因素

（1）肌腱、筋膜断裂及严重损伤患者：组织损伤肿胀，局部不宜进行体外冲击波治疗。

（2）体外冲击波焦点位于脑及脊髓组织者、位于大血管及重要神经干走行者、位于肺组织者。因为肺组织是一种实质性含气器官，当暴露于冲击波时，肺内气体比肺组织声阻小太多，所以，两者界面处会发生强烈的冲击波反射作用，易造成肺组织的严重损伤。

（3）骨缺损大于2cm的骨不连患者。

（4）关节液渗漏的患者。

案例分析

1. 康复目标 减轻疼痛，提高左踝关节跖屈肌群肌力，提高左下肢单腿平衡能力，改善步态。

2. 治疗方案 ①物理因子治疗：可采用蜡疗加快血液循环，加快炎症物质吸收；超声波治疗，针对增厚及疼痛点治疗，使增厚粘连部分松解，修复受损组织。经皮神经电刺激治疗，达到镇痛的目的。②运动治疗：包括后侧链筋膜松解，左下肢髋膝踝肌力训练及稳定性训练，运动贴布，步态训练等。③冲击波治疗：患者慢性疼痛，可选择标准手柄在肌骨超声引导下精准定位增厚及钙化点，选择2.0～3.0bar，8～14Hz，2 000次，横向冲击跟腱，上下左右缓慢移动手柄，共3～6次，1次/周，治疗过程中可根据患者对冲击波的适应性变化进行频率和压力的调整。告知患者冲击波治疗后建议当天步行活动不宜过多。

（廖麟荣 王 娟）

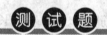

1. 简述超声波的生物学效应。

2. 简述超声波的绝对禁忌证。

3. 如何进行超声波治疗输出形式和频率的选择？

4. 简述冲击波治疗手柄的差异性。

5. 简述冲击波的治疗作用。

6. 简述冲击波治疗的绝对禁忌证。

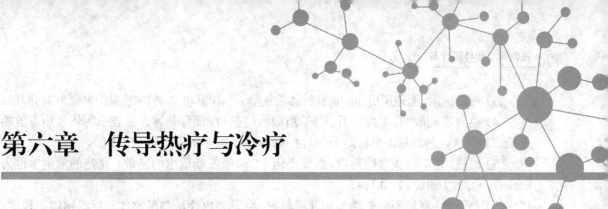

第六章 传导热疗与冷疗

第一节 传导热疗法

案例导入

患者,女性,54岁,右肩关节疼痛9个月,加重2个月。

现病史:于9个月前劳累(尤其提重物)后出现右肩关节疼痛,可忍受,无明显活动受限,未予治疗。近2个月患者上肢负重后自觉肩痛明显,伴有右肩活动受限,右侧卧、活动或阴天均加重。

体格检查:右肩周压痛(+),肩关节前屈90°,外展80°,内旋40°,外旋0°。

诊断:右侧肩袖损伤。

目前主要功能障碍:右肩关节活动受限,右肩前方筋膜紧张,右肩关节及肩胛带稳定性下降。

思考

1. 如何为患者制订训练计划?

2. 可采用哪种传导热疗法?

一、概述

传导热疗法(conductive heat therapy)是一种以各种热源为介质,将热直接传导给机体,从而达到治疗疾病目的的方法。传导热治疗疾病有着悠久的历史,常见的传导介质有石蜡、地蜡、化学热袋、泥、热气流、酒、醋、坎离砂等,目前临床常用的传导热种类有石蜡疗法、湿热袋敷疗法、熏蒸疗法、泥疗、地蜡疗法等,其中泥、石蜡等除传导热作用外,还有机械和化学的综合作用。传导热疗法设备简单,操作方便,适应证广泛,治疗效果良好,已在国内外医疗机构得到广泛应用,患者在家庭中也可使用。

(一)物理特性

1. 热的基本概念

(1)热:是分子、原子、电子等物质微粒的一种无规则的运动状态。

(2)内能:是物体的动能与势能之和。动能由分子的无规则运动产生,势能由分子之间的相对位置所决定。"热"与"内能"有着不可分割的关系,物体变热表示其内能增加,变冷表示其内能减少;对物体加热是指用热传递的方式使其内能增加。

（3）热量：指由温差所引起的内能转移的量度。在国际单位制中，热量的单位为 J（焦耳）。

（4）热容量：指物体温度每升高 1℃ 所吸收的热量，简称热容。是表示物体吸热或放热性能的物理量。热容量的单位是千卡/度（kcal/℃），国际单位为焦/升（J/L）。

（5）比热：指单位质量的物质，温度变化 1℃ 时吸收或放出的热量。比热的常用单位为 kcal/(kg·℃)，1cal（卡）＝4.184J。

（6）热平衡：温度不同的物质相互接触时，会发生内能从高温物体向低温物体的传递，内能的总和不变，即温度高的物体放出的热量等于温度低的物体吸收的热量，这种现象称为热平衡。

2. 热的传递方式

（1）传导：使物体的内能由高温部分传至低温部分的过程。传导为固体内能传递的唯一方式。热传导的速度和传递热能的总量受到多种因素影响：两种物质的温差越大，物质的导热性越强，热量传递的速度越快；两种物质的接触面积越大，传导热能的总量越大。

（2）对流：是液体或气体物质传播内能的方式，其特点是具有流动性。故只有液体和气体才能通过对流传递热量。

（3）辐射：热源以光速直接向空间发散热量的方式。物体温度越高，单位时间内辐射热量越多。其特点是热量直接由热源表面以光的形式连续发射，以光速传播，不依赖其他物质。

在实际发生过程中，上述三种方式往往是伴随出现的。

3. 熔解和凝固

（1）熔解：是指物质从固态变成液态的过程，晶体只有达到一定温度才能熔解，这个温度称为熔点。

（2）凝固：是指物质从液态变成固态的过程，液体只有达到一定温度才能凝固，这个温度称为凝固点。同一种物质的凝固点与熔点相同。

（3）熔解热：是指单位质量的固体在熔点变成同一温度的液体时所吸收的热量，单位为 J/kg。

（4）凝固热：是指单位质量的液体在凝固点变成同一温度的固体时所释放的热量，单位为 J/kg。

4. 汽化和液化

（1）汽化：是指物质从液态变成气态的现象。分为两种方式：蒸发和沸腾；蒸发是指在液体表面进行的汽化过程，沸腾是指在液体内部和表面同时进行汽化的过程。

（2）液化：是指物质从气态变成液态的现象。

（3）汽化热：是指单位质量的液体变成同一温度的气体时所吸收的热量，单位为 J/kg。

（二）生物学效应和治疗作用

传导热疗法对机体的生物学效应及治疗作用主要表现在以下方面：

1. 对神经系统的影响　温热对神经系统的影响主要与作用时间长短有关。短时间热刺激会使神经系统兴奋性增高，长时间则起到抑制作用。在进行温热治疗时，开始会出现舒适、温暖感觉，此后会逐渐感觉疲劳。如果温度偏高，治疗时间偏长则疲劳感会更加严重。

（1）降低肌张力：当皮肤局部感受到热刺激时，可影响局部自主神经纤维和躯体神经纤维的传导，还能影响脊髓自主神经中枢甚至脑皮质功能，引起复杂的脊髓相应节段的反应，起到降低肌张力目的。

（2）镇痛：在热刺激作用下，周围神经的疼痛阈值增高，也可由于肌张力降低而减轻因肌肉紧张所致的疼痛，从而起到镇痛作用。

2. 对心血管系统的影响　温热对心血管的影响主要表现为局部作用。通过神经、体液机制使局部血管扩张，改善局部血液循环。对淋巴循环无明显影响。

（1）改善组织营养：在热刺激作用下，通过局部皮肤温热感受器中的神经轴突反射，释放组胺和前列腺素等，使局部毛细血管扩张，血流加快，促进血液循环，从而改善组织营养，加强组织再生过程。

（2）增强心功能：当机体表面皮肤受到大范围温热刺激时，外周血管扩张，除心、肾血管以外的内脏血管收缩，心率加快，心收缩力增强，全身血液循环加速，且不伴有血压明显改变。

（3）促进肿胀吸收：具有压缩作用的传热介质，可以防止组织内淋巴液和血液的渗出，从而减轻表层组织肿胀，防止出血，促进渗出液的吸收，有助于肿胀消散。

3. 对皮肤及软组织的影响　热刺激作用于皮肤，可使皮肤血管扩张，加强其营养，改善皮肤功能。皮肤有着丰富的血管，在扩张状态下能容纳周身循环血量的30%，可调节全身血液的分布。其特征是动 - 静脉吻合支在机体热交换过程中发挥重要作用，经皮肤散去的热量达总量的60%～80%，皮肤血流量对维持核心体温起重要作用。

（1）软化瘢痕：油质传导热介质，冷却凝固时，可对皮肤产生压力及润滑作用，使皮肤保持柔软弹性，防止皮肤过度松弛而形成皱褶；对瘢痕组织有软化的作用，缓解因瘢痕挛缩所致的疼痛。

（2）松解挛缩关节：温热刺激结合牵伸可增加结缔组织弹性和塑性。如关节损伤后，不能充分活动，结缔组织进行性缩短，出现关节挛缩；当局部组织温度升高到40～45℃时，同时进行适当牵伸，可以改善挛缩关节活动度，促进关节功能恢复。

（3）促进创面愈合：温热刺激作用于皮肤，可促进上皮组织再生，使皮肤血管扩张，加强其营养和代谢，促进伤口愈合。

4. 对组织修复和炎症的影响

（1）加强组织修复：在一定的温度范围，组织局部温度的升高，可使细胞代谢、生物酶活性增高，加速胶原蛋白合成，促进组织修复。

（2）抑制炎症发展：温热刺激可加剧急性炎症反应，但对慢性炎症有着明显的治疗作用。这是因为热刺激能增强组胺、缓激肽、前列腺素、白细胞趋化因子等化学介质释放；热刺激使血管扩张、血管通透性增强，有助于组织代谢产物的排出和营养物质的吸收，从而起到抑制炎症发展的作用。

二、石蜡疗法

石蜡疗法（paraffin therapy）是利用加热熔解的石蜡作为导热体，将热能传至机体达到治疗作用的方法。

（一）物理特性

1. 医用石蜡是一种高分子碳氢化合物，在常温下为白色或淡黄色半透明固体，无色、无臭、无味，不溶于水，微溶于乙醇，易溶于汽油、乙醚、氯仿等有机溶剂。

2. 医用精炼高纯度石蜡的含油量为0.8%～0.9%，熔点为50～56℃，沸点为110～120℃。

在与空气充分接触的情况下，当石蜡加热到110℃以上时，容易被氧化变质。

3. 石蜡热容量大，比热为0.5～0.78cal/(g·℃)，导热系数小，为0.00059，易被人体所接受（表6-1）。由于石蜡在熔化过程中吸收大量热能，而释放过程却又非常缓慢，因此蓄热性能好。

表6-1 石蜡在不同温度时的热容量（kcal/℃）

熔点 (℃)	温度（℃）								
	50	55	60	65	70	75	80	90	100
45.9	0.553	0.581	0.616	0.650	0.681	0.692	0.746	0.779	0.832
50.5	—	0.553	0.561	0.589	0.638	0.668	0.709	0.764	0.832
53.1	—	—	0.612	0.642	0.695	0.708	0.732	0.799	0.872
61.3	—	—	—	0.573	0.611	0.639	0.660	0.699	0.810

4. 石蜡向人体的热传导进行缓慢，蜡疗可使局部皮肤温度保持在40～45℃。加热的石蜡冷却时，能释放大量热能。每千克石蜡熔解或凝固时，吸收或释放的热（熔解热和凝固热）平均为39cal（表6-2）。蜡层越厚，石蜡熔点越高，由液态变为固态的过程就越慢，保存温热的能力也就越高。

表6-2 不同熔点石蜡的熔解热

熔点（℃）	熔解热（cal/kg）
52.2	38.9
57.3	40.6
60.9	41.7
65.4	43.9

5. 石蜡熔解后，热能发散、冷却，石蜡逐渐变硬，体积可缩小10%～20%，能在70～90min内保持40～48℃，且能随意伸缩变性紧贴于体表各部位。具有良好的可塑性、黏滞性和延展性。

（二）治疗作用

蜡疗的主要治疗作用为温热作用、机械作用和化学作用。

1. 温热作用 石蜡的热容量大、蓄热性能高、导热性小，温热作用较深，可达皮下0.2～1cm，使皮肤耐受较高温度（55～60℃），且保持时间较长，治疗后皮肤呈桃红色，局部皮肤可升高8～12℃，5～12min后皮温缓慢下降，30～60min保持较高温度。

（1）消散炎症：治疗时局部血管扩张、血流加快，促进改善局部血液循环，使细胞膜通透性增高，有利于组织代谢产物的排出和对营养物质的吸收，抑制炎症发展。

（2）镇痛：温热具有良好的镇痛作用。

2. 机械作用 石蜡的可塑性和黏滞性使之能与皮肤紧密接触，随着石蜡冷却，体积缩小（可缩小10%～20%），产生对组织轻微的挤压，起到机械压迫作用。

（1）石蜡产生的机械作用可使皮肤表面毛细血管轻微受压，能防止组织液和血液渗出，加速局部肿胀的消除，产生对组织轻微的挤压，有助于热量向深部组织传递，加深温热治疗作用。

（2）石蜡疗法的机械压迫可促进溃疡愈合和骨痂生长。

3. **化学作用** 石蜡对人体的化学作用较弱，其化学作用取决于石蜡中矿物质油的含量和成分。医用高纯度石蜡，含油量为 0.8%～0.9%，对皮肤瘢痕有润滑作用，可使皮肤柔软、富有弹性。如在石蜡中加入某种化学或油类物质，用于治疗时能产生相应的化学作用。

（1）促进上皮组织生长及创面愈合：石蜡中的某些碳氢化合物能刺激上皮生长，加速表皮再生过程和真皮结缔组织增生过程，故能促进创面愈合。

（2）软化瘢痕组织：石蜡本身的油质和其冷却凝固时对皮肤的压力，可使皮肤保持柔软、弹性，防止皮肤过度松弛和形成皱褶，提高皮肤紧张度。对瘢痕组织等有软化及松解作用，并可减轻因瘢痕挛缩引起的疼痛。蜡疗可使局部皮肤代谢增高，营养改善。

（三）治疗技术

1. **基本设备**

（1）石蜡疗法需要熔点为 50～56℃ 的白色无杂质石蜡、电热熔蜡槽（上层为蜡液，底层为水，在槽底以电热疗法加热熔蜡），也可以采用双层套锅（槽）隔水加热熔蜡，以及其他一些辅助用品，如耐高温塑料布、木盘或搪瓷盘、搪瓷桶、搪瓷盆、铝盘、铝勺、毛刷、保温棉垫、温度计、刮蜡小铲刀、毛巾等（图 6-1）。

（2）应单设熔蜡室，避免石蜡对患者造成不良刺激；室内要有良好的通风设备，地面应是地砖或是水泥，墙面应刷防火漆，同时应设有防火设备；智能蜡疗机使蜡疗的临床使用更加方便（图 6-2）。

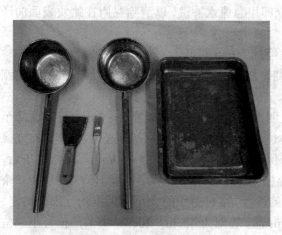

图 6-1 基本蜡疗设备

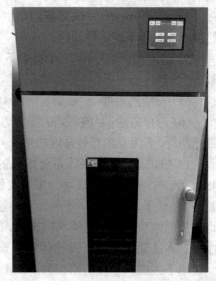

图 6-2 智能蜡疗机

2. **石蜡的选择与处理**

（1）选蜡：医用高纯度石蜡，外观洁白，无杂质，pH 呈中性，不含有水溶性酸碱，含油量不大于 0.9%，黏稠性良好。熔点为 54～56℃，最适宜蜡饼治疗，蜡浴用的蜡熔点偏低。每次熔解的石蜡量，根据不同的蜡疗方法和部位的需要而定，一般按每次治疗用蜡 300～500g 计算。

（2）加热方法：加热熔解石蜡一般采用水浴加热法。如隔水加热法，将石蜡加热熔化到 $60\sim65\,℃$，应注意避免水浴锅中的水或锅内蒸汽所凝结的水流滴入蜡中，由于水的导热性比蜡大，当同样温度的水和蜡同时作用于皮肤时，就会因水滴而引起烫伤；如果水滴进入蜡中，可采用煮沸的方法使水分蒸发。需要注意的是，避免过度加热，防止变质燃烧。超过 $100\,℃$ 可使石蜡氧化变质，不可将溶蜡锅直接放在炉上加热，因为此法不仅可以导致石蜡氧化变性，还可以使底层石蜡烧焦变味，甚至可引起燃烧，并影响石蜡的可塑性与黏滞性。

（3）石蜡的重复使用：石蜡可重复使用，因每次蜡疗的损失量为 $5\%\sim10\%$，一般每 $1\sim3$ 个月加入 $15\%\sim25\%$ 的新蜡；重复使用的次数一般不超过 $5\sim7$ 次。注意应用在创面、溃疡面及体腔部的污染石蜡不可以重复使用。

（4）石蜡的清洁：石蜡反复使用后，会有汗液、皮屑、尘埃等杂质混入蜡中，使石蜡颜色变黄，从而降低了蜡的热容量、导热性、可塑性及黏滞性，影响蜡疗的治疗作用，甚至可能造成不良反应。通常每周或半个月清除一次杂质。常用的石蜡清洁方法有以下几种：

1）沉淀清洁法：用几层纱布或细孔筛对熔化的石蜡进行过滤，将过滤后的石蜡静置冷却；或将石蜡熔解后搅拌使污物下沉。静置后，清洁的石蜡浮到上层，杂质沉到蜡底，凝固后切除沉淀于石蜡底部、比重较大的杂质。

2）白陶土清洁法：向熔解的蜡中加 $2\%\sim3\%$ 的白陶土或白土，加热到 $90\,℃$ 并搅拌 $30\mathrm{min}$，蜡内污物杂质即被吸附并沉积于底部，凝固后将污蜡切除。

3）水煮清洁法：加等量水于石蜡内，加热煮沸 $30\mathrm{min}$，使蜡中杂质溶于水中、沉淀于蜡底层，冷却凝固后将污蜡切除。

4）滑石粉清洁法：向熔解的蜡中加 $2\%\sim3\%$ 的滑石粉，静置后将澄清的蜡液倒出或等蜡液凝固后将下层污蜡切除。

5）清洗法：每次治疗后，将取下的蜡立即用急流水冲洗，以清除黏附在蜡块表面的汗液、皮屑等污物杂质。

（5）石蜡的消毒：将石蜡加热到 $100\,℃$，经过 $15\mathrm{min}$ 即可达到消毒目的。

（6）治疗方法：目前石蜡的治疗方法有蜡饼法、蜡袋法、刷蜡法、浸蜡法、蜡垫法、石蜡绷带疗法等，下面介绍几种常用的治疗方法。

1）蜡饼法：将加热后完全熔化的蜡液倒入搪瓷盘或铝盘中，厚 $2\sim3\mathrm{cm}$，待蜡温降至 $45\sim50\,℃$ 时，石蜡凝结成块。患者取舒适体位，暴露治疗部位，将石蜡取出放在塑料布或橡胶布上，敷于治疗部位，外包棉垫与塑料布保温，每次治疗时间 $20\sim30\mathrm{min}$。治疗完毕后，将取下的蜡块立即用急流水冲洗后，放回蜡槽内。每日或隔日治疗一次，$15\sim20$ 次为一个疗程。本法适用于躯干或肢体较平整部位的治疗，蜡饼面积的大小应根据治疗部位而定。一般用于大腿和脊柱的蜡饼为 $50\mathrm{cm}\times30\mathrm{cm}$；腰、腹部为 $40\mathrm{cm}\times20\mathrm{cm}$；关节部位可小一些（图 6-3）。

2）刷蜡法：将熔蜡槽内的蜡熔化并恒温在 $55\sim60\,℃$，患者取舒适体位，暴露治疗部位，用毛刷蘸蜡液后在治疗部位迅速而均匀地涂抹，使蜡液在皮肤表面冷却形成一层导热性低的蜡膜保护层，再在保护层外反复涂刷，直至蜡厚 $0.5\mathrm{cm}$ 时，外面再包一块热蜡饼，然后用塑料布、棉垫包裹保温。注意每次刷蜡层的边缘不要超过第一层，以免烫伤，每次治疗 $20\sim30\mathrm{min}$。治疗完毕，将蜡块取下、蜡膜层剥下，清洁患者皮肤及蜡块，把蜡块放回蜡槽内。每日或隔日 1 次，$10\sim20$ 次为一个疗程。本法适用于躯干凹凸不平部位或面部的治疗，应用刷蜡法多为加强石蜡的机械压迫作用，常用于治疗亚急性扭挫伤等。

3）浸蜡法：将熔蜡槽内的蜡熔化并恒温在 55～60℃，患者取舒适体位，先将患侧按刷蜡法涂抹形成一层蜡膜保护层后，再浸入蜡液并立即提出，反复进入、提出多次，直到体表的蜡层厚达 0.5～1cm，呈手套或袜套样，然后再持续浸于蜡液中。一定要注意再次浸蜡时蜡的边缘不可超过第一层蜡膜边缘，以免烫伤。治疗完毕后，患者将治疗部位从蜡液中提出，将蜡膜层剥下，清洗后放回蜡槽；每次的治疗时间、疗程与蜡饼法相同。本法适用于手或足部的治疗，优点是保温时间长（图 6-4）。

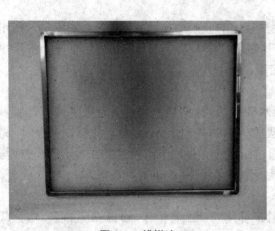

图 6-3 蜡饼法

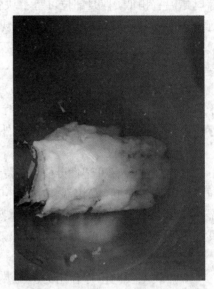

图 6-4 浸蜡法

4）蜡袋法：根据治疗部位用 0.3～0.5mm 厚的透明聚乙烯薄膜压制成大小不等的口袋，将已熔化的蜡液倒入塑料袋，蜡液的容量为 1/3，排出袋内的空气封口备用。治疗时将蜡袋放入热水中加热，石蜡吸收热量至 60℃熔解，水温不要超过 100℃，取出后放于治疗部位，可替代饼蜡。本法温热作用比蜡饼法强，操作简单易行，容易保持蜡的清洁，易于携带，且不浪费石蜡；其不足是不能充分发挥石蜡的理化特性，如机械作用和润泽作用等。

5）石蜡绷带法：将消毒的石蜡中加入适量的维生素或 20%～30% 的鱼肝油等配制成混合物，敷于治疗部位，并用绷带包扎。主要用于伤口溃疡，促进愈合，防止瘢痕增生。

（四）临床应用

1. 适应证 软组织扭挫伤，腱鞘炎，肩关节周围炎，外伤性滑囊炎，骨膜炎，肌肉劳损，术后粘连，关节挛缩，慢性关节炎，慢性胃肠炎，盆腔炎，神经炎和神经痛，胆囊炎，伤口或溃疡面愈合不良及营养性溃疡等。

2. 禁忌证 皮肤对蜡疗过敏者，高热，昏迷，急性化脓性炎症早期，局部感染，风湿性关节炎活动期，结核，恶性肿瘤，出血倾向，心功能衰竭，肾衰竭，感觉障碍局部，婴幼儿，孕妇腰腹部等。

3. 注意事项

（1）石蜡加热时的注意事项：石蜡易燃，应注意防火；不得直接加热熔解，以免石蜡烧焦变质；定期检查加热仪器及电线，失灵及老化的恒温器应及时更换，以免过热引起燃烧；反复使用的石蜡，应定时清洁、消毒、加新蜡，以保证蜡质；治疗时保持空气流通，具备通风设备。

（2）石蜡治疗时的注意事项：根据不同的治疗方法，嘱患者取卧位或坐位；治疗部位清洗干净，如有长毛发可涂凡士林，必要时可剃去；准确掌握蜡的温度，防止烫伤；治疗过程中患者不得任意活动治疗部位，以防止蜡块或蜡膜破裂后蜡液流出而烫伤；治疗过程中，患者如果感觉过烫应及时终止治疗，检查原因并予以处理；皮肤感觉障碍、血液障碍等部位治疗时蜡温宜稍低，骨突部位可垫小块胶布，以防止烫伤；若蜡疗后治疗部位出现皮疹、瘙痒等变态反应，应立即停止治疗，休息观察15min左右，并对症处理。

三、湿热袋敷疗法

湿热袋敷疗法（hot pack therapy）是利用热袋中的硅胶加热后散发出的热和水蒸气作用于机体局部以治疗疾病的一种物理疗法，也称热袋疗法。该疗法具有较好的保温和深层热疗作用，治疗方法简单易行，在国内外广泛应用。

（一）物理特性

湿热袋中装有可塑性硅胶、皂黏土和亲水硅酸盐，这些填充物都具有吸水性。硅胶颗粒中含有许多微孔，在恒温箱中加热时，会吸收大量的热和水分，并释放缓慢。治疗时，将湿热袋置于患部，缓慢释放出热和水蒸气，通过组织传导使皮下组织温度升高，其热效应与其他热源相似，能够产生局部的温热效应，湿热作用可保持30min。

（二）治疗作用

湿热袋主要的治疗作用为湿与热的作用。可使局部血管扩张，血液循环加强，增强代谢，改善营养；增高毛细血管通透性，促进渗出液吸收，消除局部组织肿胀；降低末梢神经兴奋性，降低肌张力，缓解疼痛；软化、松解瘢痕组织和挛缩肌腱。

（三）治疗技术

1. 设备　湿热袋需要用粗帆布或者亚麻布制成不同大小的方形、矩形、长带形，并纵向缝线将其分割成若干条块，类似于子弹袋（图6-5），以适合身体不同部位的使用。两角各缝制一条吊环，以备加热时悬挂与加热温水箱，内装二氧化硅胶颗粒，以及专用恒温箱（图6-6）。

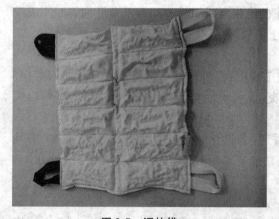

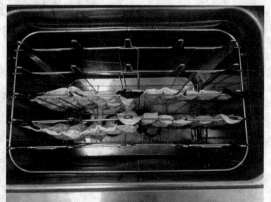

图6-5　湿热袋　　　　　　　　　　图6-6　专用恒温箱

2. 治疗方法

（1）治疗前先向恒温箱放水至 3/4 的容量，加热至 80℃恒温，再将湿热袋悬挂浸入水中，并加热 20～30min。

（2）嘱患者取舒适体位，充分暴露治疗部位，在治疗部位上垫数层干燥毛巾，面积稍大于拟治疗部位。

（3）取出湿热袋，拧出多余水分（以热带不滴水为度），将热袋置于治疗部位的毛巾上，再盖以毛毯保暖。

（4）随湿热袋温度的下降，逐层撤去毛巾至治疗完毕。

（5）每日或隔日治疗 1 次，或每日 2 次，每次治疗 20～30min，15～20 次为一个疗程。

（6）湿热袋在硅胶失效前可反复使用。

（四）临床应用

1. 适应证　主要用于慢性关节炎、瘢痕增生、肌纤维组织炎、关节挛缩僵硬、肌肉痉挛、四肢关节痛、肩背痛、神经痛等。

2. 禁忌证　禁用于感染部位、开放性伤口、严重皮肤病、活动性结核、恶性肿瘤，以及高热、极度衰弱、出血倾向等全身性疾病患者。局部皮肤感觉障碍者慎用。

3. 注意事项

（1）治疗前，检查恒温装置，以保证准确的恒温。

（2）检查水箱内的水量，避免干烧。

（3）检查湿热袋是否有破损，以免加热后硅胶颗粒漏出引起烫伤。

（4）治疗时，注意观察询问患者的反应。

（5）湿热袋过热时增加其与患者体表间的毛巾层数。

（6）不要将湿热袋压在患者身体下进行治疗，以免挤压出袋内的水分引起烫伤。

（7）老年人、局部感觉障碍者及血液循环障碍者不宜使用温度过高的热袋。

（8）意识不清者慎用湿热袋敷治疗。

四、中药熏蒸疗法

中药熏蒸疗法是利用蒸汽作用于身体表面，以防治疾病和促进康复的一种物理疗法，又称中药蒸汽法。此法很多中医书籍中均有记载，常用的方法包括局部熏疗法和全身蒸汽浴疗法。

（一）物理特性

蒸汽能够使局部毛细血管扩张，血液循环加速、细胞通透性加强，使药物成分经皮肤作用于内部脏腑，对肌肤及内脏的多种疾病起到有效的治疗作用。蒸汽疗法能够起到滋养皮肤、调理脾胃功能、增强肾脏功能等作用。熏蒸时选择适当的中药，可起到解表散寒、消肿除湿、温通经络、活血化瘀、调和气血等功效。因此，中药熏蒸疗法可用来治疗多种病症，亦可用于养生保健，作用直接，适应证广泛，无不良反应。

（二）治疗作用

1. 热传导作用　促进新陈代谢，加速血液循环，有利于水肿的消散和吸收，加强巨噬细胞的吞噬能力，具有消炎作用。

2. 机械作用　气流中微小固体颗粒对患处起到按摩、刺激等作用，可降低末梢神经兴奋性，干扰痛觉传导，降低肌张力，软化瘢痕和松解粘连等。

3. 药物作用 配合相应的药物治疗可加强消炎、消肿、镇痛等作用。

（三）治疗技术

1. 全身中药蒸汽疗法 需设单独的蒸汽室，室内包括全身熏蒸仪（图6-7）、浴室及休息室。药物可以按照患者病情而定，操作方法是将配好的药物放入熏蒸仪的药槽中，加水煮沸30min后，嘱患者穿着内衣躺入仪器内，头部暴露。蒸汽温度在40℃左右，治疗时间为20～40min，治疗后患者立即用温水淋浴，在休息室休息1h，同时补充水分，以温度适中的果汁和淡盐水为宜；每日或隔日一次，10～15次为第一疗程，休息两周后可进行第二疗程。

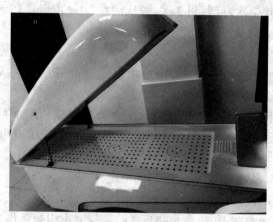

图6-7 全身熏蒸仪

2. 局部熏疗法 适用于口鼻或患部。本法药物通过温热作用渗入局部，有利于药物吸收，优于单纯的蒸汽浴热疗法。

（1）熏蒸法：配好的药物放入熏蒸仪的药槽中，加水煮沸30min，患者将需要治疗的部位直接在蒸汽上熏（腰腿痛活动不利的患者可采取卧位），每次治疗20～40min，每日1次；急性炎症及扭挫伤等患者3～7次为一个疗程；慢性炎症、腰腿痛等患者15～20次一个疗程。

（2）喷熏法：先将药物煎取滤液，放在蒸汽发生器内并加热，将喷出的药物蒸汽直接对准患部体表喷熏进行治疗，每次治疗20min，每日1次。

（3）常用的方药

1）用于腰椎间盘突出症：红花10g，透骨草10g，刘寄奴10g，土鳖虫10g，秦艽10g，革荛10g，川芎10g，艾叶10g。功效：活血化瘀通络。

2）用于慢性关节炎、慢性肌肉劳损、关节功能障碍：桂枝30g，艾叶15g，山川柳15g、细辛15g，仲翁草15g，透骨草15g，威灵仙15g，茜草15g，炙川草乌15g。此方又称为八方逍遥散，上述药量可用2周。

3）用于急性风湿性关节炎、急性扭挫伤：川芎10g，川木瓜10g，鸡血藤20g，牛膝10g，五加皮10g，乌药15g，三桠苦30g，豹皮樟30g，过江龙30g，半枫荷30g，山大颜30g，络石藤30g。以上药方可用20人次，可根据病情酌情增减。

（四）临床应用

1. 适应证 主要适用于风湿性关节炎、腰肌劳损、扭挫伤、瘢痕挛缩、神经衰弱、功能性闭经、营养性水肿等。

2. 禁忌证 严重心血管疾病、高热、癫痫、孕妇、恶性贫血、月经期、活动性肺结核者禁用;年老体弱者慎用。

3. 注意事项 仔细阅读熏蒸仪使用说明,严格按要求操作,调整蒸汽温度适宜,避免过热引起烫伤;严格掌握适应证;治疗室备有急救药品,防止意外发生;治疗时,随时观察询问患者反应,如有不适,立即停止治疗,给予对症处理;治疗后,洗浴室和休息室温度适宜,注意保暖,以防感冒。

4. 慎用 急性扭伤最好在24h后再做治疗;急性炎症者不宜进行治疗,以免炎症扩散。

五、其他传导热疗法

(一) 泥疗法

泥疗法(mud therapy)是采用各种泥类物质加热后作为介体,以浴或湿敷布的形式作用于机体表面治疗疾病的方法。治疗泥的种类有淤泥、泥煤腐殖土、黏土、人工泥等。泥疗法除具有石蜡疗法的温热和机械作用外,同时还含有某些有机物、微量元素等而具化学作用,主要用于保健和治疗一些慢性疾病。

1. 物理特性 治疗泥中主要含有硅酸盐,占泥重量的49%~92%,并含有大量氧化物、磷酸、氯、氟、硫氮等有机物质;由于泥的热容量小,并有可塑性和黏滞性,可影响分子运动而不对流,所以其导热性低、散热较慢、保温性好,能长时间保持恒定的温度;其次,由于泥中含有各种微小砂土颗粒及大量胶体物质,当其与皮肤密切接触时,对机体可产生一定的压力和摩擦刺激,产生类似按摩似的机械作用。另外,泥中尚有一些化学作用和弱放射作用,通过神经反射、体液传导和直接作用对机体产生综合效应。当直径大于0.25mm以上的泥颗粒重量超过10%时,可降低治疗用泥的可塑性和黏滞性。含颗粒大的泥,由于导热性不同,在治疗过程中可导致皮肤损伤。

2. 治疗作用 与石蜡等传导热疗法相同。

(1)温热作用:治疗局部毛细血管扩张,加强血液循环,促进新陈代谢,有利于慢性炎症、水肿、浸润、渗出液和血肿的消散和吸收,松解软化瘢痕及粘连;镇痛解痉。

(2)机械作用:泥类物质比重大,作用于人体时对组织产生压迫作用以及泥的颗粒对皮肤的摩擦作用,可促进血液及淋巴液回流。

(3)化学作用:治疗泥中含有各种矿物质和有机物质,经皮肤吸收或吸附于皮肤、黏膜表面的化学感受器,可对机体产生相应的作用。

(4)其他:泥中的抗菌物质和微量放射性物质能起到一定的杀菌作用。

3. 治疗方法

(1)全身泥疗法:主要有泥浴法和泥敷法两种。

1)泥浴法:将患者浸入用热盐水或矿泉水稀释的治疗泥中,达乳头平面,将头外露,在前额和心区放置冷湿布。泥浴温度34~43℃,每次治疗15~20min,每日或隔日1次,10~15次为一个疗程。

2)泥敷法:指不同形式加热的泥,在床上铺成厚度为4~8cm泥饼,让患者除去衣物躺在泥上,然后用泥涂在患者全身至胸部乳头高度,再依次包裹布单、胶布、棉布或毛毯。泥敷治疗在37~42℃,每次治疗15~20min,隔1~2d治疗一次,10~15次为一个疗程。全身泥疗结束后,用温水洗净,卧床休息30~60min。

（2）局部泥疗法：主要有局部泥疗、泥浴、泥罨包和间接泥疗等。

1）局部泥疗法：根据治疗部位的不同，将加热的泥放到调泥台上搅拌制成比所需温度高1℃的泥饼，置于治疗部位（图6-8）。

2）局部泥浴法：在特制木盆或瓷盆中，用水将泥调稀后，将治疗部位浸入，主要用于治疗手、前臂、足及小腿。

4. 临床应用

（1）适应证：运动系统和周围神经的亚急性和慢性炎症，周围神经损伤后遗症，神经痛、神经炎，瘢痕增生；妇科疾病等。

（2）禁忌证：皮肤对泥成分过敏者，感染性、开放性伤口，周围循环严重障碍，高热，恶性肿瘤，活动性结核，出血倾向；深部放射性治疗者、婴幼儿等。

（3）注意事项：选择符合各项指标的治疗泥，保证治疗泥的质量，准确均匀测泥温，保持泥疗室的温度及湿度，并做好通风。

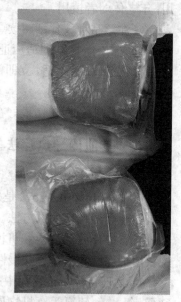

图6-8 局部泥疗法

（二）坎离砂疗法

利用氧化铁与醋酸作用生成醋酸铁时所放出的热能作为热源达到治疗作用的方法，称为坎离砂疗法（图6-9）。坎离砂的制备过程是先将防风、当归、川芎、透骨草四味中药捣碎加醋和水煮沸过滤，然后倒入强火煅烧过的铁末内，搅拌冷却即成。

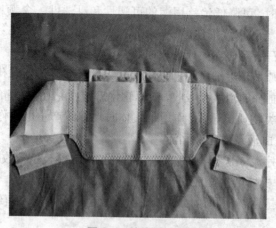

图6-9 坎离砂疗法

1. 物理特性 将坎离砂用2%冰醋酸或食用醋调拌后，最高产热温度87~92℃，热作用持续时间长，温度在70℃以上时治疗时间可长达90~145min，这是其他传导热所不能及的。

2. 治疗作用 主要为热作用加药物作用。温度逐渐升高、达到高点后下降缓慢，使机体对这种温度变化较易适应，从而起到较好的治疗效果。治疗时，局部皮肤温度明显升高，毛细血管扩张，血液循环及物质代谢加强，营养状态良好，周围神经兴奋性降低，有较好的镇痛、解痉、消炎的作用。此外，制备过程中所应用的中药，亦具有活血化瘀、祛风散寒、止痛、消肿等功效。

3．治疗方法

（1）先将坎离砂每 750g 加醋 40ml 的比例倒入容器中，全部润湿后搅拌。

（2）根据患者部位的大小装入布袋中，外层用浴巾或毛毯包好。

（3）患者暴露部位，先放 1～2 层纱布垫，然后将温度已升至 45～55℃的装有坎离砂的布袋放上，再包以棉垫加以保温。

（4）治疗温度为 45～52℃，治疗时间 30～40min，每日 1 次，15 次为一个疗程。

4．临床应用

（1）适应证：四肢关节扭伤，慢性炎症，神经痛，肌纤维织炎，慢性肠炎，腰肌劳损等。

（2）禁忌证：严重心脏病，皮肤感觉障碍者，孕妇腰腹部，活动性结核，恶性肿瘤。

（3）注意事项：若坎离砂最高温度不能达到 70℃时，不能继续使用，否则热作用时间太短；一般反复使用 10～15 次后，随着使用次数增加，产热效应时间延长；治疗前检查患者皮肤是否有无破损、感觉有无异常；治疗时，应密切观察患者情况，由于布袋中的坎离砂温度可逐渐上升，须经常测量治疗局部温度，如超过治疗温度可增加纱布垫厚度，以防烫伤。治疗过程中，患者和工作人员须戴口罩，防止吸入金属灰尘。

（三）热气流疗法

热气流疗法是利用强烈干燥热气作用于治疗部位或全身来防治疾病和促进康复的一种物理疗法，又称干热空气疗法。

1．物理特性 干空气随着温度升高，密度逐渐降低，导热系数增加；又由于干空气其特点是不含水分。因此，在治疗过程中患者更易耐受高温治疗。

2．治疗作用

（1）使毛细血管扩张、血液循环加速、细胞通透性加强；有利于血肿的吸收，加速水肿消散。

（2）促进新陈代谢，加强巨噬细胞的吞噬能力，具有消炎作用。

（3）软化松解瘢痕及肌腱挛缩的作用。

（4）降低末梢神经兴奋性，降低肌张力，解痉镇痛。

（5）热气流治疗机具有连续、间断两种工作模式。间断模式下，可以进行关节功能训练，增加关节活动度。

（6）有些干热介质对皮肤有一定的脱敏作用。

3．治疗技术

（1）局部热气流疗法：小范围的病变部位可用手枪式热吹风机，距治疗部位 10～20cm，热气流以患者耐受为限。大范围的病变需要用特制的热气流治疗仪，治疗操作如下：

1）开机后预热待机

预热模式：在主电源开关开启状态下，2h 后这个模式将被自动激活，将风速设置为 50%，治疗时间 30min，预热悬浮颗粒。

待机模式：能够自动切断预热模式或者在治疗定时结束后使用。在待机模式下，风速保持不变，治疗温度波动在上下 3℃范围内。

2）设置治疗参数

时间：每次治疗 10～20min。

温度：一般治疗温度从 40～45℃开始，随着患者对热的耐受性提高，可逐渐提高温度。

风速：根据治疗需要调整风速：风速范围5%～100%可调。

模式：根据治疗需要选择脉冲模式：调整治疗 - 间歇周期。

3）固定治疗套：将患者放入治疗套内，并将袖带绕紧，以免悬浮颗粒溢出，再将患者放入治疗室内。

4）治疗频率和疗程：根据设定的治疗参数进行。每天1次，20～30次为一个疗程。

（2）全身热气流疗法：本法采用特制的全身浴箱，向浴箱内通入大量的干热空气，即可进行全身治疗。为了保持箱内空气干燥，避免空气在闭塞的空间内迅速被人体散发的蒸汽所湿润，应使箱内保持足够的通风。治疗温度和时间与局部热气流疗法相同，根据不同患者的耐受程度进行温度调整。治疗频率每天1次。

4. 临床应用

（1）适应证：类风湿关节炎，皮肤过敏，局部疼痛，关节僵硬，肌肉痉挛，水肿等。

（2）禁忌证：皮肤感觉障碍者，急性炎症部位，禁止热疗的病变部位，局部开放性创伤，恶性肿瘤，心功能不全者，不明确病因或未被确诊的局部疼痛。

（3）注意事项：治疗前仔细阅读热气流治疗仪的使用说明，严格按其要求进行操作，调整好适宜温度，以免过热引起烫伤。治疗过程中，随时观察询问观者反应，若患者出现心慌、头晕、恶心等不适症状，应立即停止治疗，给予静卧等对症处理。进行局部热气流疗法结束后，移出患肢的同时，将治疗套封口，避免悬浮颗粒泄漏；定期清洁风口过滤器、每周对所有治疗套进行清洁处理；定期对悬浮颗粒进行更换，一般每2年更换1次。进行全身热气流疗法时，应使浴箱内保持足够通风，以保持箱内空气干燥。

（四）沙浴疗法

将清洁的干海沙、河沙作为介质，加热后作用于机体以达到治疗目的的一种方法，被广泛用于位于海滨和有沙地条件的疗养地。

1. 物理特性　沙由二氧化硅、三氧化二铁、三氧化二铝、氧化钙、氧化镁、钠盐、镁盐等物质组成。热容量为0.22～0.32cal，导热系数约为0.3097～0.3218，比重2.67。由于海沙中含钠盐、镁盐较多，因而吸湿性较大，干燥时间较长。

2. 治疗作用　本法具有温热和机械的综合作用，可增强机体代谢过程，促进排汗、加快呼吸和脉搏、加速骨骼生长。

3. 治疗方法　用筛子筛选直径在0.25mm左右的沙粒，使用前洗净、晒干备用。这样的沙粒既能避免小颗粒形成的灰尘，又能防止沙粒太大引起的皮肤损伤。利用日光将沙加热到40～45℃，在夏天日光充足、无云的情况下可用这种方法加热。也可利用特殊的装置，用热水、蒸汽或锅使沙加热到40～55℃。治疗时，患者躺在加热后的沙土上进行治疗，暴露胸部和头部，每次治疗时间为30～90min。治疗结束后进行温水浴，于阴凉处休息20～30min离去，每日或隔日1次，15～20次为一个疗程。也可将需要治疗的部位置于加热过的沙上，沙子温度不超过52～55℃，每日或隔日1次，每次30～60min，结束后温水冲洗，30次为一个疗程。

4. 临床应用

（1）适应证：关节炎、软组织撕裂伤、关节损伤、神经痛、慢性盆腔炎、慢性肾炎、骨折等；全身沙浴疗法还适用于需引起大量出汗、增强代谢者。

（2）禁忌证：急性炎症、高热、心力衰竭、活动性结核、肿瘤及出血倾向等患者禁用；体质虚弱者慎用。

（五）地蜡疗法

1．物理特性 地蜡是从石油中分离出的蜡状固态或液态的混合物。由纯地蜡、石蜡、矿物油固体碳氢化合物、树脂等构成，导热性较小，其温热效能优于淤泥和石蜡。地蜡有良好的可塑性，加热熔解的地蜡冷却凝固后能使体积缩小15%。

2．治疗作用 与石蜡相同，地蜡以其温热作用、冷却时体积缩小的机械作用和其所含有的化学物质共同作用于人体，从而起到综合治疗作用，改善局部血液循环、促进水肿炎症消散、解痉止痛，促进上皮组织生长、创面愈合，软化松解瘢痕及肌腱挛缩等。

3．治疗方法 除了地蜡需要加热至70～80℃外，地蜡的加热、清洁、消毒、重复使用与石蜡疗法基本相同。医用地蜡不应有水分，溶化时出现噼啪声，表明蜡中有水分，需进行脱水处理，将地蜡加热至100℃以上时进行搅拌至泡沫消失。治疗方法与石蜡相同。

4．临床应用 主要用于治疗皮肤疾病，并可治疗痉挛性结肠炎、血管痉挛以及其他痉挛性疾病。地蜡治疗的其他适应证、禁忌证及注意事项与石蜡疗法相同。

（六）化学热袋疗法

化学热袋疗法是指利用醋酸钠等化学物质在冷却结晶过程中释放出的热量作用于机体，以治疗疾病的方法。

1．物理特性 醋酸钠结晶过程的速度恒定，能缓慢均匀的放出热量。开始30min内，温度可达60℃左右，以后逐渐下降到50～55℃，并保持5～6h。热袋可重复使用。

2．治疗作用 主要利用温热作用。化学热袋产生的温热作用，相对比较恒定和持久，可以起到改善局部血液循环、缓解肌肉痉挛、减轻局部疼痛的效果。

3．治疗方法

（1）制备：按90.5%醋酸钠、3%甘油、2%硫酸钠晶体、4.5%无水硫酸钠的比例混合装入不透水的胶袋中密封。放入沸水中加热10～15min，待结晶熔化后取出即可使用。

（2）治疗：将制备好的化学热袋置于患部，每次治疗时间为20～30min，每日或隔日1次。

4．临床应用

（1）适应证：适用于慢性炎症、瘢痕增生、纤维粘连、肌肉痉挛、神经痛、骨关节病等。

（2）禁忌证：开放性伤口、治疗部位感染、恶性肿瘤、出血倾向、活动性结核、高热、严重循环障碍者、极度衰弱、治疗部位严重皮肤病等。局部皮肤感觉障碍者慎用。

案例分析

1．康复训练计划

（1）筋膜释放技术：手法松解上斜方肌及肩关节前方筋膜。

（2）MWM手法治疗：调整肩胛骨位置同时主动前屈及外展肩关节。

（3）肩胛骨稳定性训练：肩胛下肌、菱形肌肌力训练。

（4）物理因子治疗：微波、蜡疗等改善局部循环，缓解疼痛。

2．传导热疗法中主要可以采取蜡疗（蜡饼法）进行局部的热敷治疗。

第二节 冷 疗

患者，女性，30岁。主因"穿高跟鞋不慎摔倒伴右踝关节肿胀疼痛1h"就诊。

体格检查：右踝关节肿胀明显，局部皮肤青紫，皮温高，局部有明显压痛，关节活动受限。

辅助检查：踝关节X线片：踝关节无明显脱位，无骨折。

思考

1. 该患者的初步诊断是什么？
2. 如何制订治疗方案？

一、概述

冷疗法（cold therapy）是应用比人体温度低的物理因子（冷水、冰块、冷气体等）刺激皮肤或黏膜以治疗疾病的方法。冷疗法历史悠久，我国古代就有利用冰雪止血、止痛及消肿的记载。民间也常用冷水敷后枕部治疗鼻出血。本疗法简单、安全、有效。临床应用广泛，在外科、皮肤科、口腔科等都有应用，并取得良好的临床效果。

二、物理特性

冷疗法可分为局部冷疗法和全身冷疗法。温度通常为0℃以上、低于体温，通过寒冷刺激引起机体发生一系列功能改变，作用深度通常能达到皮下5cm。冷疗的主要材料是水和冰，水在1atm（101kPa），温度在0℃以下时为固体（冰），0℃为水的冰点，0～100℃为液态。水的热容量大，导热能力也很强，能与身体各部位密切接触，是传递冷热刺激极佳的一种介质。

三、基本原理

冷刺激作用于人体皮肤或黏膜后，通过直接刺激作用和神经体液反射作用，引起人体局部组织或全身功能的变化，从而达到治疗的作用。不同治疗时间及治疗方法，对机体产生的生物作用亦不同。

（一）局部组织温度下降

皮肤的冷觉感受器数目比热觉感受器多，因此对冷刺激较为敏感。冷刺激躯体可使组织温度下降，如冰袋放在人体腓肠肌部位，可使局部皮肤温度降低22℃，皮下组织温度降低13℃，肌肉温度降低10℃左右；腹部冰敷30min可使腹膜间区温度下降4～8℃。

（二）对血液循环的影响

冷刺激具有强烈的收缩血管的作用。作用于局部组织后，通过轴突反射可立即引起表层血管收缩，血管通透性降低，渗出减少，起到减轻和预防局部水肿的作用。当皮肤冷却到8～15℃可使血管收缩力消失，小静脉和毛细血管扩张，导致血流淤滞，皮肤发绀变冷。寒冷刺激引起的血管反应和代谢抑制，对急性创伤性或炎症性水肿及血肿消退有良好的作用。短时间的冷刺激后，受刺激部位的血液循环得到改善，出现反应性充血、皮肤发红、皮温升高，可防止局部组织因缺血而导致的损伤。例如，用冰袋短时间外敷于下肢静脉曲张患者的膝关节，可改善静脉血液回流，但应避免因冷作用时间过长导致的静脉血液淤滞。

（三）对代谢的影响

本疗法可使局部组织代谢降低，耗氧量减少，代谢蓄积产物减少。

（四）对神经系统影响

瞬时或短时的冷刺激会引起机体的兴奋性反应，如用冷水喷射头部，可帮助昏迷患者苏醒。而持续的冷刺激则使机体的兴奋性降低，当皮肤感受器受到持续的冷作用时，首先引起神经兴奋，接着抑制，最后麻痹，使肢体暂时丧失功能。持续低温使感觉神经和运动神经的传导速度减慢，这可能与寒冷对神经膜的直接影响、ATP 失活 / 皮肤感受器的传入冲动受到抑制有关，从而起到镇痛、解痉、麻醉的作用。

（五）对消化系统的影响

腹部冷敷 4～18min 后，会引起胃及大部分胃肠道反射活动增加，胃液及胃酸增多。饮用冷水时，胃血流量降低，胃酸、胃液分泌减少，胃蠕动减慢，胃排空时间延长。胃出血或上消化道出血时，可在病灶部位进行冷敷。

（六）对肌肉的影响

短时间冷敷，对肌肉有兴奋作用，可促进骨骼肌收缩；长时间冷刺激，可使肌梭传入纤维、α- 运动神经元、γ- 运动神经元的活动受到抑制，使骨骼肌的收缩期、舒张期、潜伏期延长，降低肌张力及肌肉收缩能力，因此起到缓解肌肉挛缩的作用。

（七）对炎症和免疫反应的影响

冷疗法可以促进局部组织血管收缩，降低组织代谢，抑制血管炎性渗出和出血，并可以缓解疼痛。因此冷刺激对急性炎症有着较好的治疗作用；但是，对亚急性炎症患者可能造成局部组织损坏。局部冷疗可以降低炎性介质活性，对类风湿关节炎、寒冷性荨麻疹患者有一定的治疗效果。

四、治疗作用

（一）镇痛

冷疗使局部血管收缩，减慢神经冲动传导，减少神经终板兴奋，疼痛阈值提高，降低神经末梢敏感性，从而缓解疼痛；常用于治疗牙痛和急性损伤早期。

（二）减轻局部充血和出血

冷疗使血管收缩，血流减慢，血液黏稠度增加，血小板聚集；常用于鼻出血、扁桃体摘除术后和局部软组织损伤的早期。

（三）消炎

冷疗使局部温度降低，抑制、微生物的生长代谢；常用于急性炎症早期。

（四）减少继发损伤

冷因子作用于躯体可使各种组织的温度下降，降低化学反应速度，降低细胞代谢，降低细胞对氧的需求，减少自由基的产生。因此，在相对缺氧的环境下冷疗可以减少组织细胞的继发损伤或坏死。

五、治疗技术

（一）设备

冷疗常用设备有冷疗机、冷疗制剂及浴桶、浴盆、毛巾、水袋、冰水、冰块、冰敷袋等（图 6-10，图 6-11）。

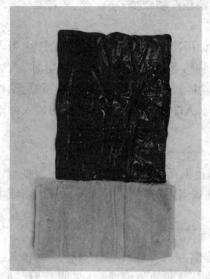

图 6-10　冰敷袋及毛巾

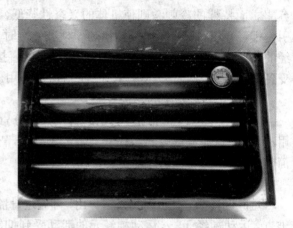

图 6-11　冷疗机

（二）治疗方法

1. 冷敷法　是常用的冷疗方法，一般有以下几种方法：

（1）冰敷袋法

1）普通冰袋法：冰袋中灌入冰水混合液体，敷于患部。治疗时间一般 10～20min，具体可根据病损的范围和深度而定，最长不超过 24～48h，如持续高温的冰敷降温。

2）化学冰袋法：采用高分子材料制成，有高效蓄冷，降温在 -3℃低温下，仍保持良好的弹性，可保存在冰箱的冷冻室，冷冻几小时即可使用，取出放置身体需要的部位（图 6-12），如冰袋太凉，可加绒布套包裹。

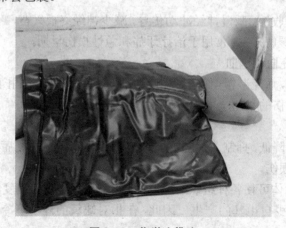

图 6-12　化学冰袋法

（2）冷湿敷布法：将毛巾放入混有冰块的冷水中完全浸透，拧去多余水分，将毛巾敷于患处，每 2～3min 更换一次毛巾，全部治疗时间为 20～30min。此法适用于大面积受累的痉挛或疼痛性肌痉挛。

（3）冰贴法：此法适用于小范围的疼痛性肌肉肌肉痉挛或急性扭伤，用于轻度疼痛、水肿或出血，进行治疗时及时观察患者皮肤，切记不能引起皮肤的凝冻。

1）直接冰贴法：将冰块直接放在治疗部位上，此方法刺激强烈，治疗时间不宜过长，一般为 5～10min。

2）间接冰贴法：将冰块隔着衬垫（如毛巾）放在治疗部位上，避免冰块骤然刺激，使皮温缓慢下降，治疗时间为 20～30min（图 6-13）。

3）冰块按摩法：用冰块在治疗部位来回摩擦移动，治疗时间可比直接冰贴法稍长，为 5～15min。

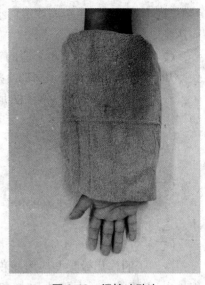

图 6-13　间接冰贴法

2．浸泡法　将需要治疗的部位浸泡于冷水或冰水中，冷水温度为 0～15℃。

（1）局部冷水浴：主要适用于指、手、肘、足等关节病变以及偏瘫患者上下肢肌肉痉挛等治疗。将所需治疗的部位直接浸泡于冰水中（0～5℃），开始患者会有痛感，首次浸入 2～3s，然后将患者肢体取出擦干，进行主动或被动活动，体温恢复后再浸入冰水中，浸入时间逐渐增加至 20～30s，反复进行，总治疗时间为 4～5min。本法能减轻疼痛，缓解痉挛，恢复肢体运动能力。治疗蛇咬伤、虫咬伤，治疗时间需延长至 12～36h；治疗烧伤需 1～5h。

（2）全身冷水浴：主要适用于全身性肌痉挛的患者，浴后可以缓解痉挛，有利于进行主被动活动，还可用于无力性便秘、肥胖症、关节病变。患者在冷水中短暂浸泡，水的温度根据病情而定（表 6-3），浸泡时间以患者出现冷反应为准（如寒战），浸泡时间逐渐增加，首次一般浸泡 1min 左右，以后可逐渐增加到 3～10min。

表 6-3　常用冷水浴温度范围

温度感觉	温度范围（℃）
凉	19.0～27.0
冷	13.0～18.0
寒冷	0.0～12.0

3．冷喷射法　主要适用于四肢关节、烧伤创面等表面凹凸不平和范围较大的病变部位，对降低疼痛性肌肉痉挛和扳机点脱敏有效。本法利用喷射装置将冷冻剂或冷空气（−15℃以下）直接喷射于病变部位，使局部组织温度降低，喷射时间因病情而定，最短治疗时间为 20～30s，最长可持续 15min。比较常用的是间隔喷射法，使用氯乙烷喷射治疗，间距 20～30cm，每次喷射 3～5s，间隔 30s 至 1min，一次治疗反复喷射 3～10 次，治疗过程中注意患者皮肤反应。

4．循环冷敷法　利用循环冷却装置进行治疗。

119

（1）体外法：是用金属或塑料小管制成盘状或鼓状置于体表，冷水或冷却剂在管内循环而达到制冷目的。

（2）体内法：是用大小合适的管子连接一球囊，置于体腔内，再从管子中通以冷水而达到冷却治疗目的，如胃肠道局部冷疗。

5. 灌注法和饮服法　灌注法是用冷水注入体腔内，如冰水灌肠、冰水冲洗阴道；饮服法如饮用冰水等。

六、影响因素

（一）治疗方法

分湿干两大类。由于水的传导能力比空气强得多，因此使用干冷法的温度比湿冷法低，才会达到治疗效果。

（二）应用面积

冷因子的作用效果与应用面积的大小有关。应用面积越大，产生的效应越强；应用面积越小，效应越弱。面积过大时，机体耐受性差，容易引起全身反应。

（三）治疗时间

冷因子需要一定的时间才会产生效应，冷效应随着时间延长而增强。但应用时间过长，会发生继发效应，反而抵消治疗效果，还可以引起不良反应。

（四）治疗部位

选择部位不同，所达到的治疗效果也不同。手和脚皮肤较厚，对冷刺激的耐受较强；躯体的皮肤较薄，对冷刺激较敏感。高热患者降温时，常选用较大动脉处冷疗；局部出血或有炎症者，为减轻局部充血和出血或抑制炎症化脓，可选用局部冷疗。

（五）温度差

温度与体表温度相差越大，机体对冷刺激的反应越强烈；反之则对冷刺激反应越小。其次，环境温度也可影响冷效应。

（六）个体差异

应结合患者的具体情况，不同的机体状态、精神状态、年龄、性别、局部皮肤对冷的耐受力也有所差异。

七、临床应用

（一）适应证

1. 各种创伤急性期　用于运动损伤早期的水肿、出血、疼痛的急救处理以及恢复期消肿止痛。

2. 疼痛和痉挛性疾病　用于颈椎病、偏头痛、落枕、急性腰痛、痛经、截肢后的残端痛，以及创伤痛、肢体肌肉痉挛、瘢痕灼痛等。

3. 各种急性炎症早期　如疖肿、丹毒、蜂窝织炎等。

4. 神经系统疾病　脑血管患者出现假性延髓性麻痹时，可用冰块刺激口周围、舌两侧及软腭等处，改善患者吞咽及发音功能。

5. 烧伤烫伤的急救治疗　主要适用于面积在 20% 以下、Ⅰ～Ⅲ度热烧伤，四肢部位烧伤、烫伤应用冷疗效果更好，可在损伤早期冰水浸泡损伤部位。

6．内脏出血　用体内循环冷敷法对出血部位进行局部冷疗,可以有效控制出血。

7．末梢血管疾病　如动脉闭塞早期、冻疮、外伤性血管运动障碍、急性浅表性静脉炎等。

8．其他　如高热、中暑的物理降温;局限性急性皮炎及瘙痒症;扁桃体术后喉部水肿;对由冷空气引起的支气管哮喘、寒冷性荨麻疹等可用冷疗进行脱敏。

（二）禁忌证

1．对于血栓闭塞型脉管炎、雷诺病、严重高血压病、心脏肾功能不全、动脉硬化、冷变态反应者、冷过敏者、致冷血红蛋白尿者、局部血液循环障碍、皮肤感觉障碍、言语认知功能障碍者慎用。末梢循环不良者禁忌冷疗。

2．禁用冷疗部位

（1）心前区禁用,以防止出现反射性心律缓慢、心房、心室颤动及房室传导阻滞。

（2）枕后、耳郭、阴囊等部位禁用,由于皮肤薄,血液循环量少,易引起冻伤。

（3）腹部慎用,以防止出现腹泻。

（4）足心禁用。以防反射性末梢血管收缩,影响散热或引起一过性冠状动脉收缩。

（三）注意事项

1．掌握冷疗温度,治疗前向患者说明治疗时的正常感觉以及可能出现的不良反应,说明治疗作用,缓解患者紧张情绪。

2．治疗时掌握治疗时间,密切观察治疗部位的皮肤反应,防止因过冷出现冻伤。

3．进行冷疗时,对非治疗部位要进行保暖,治疗过程中患者出现明显冷痛或寒战、皮肤水肿、苍白时应立即停止治疗,并采取提升温度的措施。

4．冷疗达一定深度时,会引起局部疼痛,一般不需要处理,但患者反应强烈,甚至由于疼痛而致休克者,需要立即停止治疗,予以卧床休息及全身复温。

5．喷射法禁用于头面部,以防止造成眼、耳、呼吸道等器官损伤。

案例分析

1．该患者为青年女性,经常穿高跟鞋,人体负重力线显著改变,身体重心前移,足尖负重较大,地面一旦不平,重心不稳容易摔倒,对肌肉和关节都会造成损伤。查体:右踝关节肿胀明显,局部皮肤青紫,皮温高,局部有明显压痛,关节活动明显受限。X线片排除了关节脱位及骨折,目前主要考虑踝关节扭伤。

2．治疗方案　予以休息、冰敷、压迫和包扎、抬高处理。冰敷可使局部毛细血管收缩,组织水肿消退,起到止血消肿止痛的作用。选择冷疗时,尽量选取冰水混合物,放在塑料袋中,放在疼痛部位,每次敷20～30min,在48h内通常2～3h冰敷1次。

（郄淑燕　张　影）

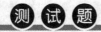

1．泥疗法治疗作用是什么?

2．简述蜡饼法的操作过程。

3．试述湿热袋敷疗法的操作方法。

4．冷敷的治疗目的是什么？

5．冷疗法的适应证是什么？

6．简述冷疗法的注意事项。

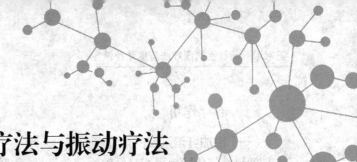

第七章 间歇性气压疗法与振动疗法

第一节 间歇性气压疗法

案例导入

患者，男性，47岁，因"右侧肢体乏力伴言语功能障碍2个月余"入院。

体格检查：言语欠清晰，计算力、理解力、空间定向力、记忆力、判断力能力不同程度下降。右侧BRSS评价（上肢-手-下肢）：Ⅱ-Ⅱ-Ⅳ期；右手肿胀和疼痛，端坐位静态平衡Ⅲ级，不能维持站立平衡。MBI评分49分。

辅助检查：头颅CT示左侧基底核区脑出血并脑疝形成。

诊断：①脑出血恢复期；②左颞顶部颅骨去骨瓣减压术后；③肩手综合征1期。

目前主要功能障碍：右侧偏瘫，言语障碍，站立平衡障碍，ADL重度依赖。

思考

1. 患者的康复目标包括哪些？

2. 患者的治疗方案包括哪些？

一、概述

间歇性气压疗法（intermittent pneumatic compression, IPC）是采用气压袋对肢体有规律地反复压迫和松弛，从而深度按摩肌肉组织，挤压血管瓣膜促使血液与淋巴回流，重建局部的血液循环，达到治疗疾病的方法。间歇性气压治疗设备为气袋式治疗装置。在国外是20世纪60年代开始出现，70年代逐步定型的一种疗法。20世纪90年代后，随着微电脑技术日趋普及，间歇性气压治疗设备有了较大的改进，仪器变得轻巧、精确和易于操作，临床适用范围逐渐扩大，呈现越来越好的应用前景。

二、基本原理

间歇性气压疗法利用机械手段对肢体间歇加压，加压时可使肢体静脉血管尽量排空，减压时静脉血液自动回流，增加静脉血流速度，减少血液淤滞的成分，并形成脉动流，从而达到促进肢体血液循环，进而改善全身血液循环状况的目的。

三、治疗作用

（一）增加纤溶系统的活性

间歇性气压治疗可增加纤溶系统的活性，刺激内源性纤维蛋白溶解活性。其机制可能与减少纤维蛋白溶酶原活化素抑制因子 -1，使组织型纤维蛋白溶酶原活化素的活性增加有关。

（二）提高组织液静水压

人体组织液静水压正常约为 1.33kPa，肢体受到外界加压时，经组织间压力传导，可使组织液静水压可提高到 6.67kPa 以上，从而产生克服毛细血管内压及组织间胶体渗透压的作用，促进组织间液向静脉及淋巴管内回流。

（三）促使静脉血和淋巴液回流

由于肢体软组织创伤初期常需要肢体制动以有利于创伤愈合，但这种制动也同时造成了肌肉收缩的减少，使肌肉对静脉的唧筒作用丧失。间歇性气压治疗过程中，套在肢体上的气囊，由肢体远端向近端序贯性地充气及排气产生挤压、放松的效果，有利于血管的扩张和再通，肢体动脉侧支和吻合支开放增加，远端供血、供氧增加，适当保压时间下，血管顺向流量的增加明显大于反向流量的增加。这种压力由肢体远端向近端产生梯度式的压力差，从而使静脉血和淋巴回流，有利于肢体水肿的消退。

（四）预防血栓形成

间歇性气压治疗过程中，加压时使小腿静脉血管排空，减压时静脉血液自动回流，增加静脉血流速度，减少血液淤滞的成分，减少血栓的形成。刘萍等研究发现，术中使用间歇性气压治疗能较对照组降低血小板计数和纤维蛋白，延长活化部分凝血活酶时间和凝血酶原时间，缩短凝血酶凝固时间。证实术中使用间歇性气压治疗能改善静脉凝滞和高凝状态，有效预防血栓形成。

研究显示，使用间歇性气压治疗后可使下肢静脉排血量增加 23%，血流速度增加 77%±35%，在充气加压期间血流速度有短暂时间为零，提示静脉排空良好。治疗后血中纤维蛋白降解产物和纤维蛋白原降解产物显著增加，复合物也显著增加，而优球蛋白溶解时间明显缩短，PAI-1 也减少，股静脉血流量明显增加，停用后上述结果迅速恢复到原来水平。有一组研究数据显示在预防术后静脉血栓形成方面与低分子肝素的预防效果相近。

（五）减轻水肿后的继发效应

间歇性气压治疗过程中，血流速度增大，流经局部的血流量增加，从而增加了氧和其他营养成分的供给，促进新陈代谢，增强单核 - 吞噬细胞系统吞噬功能，促进渗出液的吸收，加速病理产物的代谢和排泄，具有消除肿胀、改善关节活动范围、促进溃疡愈合及非细菌性炎症的消炎止痛作用。

（六）对偏瘫、截瘫患者的影响

偏瘫、截瘫及其他长期卧床的患者，因血流缓慢，肌肉张力低下，极易发生下肢深静脉血栓，甚至因预防不当可能会导致心肺等重要器官栓塞而危及生命。间歇性气压治疗过程中，反复压迫和松弛，从而深度按摩肌肉组织，促进静脉血液和淋巴回流，对预防深静脉血栓防治肢体肌肉萎缩有重要意义。

（七）对糖尿病足的影响

间歇性气压治疗过程中，在加快静脉血液和淋巴组织液回流的过程中，可迅速地将淋巴液及静脉血液驱向肢体近心端，减低了肢体组织内压力，在气体排空的时间内，动脉供血迅速增强。这样可迅速改善肢体组织的供血供氧，并使代谢产物和炎性致痛物质得以清除，更加有利于下肢动脉缺血患者的康复。

（八）对术后疼痛的影响

手术导致组织创伤及机体受到伤害性刺激，组织细胞释放大量的炎性致痛物质，如缓激肽、组胺、白三烯等，这些物质即可激活感受器产生痛觉。间歇性气压治疗通过加压和减压，可显著增加静脉血流速度，减轻因周围神经血管病变导致的血液淤滞，促进下肢静脉血液循环，改善肢体组织供血供氧的目的，从而起到缓解疼痛症状的作用。

四、治疗技术

（一）仪器设备

间歇性气压治疗仪为气袋式治疗装置。由主机（气泵和控制系统）、导气管道和上肢气囊（图7-1）和下肢气囊（图7-2）四部分组成。根据型号不同，目前厂家生产的有4~12腔不等的气袋治疗设备，每腔压力为0~180mmHg可调，采用梯度加压的工作方式，腔的数量越多，分级加压层次越多，对于逐级加压越有利。每腔压力可单独设定，如遇伤口处不宜加压，可根据患者情况关闭相应腔室。气囊由2层尼龙或塑料制成不同形状及不同大小的袖套或腿套，可作用于上下肢，有些设备可选配髋部套筒。同时可选择多种工作模式，单独设立各气囊充气的顺序及压力，即可完成由远心端向近心端的顺序循环加压治疗，必要时亦可完成由近心端向远心端的反向顺序循环加压治疗。一次充气、排气的周期为12~14s。

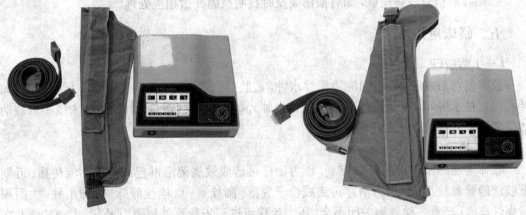

图7-1　间歇性气压治疗仪：上肢气囊　　　图7-2　间歇性气压治疗仪：下肢气囊

（二）操作方法

1．治疗前向患者宣教相关治疗情况及可能的感受。

2．检查患者治疗部位皮肤完整性及感觉，测定治疗肢体周径，测量血压。

3．患者采取坐位或仰卧位，把大小合适的气囊套在患肢上，调整舒适后并将搭扣和拉链完全地拉上。

4．将主机电源插头插入电源插座，将导气管按顺序插在气囊接口上，打开电源开关，电源指示灯亮。

5．根据患者的病情在仪器控制面板上选择适用的治疗模式、压力和时间。末端压力可设定在 13.3～17.3kPa（100～130mmHg）选择，其他各节段压力由电脑控制相应递减，也可以人为手动调节。

6. 按下开始运行按钮，运行指示灯亮，开始治疗。

7. 根据患者的情况，有伤口的部位要关闭相应的腔室。

8. 治疗结束后，将各部分的空气充分排出后取下气囊套，检查皮肤、血压和肢体周径等，关闭电源。

9. 20～30min/ 次，1～2 次 /d，6～10 次 / 疗程。

（三）注意事项

1. 查阅患者一般情况，根据患者病史和辅助检查进行综合评估，排除禁忌证。

2. 治疗前检查设备是否完好及确认患者衣物平整并排除异物，否则会造成肢体损伤。

3. 每次治疗前应检查患肢，如有未结痂的溃疡或压疮应加隔离保护后再行治疗，如有新鲜出血伤口应暂缓治疗。

4. 治疗过程中，注意观察患肢肤色变化情况，并询问患者感觉，根据情况及时调整治疗剂量。

5. 治疗前向患者说明治疗作用及治疗感受，让患者解除顾虑并配合治疗。

6. 对老年、血管弹性差者，治疗压力可从低值开始，治疗几次后逐渐增加至所需的治疗压力。

7. 治疗不要超过 30min，下次治疗时至少间隔 3h 以上，否则会导致肌肉损伤。

8. 治疗前及治疗结束在打开拉链时，要注意避开肢体皮肤或衣物不要被夹住。

9. 治疗后检查肢体皮肤，如有损伤需及时找明原因并做相应处理。

五、临床应用

（一）适应证

肢体创伤后水肿，淋巴回流障碍性水肿，截肢后残端肿胀，复杂性区域疼痛综合征（如神经反射性水肿、脑血管意外后偏瘫肢体水肿），静脉淤滞性溃疡，对长期卧床或手术被动体位者预防下肢深静脉血栓形成。

（二）禁忌证

肢体重症感染未得到有效控制，压力治疗可造成致病菌沿淋巴或静脉回流传播；近期下肢深静脉血栓形成，压力治疗可造成栓子脱落；肺栓塞；血栓性静脉炎；肺水肿；大面积溃疡性皮疹；严重主动脉瓣关闭不全，压力治疗可进一步导致外周阻力增高；主动脉瘤及夹层动脉瘤；各种心律失常；植入心脏起搏器；缺血性血管疾病；严重外周神经病；年老体弱或孕妇；骨肿瘤；骨关节结核等患者。

▼ 案例分析

　　1. 康复目标　改善语言功能，立位平衡达到 3 级，完成社区功能独立性步行，提高日常生活活动能力。

　　2. 间歇性气压治疗方案　该患者处于脑卒中恢复期，除了进行常规的 PT、OT、ST治疗外，患者诊断肩手综合征Ⅰ期，表现为局部肿胀，皮肤皱纹消失，水肿处于柔软膨隆，向近端止于腕关节,手部关节活动度受限,被动活动时出现疼痛,如果治疗不及时,可能导致手部肌肉萎缩和挛缩畸形,甚至永久性残疾。可以介入间歇性气压治疗缓解右上肢肿胀和疼痛。治疗前检查一般情况和各项生命体征,排除禁忌证,并向患者宣教该项治疗的感受和注意事项。治疗时取仰卧位,将上肢套上一次性隔离套放入压力套中,根据患者实际病情选择不同的治疗模式对患侧肢体进行充气加压,压力以患者舒适并可以耐受为宜,一开始压力可设定在 30~50mmHg,根据患者情况逐渐提高压力,其他各节段压力由电脑控制相应递减,也可以人为手动调节。30min/ 次,1 次 /d,6d/ 周,连续治疗 2 周。治疗过程中注意观察患肢肤色变化情况,并询问患者感觉,根据情况及时调整治疗剂量。

（廖曼霞　廖麟荣）

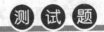

1. 简述间歇性气压疗法的注意事项。
2. 简述间歇性气压疗法的禁忌证。
3. 患者,女性,50 岁,诉右侧乳腺癌根治术后右上肢肿胀半月。查体:右乳腺癌根治术切口愈合良好,无压痛,右上臂肿胀、疼痛,活动时加重。诊断为右乳腺癌根治术后右上肢淋巴水肿。请针对患者病情给予对症的治疗方案。

第二节　振动疗法

案例导入

患者,男性,65 岁,主因"左侧肢体活动不利 4 个月余"入院。

体格检查:老年男性,神清,言语欠流利,听理解差,复述可。左上肢肌力 2~3 级,左上肢屈肘肌张力 2 级,左肩关节活动受限。左下肢肌力 1~3 级,肌张力正常。右侧肌力、肌张力正常。左侧肢体 Brunnstrom 分期(上肢 - 手 - 下肢):Ⅲ-Ⅱ-Ⅱ期。坐位平衡 2 级,站立平衡 1 级,ADL 部分自理。

辅助检查:头颅 CT 示右侧额颞交界区、基底核区、小脑半球多发性脑梗死。

诊断:右侧多发性脑梗死。

目前主要功能障碍:左侧偏瘫、经皮质混合性失语、坐立位平衡障碍、ADL 部分自理,交通困难。

思考

1. 患者的康复目标包括哪些?
2. 患者的治疗方案包括哪些?

一、概述

振动是一种十分普遍的物理现象,表示机械系统中的振荡,由频率和振幅组成。不论是一种结构或是某种物体的运动，还是作用于机械系统的波动力，从广义上说都属于振动范畴。各种机械设备、人体等都可以看成一种结构物。其振动可统称为结构振动，在特定的情况下也可用"机械振动"这一术语。结构振动在生活中经常遇到，如心脏搏动、发声时声带振动等。学习的目的在于了解各种振动现象的机制，掌握振动的基本规律，从而设法有效地消除或隔离有害的振动，防止或限制振动可能产生的危害，同时尽量利用振动积极的一面。

（一）定义

振动是物质运动的一种形式，普遍存在于自然界之中。它表示一个质点或物体沿直线或弧线相对于基准位置（即平衡位置）做来回往复的运动。振动广泛存在于人们的生产和生活之中，与人体健康有着密切关系。

从物理运动学观点，可以表象地将振动疗法（vibration therapy）定义为：利用一种物理因素作用于人体，使人体、肢体、体内物质的空间位置发生周期性和／或非周期性往复变化，以达到治疗目的的方法。其中，从理疗学的观点可以将机械振动疗法（mechanical vibration）定义为：一种利用机械振动源作用于人体以达到治疗疾病目的的方法。也就是说，振动治疗是通过振动刺激，使人体产生适应性反应，从而达到治疗目的的方法。

（二）简史

振动的医疗、保健作用在医学史中早已存在并加以应用，大量的实践也证明了它的疗效。近代常见的按摩、健身器、起搏器、体外反搏、摇篮等都是利用振动这一物理现象在医学治疗中的成功例子。

振动疗法在我国的应用最早可追溯到 2000 多年前，中医推拿手法中诸如"拍法""抖法""振法"等就属于振动疗法。如马王堆帛画"导引图"，西汉初年绘制，帛画有 44 个人像，其中一图为站立捶背图。又如隋代巢元方所著《诸病源候论》，书中介绍每一病症之后，不列方药，而列"补养宣导法"，其中有"振臂""振臀""振腹"等法。这种"捶法""振法"就是利用人手臂肌作为振动源，通过其手与患者接触，将产生的振动传达到患部起到治疗作用。这种方法因其有效、简便，一直沿用。国外至今仍有学者将手法振动按摩作为心、肺移植术后在监护病房中进行的预防性理疗的一部分。

早期利用设备进行振动治疗是运用一种特制拍子在体表一定部位进行拍打的治疗方法。这种"拍打法"系由武术"金钟罩""铁布衫"发展而来。清代《医宗金鉴·正骨心法要旨》中介绍一种振击法的工具，叫"振挺"。该工具"长尺半，圆如钱大，或面杖亦可。盖受伤之处，气血凝结，疼痛肿硬，因此挺微微振击其上下四旁，使气血流通，得以四散则疼痛渐减，肿硬渐消也。"近代运用较多的振动治疗器系利用电磁原理产生振动，将此振动治疗头（或垫）直接贴敷在人体局部，起到放松、按摩、减肥、止痛等作用。目前市售各种按摩器大部分属于此类。有些产品在治疗头上增加了低压产热电阻丝，因而同时具有温热作用，以增进疗效。近年来，国外还有一种利用脉冲静电作用于人体局部产生深部振动，其振动频率 0～200Hz，亦属低频振动，这种治疗具有较好的镇痛、消肿等效用。

二、基本原理

机械振动疗法是一种古老的物理疗法，在科技日益发达的今天，振动疗法重新受到重视，为康复治疗手段增添了新的亮点。但是迄今为止，对这一方法的研究没有全面系统的论述。

振动疗法的作用机制可分为直接作用与间接作用两类。直接作用为机械振动波直接传递到器官、组织、细胞等结构而产生；间接作用为机械振动波刺激后通过神经、体液的反射、调节而获得。

（一）对呼吸系统的作用

振动可直接刺激胸壁，也可通过反射机制使呼吸活动加深，还可直接促使坏死组织、细胞脱落，黏液稀释，因而可促进排痰。某些肺部疾病，如慢性支气管炎、慢性阻塞性肺疾病（慢阻肺）、支气管哮喘等，通过振动治疗常能获到一定效果。Doering 等发现，手法振动按摩可明显改善肺机械通气及灌注，因此，可减轻通气血流比的紊乱，增加血氧饱和度，促进慢阻肺患者气体交换并改善肺循环。有效缓解呼吸困难。Binks 等也发现胸壁振动刺激可以兴奋肺内感受器。研究表明，虽然高频机械振动于胸廓可缓解呼吸困难，但这种疗法对呼吸肌的作用机制尚不清楚。Leduc 等通过试验发现，振动治疗可刺激吸气肌（通过呼吸肌EMG 记录到肋间外肌活动增强，却记录不到肋间内肌的活动，包括这些肌肉因被动充气而延长时），说明呼气肌对振动的敏感性不如吸气肌，这种不敏感可能与肌梭向心传入受到肋间外肌肌梭向心传入的反射性抑制有关。

（二）对消化系统的作用

许多学者的实验证明，振动治疗能增强胃肠蠕动及改善消化功能，可作为消化不良、便秘等症的辅助治疗。如 Matveeva 等使用热振按摩于右季肋部治疗胆道运动不良，经治疗后获得的正性临床效应可持续 6～8 个月。

（三）对心血管系统的作用

胸壁机械振动疗法可直接调节左心室弛缓率，特别是在合并心肌肥大或心力衰竭时。我国学者发现，特定参数的全身振动对轻度失血性休克大鼠血液黏度升高有明显的改善作用。另一些学者发现，振动可引发局部血管收缩。在 125Hz 振动后产生手指循环反应的机制与中枢及局部的血管收缩有关。

（四）对血液循环和淋巴系统的作用

振动治疗能引起血液和淋巴液流动的动力性变化，并可通过神经反射引起血液成分的变动。振动治疗对血液流动的动力作用及对心脏的锻炼作用，有利于心脏工作；振动治疗能帮助静脉血液回流，引起周围血管扩张，降低大循环的阻力，减轻心脏负担，导致血压降低；振动治疗对淋巴液流动的影响，主要是由于振动治疗直接挤压淋巴管，使淋巴管回流加快，因而有利于消肿。

（五）对代谢的作用

振动疗法可引起排尿量增加，这种尿量增加可能是由于对腹腔施加压力所致，也有因肌肉组织的直接作用和反射作用所致。另有研究观察到，振动疗法后 2～3d，尿中氮排泄量增加，并可持续几天，认为营养条件不变而氮排泄量增加，是由于这种治疗使蛋白质分解作用加强的结果。

（六）对肌肉、肌腱、关节的作用

振动疗法可使肌肉内毛细血管开放增多，加强局部血液循环，改善营养，同时可增强韧带、肌腱的弹性和活动性，促进关节滑液分泌与流动，促进关节周围的血液、淋巴液循环，消除关节囊的挛缩和肿胀等。

（七）对骨骼系统的作用

Liu 等学者研究了不同频率（200Hz、300Hz、400Hz、800Hz、1 600Hz）机械振动对培养的关节软骨细胞之 DNA 与蛋白多糖合成的影响，结果发现 300Hz 的机械振动对关节软骨细胞具调控作用。

此外，适当频率及强度的振动治疗可预防骨质疏松症。有研究发现骨折髓内钉固定后应用 0.5Hz 机械脉冲振动治疗，有助于骨折断端产生细微摆动，骨折内固定后接受细微运动可产生骨折段内应变，进而促进骨折愈合。但 Wolf 等却通过动物实验发现 20Hz 振动刺激可产生骨折断端约 0.02mm 的微小位移，其骨痂愈合仅有轻度增加，但较之单纯外固定组没有明显差异。

（八）对皮肤的作用

皮肤对振动刺激的感受有两种主要的感受器：Meissner 小体与 Pacinian 小体。前者主要感受 10～50Hz 的振动刺激，后者主要感受 100～300Hz 的振动刺激。振动疗法可使局部皮温升高，改善皮肤组织的代谢及营养，使皮肤润泽而有弹性。同时还可加强皮肤的防御、保护作用等。

（九）其他作用

振动疗法对神经系统的作用是一种机械物理刺激，以一种交替挤压、松弛的形式构成对神经末梢的刺激，进而通过神经反射，引起机体的各种应答性反应，如振动治疗颈后部、背部上方及上臂时，可反射性地引起颈部自主神经所支配器官的变化，而振动治疗第一、二腰椎时，可使盆腔充血。振动治疗下胸部及腰骶部，对下肢及盆腔内器官和血液循环及营养均发生调节作用。另外，振动治疗还可以调节大脑的兴奋与抑制过程。其他间接作用还包括减肥（采用低频振动作用于脂肪及较厚部位的体表，促使脂肪分解）、消除疲劳（采用低频振动作用于足底或足踝部，放松全身）、消除肌痉挛（采用低频振动作用于痉挛肌局部，加速清除局部代谢产物）等。

三、治疗作用

（一）增加肌肉的力度和弹性

振动疗法能够增强肌力、提高肌肉能量、改善神经肌肉性质。其准确的机制目前尚不清楚，可能是张力性振动反射引起了运动神经元聚集的结果，是神经适应性的表现。当身体的本体感受器受到振动刺激，肌纤维内的肌梭就会产生非常强烈的兴奋讯号，并通过 Ia 感觉神经纤维迅速地传入脊髓中的运动神经元，再传至骨骼肌纤维，引起肌肉反射性收缩。振动可使肌肉内毛细血管开放增多，加强局部血液供应，改善肌肉营养，同时可增强韧带、肌腱的弹性和活动性。

（二）加强脊柱深层肌肉功能

振动治疗对肌肉张力有一定的影响，振动治疗可以产生高频击打和振动，作用可达深层肌肉，从而有效松解肌肉肌筋膜粘连，放松深层肌群。振动刺激可提升肌力、神经适应、控制能力等运动表现能力，刺激肌肉内本体感受器，引起肌肉非自主性收缩，产生牵张反射。通过对肌肉与筋膜产生轻微的牵拉作用，可有效松弛挛缩肌肉，恢复肌肉弹性。可刺激较弱及萎缩肌肉，有效促进肌力平衡，改善本体感觉。

（三）改善骨质密度，逆转骨丢失

根据相关研究显示，通过振动作用对人体骨骼的骨应力进行作用，可促进骨细胞在增长区内进行生长，提高骨量。在振动治疗中应力的方向与骨纤维分布的方向是相同的，这样的基础上，应力不会导致骨结构发生变化，能够有效对抗骨丢失，避免药物治疗副作用。在人体内施加相应振动，可以实现透过肌肉对骨骼施加的外力，促进骨应力的增强，这时的振动方向则与人体日常活动的方向相同，有利于将骨的生长情况进行改变，从而促进骨密度的增加。

（四）减轻痉挛

Noma 等研究证实振动疗法对脑卒中偏瘫患者上肢有很好的抗痉挛作用，这一研究结果对于全身振动的抗痉挛作用提供了很好的证据。有些学者通过踝关节痉挛对平衡、步行能力的研究表明，应用振动治疗中的全身振动可以降低踝关节跖屈肌痉挛，加强身体的姿态控制和平衡，改善步行能力，提高日常生活活动能力。但是，全身振动对肌肉兴奋性的影响可能导致痉挛状态的一过性升高，振动诱导的抑制性影响可能有延迟性，会逐渐减少肌肉内在的痉挛状态。从理论上讲，这种影响是长期的，会逐渐改善患者痉挛状态。Field-Fote 研究表明全身振动对神经的反复刺激可能引起持久的可塑性的脊髓反射活动神经通路的变化。

（五）促进血液循环和淋巴回流

振动治疗能够引起血液和淋巴液流动动力性变化，振动刺激产生的机械应力可使局部皮肤产生温热效应，促进毛细血管扩张；可直接挤压淋巴管，使淋巴管回流加快，从而有利于消肿；并通过神经反射引起血液成分的改变，改善血液循环，促进代谢产物排出，有利于减轻疼痛。实验表明，振动刺激可提升肌肉内总血红蛋白和氧合血红蛋白的浓度，使组织获得足够的营养，促进组织修复。

（六）缓解肌肉紧张，减缓疼痛

振动治疗影响机械感受器的刺激，可以减少扳机点敏感度，从而抑制疼痛，持续振动敲击会提高痛阈，降低肌源性疼痛，缓解肌肉慢性疼痛。深层肌肉振动仪改善局部的神经肌肉协调功能，并放松肌肉和肌筋膜，缓解疼痛，可能与皮肤感觉痛觉的本体感受器，如深层组织中的 Pacinian 小体和 Ruffini 小体受到振动刺激而致活性改变，提高皮肤痛觉的感觉阈有关。

四、治疗分类

（一）按振动方式分类

1. 根据不同振动方式分类

（1）垂直振动：以直立姿势站立，腿部可以减弱垂直振动。

（2）水平振动：主要通过手部传导，经手部、肘部、肩部时逐渐减弱。

2. 根据激励的控制方式分类

（1）自由振动：一般指弹性系统偏离于平衡状态后，不再受外界激励的情况下所发生的振动。

（2）强迫振动：指弹性系统在受到外界激励作用下发生的振动，这时即使振动被完全抑制，激励照样存在。这是一种有控制的激励，并且是由外界控制的。

（3）自激振动：激励是受系统本身控制的，在适当的反馈作用下，系统会自动地激起定幅振动，但一旦振动被抑制，激励也就随同消失。

（4）参激振动：这种振动激励方式是通过周期地或随机地改变系统的特性参数来实现的。

（二）按振动部位分类

根据振动作用于人体的部位，可以相对地分为局部振动和全身振动，两者对人体作用、临床特征、副作用及医疗预防方面的应用很不同。

1. 全身振动疗法　属于间接刺激法，对人体手部、足部或臀部等部位接触振动，通过肢体或躯干作用于全身，使人体整体发生振动。通常利用低频率、低振幅振动，从而提供强大的骨骼肌刺激作用，已在改善肌肉力量和强度、增加骨密度、促进血液流动等方面得到广泛应用。全身振动的频率范围主要在1～20Hz。

2. 局部振动疗法　属于直接刺激法，主要针对肢体的某一部分进行治疗。效应部位相对局限，适用于小范围病变的治疗。这种振动疗法使治疗局部接触振动源，如人体四肢、头部、躯干或腰臀发生振动，其他部位不动或振动很弱。局部振动的频率范围多在20～1 000Hz。肌肉组织振动疗法：使人体某块肌肉或某组肌肉的纤维发生振动，或使人体某脏器发生振动，其他部位不动或振动很弱。

振动对人体的作用虽然可以相对地划分为全身振动及局部振动。但这种划分是相对的。因为100Hz以下的振动具有全身振动作用，所以在一定频率范围既有局部振动作用又有全身振动作用。

（三）按振动频率分类

振动频率是每秒的运动周期次数，大致按以下频率范围进行划分。

1. 次声振动　频率低于10Hz，即低于人耳可闻频率。能量高时对人体有害。

2. 声频振动　频率为10～10kHz即人耳可闻频率范围。其中又可分为低频（100Hz以下）、中频（数百Hz）及高频（数千Hz以上）。

3. 超声振动　频率高于10kHz。即高于人耳可闻频率（包括高强聚焦超声）。

五、治疗技术

（一）仪器

市场上振动治疗仪器种类繁多，本节将介绍几种常见的振动治疗仪。

1. 深层肌肉振动治疗仪　振动刺激频率保持在30～50Hz，振动头伸缩距离约6mm，对于人体的振动刺激在有利范围（图7-3）。

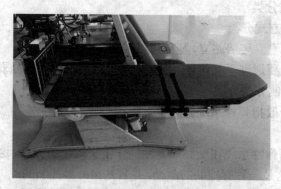

图7-3　深层肌肉振动治疗仪

2. 空气振动治疗仪　通过环境空气压缩和解压而提供振动能量的物理治疗设备。该设备产生的声波振动最高频率 300Hz，通过压缩/解压空气传输，并通过 14 个杯型施加器应用于患者身体表面（图 7-4）。

3. 振动训练系统　通过左右交替倾斜的振动模式引发肌肉牵张反射，使肌肉系统通过向心/离心收缩来对抗抵消设备的振动，从而维持身体姿势。该训练系统可以模拟人类行走时的生理步态，与行走时的肌肉运动模式相同，对心血管系统影响很小（图 7-5）。

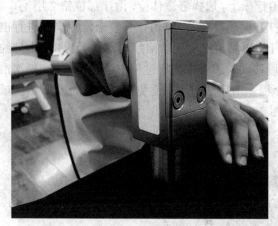

图 7-4　空气振动治疗仪

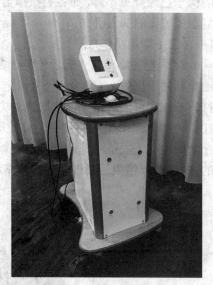

图 7-5　振动训练系统

4. 超声振动骨折治疗仪　它是一种非介入式理疗方法，其产生的低强度超声波能量传送至骨折部位，不间断使用可以加快新鲜骨折愈合，对骨不连及骨折延迟愈合也具有很好的疗效。

5. 体感振动音乐治疗仪　即通过听觉和触振动觉接收与传输的方式，使人体感知音乐以达到治疗身心的目的。体感振动音乐疗法是由体感振动音响设备、体感振动音乐及治疗方案三部分组成。体感音乐疗法的硬件主要设备有两部分：一是常规的音响设备，如耳机、音箱或音乐播放器等，音频范围一般在 50～20 000Hz；二是体感振动音响设备，带有分频-放大的体感振动音乐功放和带有换能装置的椅、垫、床和沙发等。它的功能是让人在聆听音乐的同时身体也能够感受到音乐声波的美妙振动形式。康复领域研究和临床应用研究方面结果表明：体感振动音乐治疗主要用于减轻疼痛、改善脑功能及情绪认知功能以及改善肌肉紧张痉挛所致运动障碍等方面。

6. 振动排痰机　目的是配合呼吸机治疗。它主要由底座、立柱、主机、叩击头及叩击头托盘、频率强度控制、数字计时器、传动软轴等零部件组成，叩击头的工作频率为 10～60Hz。它是根据物理定向叩击原理设计的，可以同时提供两种力：一种是垂直于身体表面的垂直作用力，该力对支气管黏膜表面黏液及代谢物具有松弛作用；另一种则是平行于身体表面的水平作用力，此力能够帮助支气管内已经液化的黏液按选择的方向排出体外。因此，它对移动和排出肺内支气管等小气道分泌物和代谢废物有明显作用。振动排痰机不仅可以促进分泌物及痰液的排出,还可以缓解支气管平滑肌痉挛、减轻阻塞、消除水肿、改善呼吸音以及提高血氧浓度。

7. 振动按摩器 它能让人真实地体会到按摩、锤击功能的感觉,能够缓解肌肉紧张疲劳、促进血液循环、舒缓神经、加强细胞新陈代谢、增强皮肤弹性,减轻各种急、慢性疼痛和肌肉酸痛,减轻并放松身体压力。

8. 各类按摩产品 日常生活中利用机械振动原理进行临床治疗、康复治疗和生活保健的例子已经屡见不鲜,如各类按摩器、足浴盆、按摩枕、按摩垫等。现阶段国内缺乏振动康复器械方面的深入研究。

（二）常规操作方法

1. 局部振动治疗 患者俯卧于多体位治疗床上,选择舒适体位,治疗部位垫2层毛巾。治疗师站于患侧,根据治疗处方设定参数,打开振动仪开关,将治疗头置于治疗局部进行击打。动作缓慢沿着治疗部位肌肉的方向击打。再将治疗头置于治疗局部神经出口,击打约10s。整个操作过程要持续在治疗范围内缓慢移动。患者在治疗过程中可转换体位,每次治疗时间10~15min,每日1次,2周为一个疗程。治疗期间注意避免在骨突部位及脏器区域的击打,治疗结束后嘱患者适量补充水分(图7-6)。

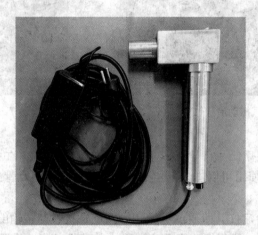

图7-6 局部振动治疗

2. 空气振动治疗仪 开机预热,根据处方设置治疗参数,一般选择频率100Hz,振幅2mm。将杯装施加器贴至皮肤表面放置,根据治疗范围确定放置杯装施加器的个数。确保杯装施加器与皮肤紧密贴敷,以免影响治疗效果。每次治疗时间20min,每日1次,2周为一个疗程。

3. 振动训练系统 请患者仰卧位于振动训练系统的治疗床上,调整安全带。根据治疗处方,调整治疗床倾斜角度,设置设备参数(选择频率、振幅及治疗时间等)进行治疗。在治疗过程中,注意询问患者感觉。治疗时间为每次6~9min,每日1次或隔日1次。2周为一个疗程。治疗结束后,缓慢降低治疗床于仰卧位,待患者休息几分钟后,询问患者情况后方可离开。

（三）注意事项

振动治疗有一定的不良反应,其中,局部振动病主要为振动性白指(雷诺现象),全身性振动不良反应主要有运动病，又称晕动病即晕车、晕船等，临床表现为前庭自主神经功能障碍，如面色苍白、眩晕、平衡失调等。在临床工作中，需要加以注意。

六、临床应用

（一）适应证

1. 呼吸系统　老年慢性支气管炎、慢性阻塞性肺疾病、支气管哮喘、胸部（心、肺）手术后呼吸困难等。

2. 心血管系统　高血压病、心肌病（心肌肥大等）等的辅助治疗。

3. 消化系统　老年性消化不良、便秘、胆囊炎、胆道结石等。

4. 泌尿系统　泌尿系结石（肾结石）、炎症等的辅助治疗。

5. 皮肤　可用于瘢痕软化等的辅助治疗。

6. 骨关节系统　骨折、骨质疏松、关节挛缩、肌肉（肌腱）等软组织损伤，肌肉疲劳综合征、肌肉萎缩、肌肉痉挛、腰痛（姿势性）、肩关节周围炎、颈椎病肌无力、慢性骨骼肌肉疼痛等。

7. 神经系统　周围神经损伤后遗浅感觉障碍、空间忽略症、痉挛、脑卒中偏瘫、平衡及步态异常、本体感觉缺失、多发性硬化、慢性疲劳综合征等。

8. 其他　肥胖症、慢性疲劳等的辅助治疗。

9. 潜在适应证　可能有局部软组织粘连、术后肠粘连、周围神经卡压、局部损伤后血肿、颈椎小关节紊乱、腰椎间盘突出（配合牵引）等。另外，可用于提高运动员运动能力。

（二）禁忌证

1. 低、中频率治疗　一般无禁忌。

2. 高频率治疗　严重的腰椎间盘突出症、血栓形成、癫痫、疝气、孕妇下腹部、植入心脏起搏器者、关节置换者等。

案例分析

1. 康复目标

近期目标：改善左侧肢体功能，改善站立平衡，改善语言功能，提高日常生活活动能力。

远期目标：回归社会，回归家庭。

2. 治疗方案：该患者处于脑卒中恢复期，除了进行常规的 PT、OT、ST 训练外，可用局部振动治疗缓解肌张力增高。振动治疗是一种利用外源性机械振动和外加抗阻负荷刺激机体，引起局部或全身振动及中枢神经适应性改善，从而改善神经肌肉功能的训练方法。因此，针对该患者具体情况，可以采用局部振动疗法（频率 100Hz，振幅 2mm，部位左侧肱二头肌，治疗时间 20min，每日 1 次）治疗过程中需要注意观察患者的反应，如果发生等不适感，可以适当降低刺激强度。

（郄淑燕　王璐怡）

测 试 题

1. 振动疗法定义及分类是什么？
2. 振动疗法的治疗作用有哪些？
3. 振动疗法的具体适应证和禁忌证有哪些？

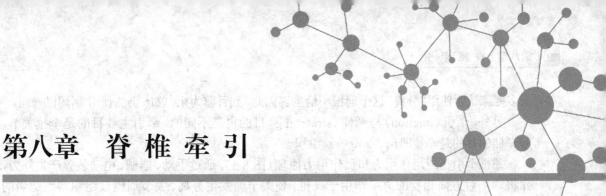

第八章　脊椎牵引

第一节　颈椎牵引

案例导入

患者,男性,48岁,主因"颈肩部不适半年余,右上肢麻木疼痛1周"就诊。

现病史:患者半年余前无明显诱因出现颈肩部不适,未进行治疗,近1周前伏案工作后出现右上肢麻木疼痛。

既往史:既往体健。

体格检查:中年男性,神清语利,面容痛苦。T 37.1℃,P 67次/min,R 20次/min,BP 130/70mmHg,脊椎发育正常无畸形,生理曲度差,颈椎各棘突及棘突旁压痛(+),右侧臂丛神经牵拉试验(+),压顶试验(+)。颈椎ROM活动受限,以前屈、后伸受限明显。四肢无畸形、水肿、肌肉萎缩。右上肢肌力略下降。右拇指麻木,痛觉无异常。生理反射存在,病理反射未引出。

辅助检查:X线检查:颈椎生理曲度变直(C_5、C_6),C_6、C_7钩椎关节、椎后关节增生,椎间隙变窄。

诊断:颈椎病(神经根性)。

目前主要功能障碍:右上肢疼痛、麻木,颈部ROM活动受限、ADL可自理。

思考

1. 患者的康复目标包括哪些?

2. 患者的治疗方案包括哪些?

一、概述

(一)定义

牵引(traction)由拉丁语"tractico"派生而来,意为拉或拖的过程。曾经有一部分学者认为这种治疗过程使用牵引这个词不合适,使用"分离"(distraction)一词进行描述更为合适。但是,很快有另外一部分专家提出"分离"这个专业术语表示治疗过程中所涉及的相关关节面的分离,也就是某关节面有一定距离、垂直地离开另一个关节面。但实际上,这种治疗过程并不是这样,例如在进行脊椎的节段牵引时,脊椎被治疗的节段往往是处在关节面的分离和滑动相结合的状态。另外,有角度牵引对牵拉部位存在一定的剪切力和压力。这些情况使很多专家认为使用"分离"这个词很不恰当。因此,到目前为止,临床仍然使用"牵引"一词。

另外,牵引(traction)与牵伸(stretching)目的也是不同的,牵引主要目的是牵拉关节,而牵伸的目的是牵拉肌肉、韧带等软组织。

颈椎牵引是应用作用力和反作用力原理(图8-1),通过手动、器械、电动装置产生外力,并将这一对方向相反的力量作用于颈椎,使关节面发生分离、关节周围软组织得到适当的牵伸以及骨结构之间角度或列线改变,从而达到治疗目的的一种康复治疗方法。

颈椎牵引技术有着十分悠久的历史,时至今日也是治疗颈椎疾患的一个重要康复治疗手段。

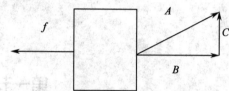

图8-1 牵引重量图

A:应用的力量;B:产生牵引的力量;
C:产生剪切力和压力的力量;f:摩擦力

(二)发展简史

牵引治疗的历史很悠久,可以追溯到公元前数千年。古代牵引技术主要应用于脊椎方面的治疗。早在公元前3500~前1000年古代印度神话叙事诗的宗教文献 *Srimad Bhagwat Mahapuranam* 中有一则故事描述的是 Lord Krishna 神应用轴向牵引方法矫正一名皈依者的驼背。

最早应用专门的牵引装置的是被西方人尊为"医学之父"的古希腊著名医生希波克拉底(Hippocrates,公元前460—前377年)。他描述了两种用于脊柱脱位和相关畸形复位的支架,分别是希波克拉底梯子(Hippocratic ladder)和希波克拉底平板(Hippocratic board)。

现代牵引技术的发展是基于对现代医学中解剖、生理等学科的发展,历史近百年。特别是19世纪末脊柱生物力学概念确立后。1929年Taylor率先应用了控制性颈椎牵引装置,将头套装置固定于枕骨隆突,并以下颌作为牵拉的支点,以减轻和制动颈椎损伤。这种控制性轴向牵引的方法成为现代脊椎牵引技术的基石。

随后,颈椎牵引技术进一步在骨科继续应用发展。1933年Crutchfield治疗C$_2$~C$_3$脱位和合并下颌骨骨折的患者采用了一种改良的牵引方法。这种颈椎牵引的系统,经过在临床中不断修改、完善,最终成为颈椎牵引的标准模式。

到了20世纪60~70年代,以Colachis等学者为主导,就牵引技术进行了理性的研究。对有关脊椎牵引重量、牵引角度、牵引时间间歇、牵引方法等作用效应,他得出了一系列研究结论,为以后对脊椎牵引治疗机制方面的研究奠定了良好的基础。

近20年来专家、学者们对牵引技术仍有一些争议。但无论对牵引持何种观点,它仍然是治疗颈部疾患的一种常用的、流行的康复手段。

二、基本原理

(一)颈椎椎间隙增大

牵引可以使脊柱机械性拉长,导致脊柱长度改变的原因有很多,如脊柱生理曲度变直;椎体机械性分离;椎间孔增宽;相应韧带和关节突关节囊牵伸;椎体两侧肌肉牵伸、放松;脊柱关节突关节滑动和椎间盘突出症患者突出物缩小等。其中椎间的机械分离可能是最主要的因素,对于颈椎来说,当牵引重量9.08~11.35kg时,颈椎生理前凸开始变直,牵引重量20.43kg时椎间隙增大值达到最大。这种产生椎体分离的机械性效应通常仅发生在牵引的最初几分钟,它与牵引时间的延长没有关系。也就是说想要使椎体发生分离,应用较大的牵引重量和较短时间就可获得这样的结果。另外，在颈椎牵引中椎间隙分离最大的部位在后部，且随着屈曲的角度增大而加大。人类椎间隙增大值最大的节段通常为$C_6 \sim C_7$，其次为$C_4 \sim C_5$。

（二）调节颈椎椎间孔大小

颈椎椎间孔大小的调节往往是在颈椎处于屈曲位时进行的。有学者发现在颈椎从10°伸展位运动到20°屈曲位的过程中，$C_5 \sim C_6$椎间孔的垂直径可增加1.5mm，因此在颈椎屈曲位用较小的牵引重量（2.27～3.78kg）就可以轻松地达到缓解神经根压迫所导致疼痛的效果。

（三）其他方面的生理效应

颈椎牵引还可以缓解由于损伤、退变或椎间盘突出造成的神经根刺激或压迫性疼痛；同时解除局部肌肉痉挛等。

有的学者经研究证明，解除肌肉痉挛的机制可能是通过对受累肌肉的牵伸性作用，打破了疼痛 - 痉挛 - 疼痛循环。这种作用可在最佳牵引重量时出现。因为应用过大的牵引重量可能会导致机体产生反射性保护，这种保护机制会加重肌肉痉挛；但是较小的牵引重量伸展性拉长肌肉或拉开椎间孔的效果不充分时，可能不会起到缓解肌肉痉挛的作用。

在缓解疼痛方面，有不同的假说。有些观点认为，牵引有助于改善局部血液循环，通过血液循环有助于降低局部有害炎性刺激物的浓度，从而缓解疼痛。另外，通过改善因充血造成的循环血流不畅的现象，间接地缓解了位于椎间孔处硬脊膜、血管和脊神经根的压力使疼痛减轻。颈椎牵引使椎体椎间隙分离，这种分离作用可暂时增大椎间孔的内径。随着内径的增加，可以明显减少对脊神经根的刺激或压迫。同时颈椎牵引可降低因活动受限或软组织损伤导致的肌肉紧张性疼痛，这是由于作用于关节突关节的张力可调节关节突关节之间的协调程度，而牵拉软组织的机械牵伸力量可使脊柱相应节段活动增加。

还有一部分观点认为，从神经生理方面理解，牵引可刺激局部的机械性感受器，在脊髓脑干水平阻止疼痛刺激的传递。牵引造成的反射性抑制作用可降低由于肌肉紧张产生的不适感。

（四）颈椎牵引生理效应的影响因素

在牵引治疗过程中，综合考虑影响其效果的因素如牵引体位、牵引重量、牵引时间、牵引频度等，可以达到较好的临床效果。例如通常认为颈椎牵引时患者最常用的体位是坐位和仰卧位。其中仰卧位颈椎牵引优点较多，具体为：患者处于舒适放松状态，该体位颈部肌肉不需支持头部重量，而且可使$C_4 \sim C_7$椎间隙后部增宽更为明显。同时，肌肉的保护性紧张程度也小，稳定程度好。颈椎屈曲位时牵引可以使椎间隙和椎间孔增大，后部软组织伸展。屈曲24°是保持牵引时颈椎生理曲度变直而不出现反弓的最大角度。颈椎牵引的重量受到来自多方面因素的影响，一般认为（在无摩擦力环境下），选择近似于患者体重7%～10%的牵引重量可使颈椎椎体分离。颈椎牵引的持续时间可从7s到数小时不等。颈椎牵引时间与颈椎牵引重量之间存在着密切的关系，前面已提到过颈椎牵引的机械效应发生在牵引的最初几分钟，故选择25min左右的牵引时间较为适宜。

三、治疗作用

（一）增大椎间隙

颈椎活动最大部位是$C_5 \sim C_6$、$C_6 \sim C_7$，同时也是病变的好发部位。研究发现颈椎牵引可使椎间隙累积增大 1cm，拉长的颈椎椎体可伸张被扭曲的椎动脉，这样可以使血液循环流畅，改善临床症状。颈椎牵引是通过牵引带沿身体纵轴方向对颈椎施加一定的拉力，这些拉力用以对抗身体重力，从而加大椎间隙。通过拉大椎间隙的这种作用可以使椎间盘之间产生一定的负压，负压的吸引作用促进突出物能够回纳复位，进而缓解椎间盘组织向周缘的外突压力。同时，牵引可以增加后纵韧带的紧张程度，起到向前推压作用。这种推压作用有利于改变突出物（椎间盘）或骨赘（骨质增生）与周围组织之间的相互关系，进而缓解神经根受压。

（二）扩大椎间孔，减轻神经根压迫症状

神经根型颈椎病是最常见的颈椎病类型。钩椎关节和关节突关节增生都可造成椎间孔狭窄、神经根受压而产生神经根压迫症状。另外，如劳损、受凉等继发性因素可导致局部软组织充血、僵硬、水肿等，使神经根受压迫的症状加重。颈椎牵引使椎间孔扩大，可以有效缓解椎间孔中的神经根和动、静脉所受的压迫，甚至有可能松解神经根轴和关节囊之间的细小粘连，从而有利于消除神经根水肿，减轻压迫导致的疼痛、麻木，同时牵引还可以改善局部软组织血液循环，有利于修复损伤的软组织。

（三）纠正椎间关节突关节紊乱

颈椎间盘突出、钩椎关节及关节突关节退变时，可继发关节突关节功能紊乱、脱位、半脱位以及滑膜嵌顿等。颈椎牵引可在缓解肌肉痉挛的基础上，解除嵌顿的关节突关节囊，恢复关节突关节的正常对位关系，调整错位关节和椎体的滑脱及恢复正常的生理弧度。同时可以增加关节活动范围，调节和恢复已破坏的颈椎平衡。关节突松动的效果在徒手颈椎牵引时表现得更为明显。

（四）恢复颈椎的正常排序

颈椎的小重量持续牵引可以起到限制颈椎活动的作用，因此对颈椎骨折、颈椎脱位又无法承受大重量牵引的患者以及脊柱外伤的早期制动有固定和复位作用，有助于理顺和恢复颈椎的正常排序。

（五）牵伸挛缩组织，改善脊柱的正常生理功能

肌痉挛可以导致压迫症状，同时加重血液循环障碍。颈椎疾病常引起颈椎关节活动受限和疼痛、僵硬，从而使其周围肌群发生继发性痉挛（慢性肌肉劳损患者，则可发生原发性肌痉挛）。这些情况使颈椎关节活动减少，进而又加重肌痉挛、关节受限等症状。颈椎牵引可以牵伸颈椎周围肌群、韧带以及挛缩的关节囊，使处于痉挛状态的肌肉放松，减少颈椎的压力，同时伴随肌肉放松可使肌肉紧张或痉挛造成的疼痛得到缓解，还可以进一步增大椎体分离的作用。阻断上述恶性循环，从而缓解症状，改善或恢复脊柱的正常生理功能。

四、治疗分类

（一）根据牵引力作用的连续性分类

1. 恒定牵引方法　恒定牵引（static traction）是应用一种方向和大小均稳定的力量进行并持续一段时间的牵引方法。通常这种牵引方法可以使用气动牵引装置、滑轮 - 重量牵引装置、电动牵引装置等完成。根据牵引治疗的时间不同又可分为持久牵引（continuous traction）和持续牵引（sustained traction）。

（1）持久牵引（continuous traction）：是一种应用恒定的牵引力进行保持数小时至数天（一

般大于24h以上)治疗的牵引方法,主要牵引体位是卧位牵引。这种牵引方法使用的恒定牵引重量较小,治疗的基本作用为制动。

(2)持续牵引(sustained traction):是一种应用恒定的牵引力进行保持数分钟至数小时(一般为半小时左右)治疗的牵引方法,其牵引重量大于持久牵引的牵引重量而患者又可耐受。主要应用于门诊患者。

2. 间歇牵引方法 间歇牵引(intermittent traction)也称为节律性牵引(rhythmic traction),是指应用治疗的牵引重量根据设定的时间有节律性地对颈椎进行施加或放松。即在牵引过程中,先是以一定的牵引重量牵拉治疗部位一段时间,然后再减轻或撤除该牵引重量放松治疗部位一段时间,根据需要治疗的情况设定施压和放松的时间,按照设定周而复始,直至牵引结束。使用这种牵引方法治疗的时间一般在半小时左右,与持续牵引相似,但患者可耐受比持续牵引更大的牵引重量。

(二)根据牵引时间长短分类

按照牵引时间长短可分为短时间牵引和长时间牵引。牵引时间的长短与牵引的力量有一定的关系,牵引重量大则牵引时间应相对较短,牵引重量小则牵引时间可相对延长。短时间牵引一般每次在15~30min,长时间牵引可长达数小时以上;持久牵引一般大于24h以上,这种牵引方式适合于住院患者。

(三)根据牵引重量大小分类

牵引重量大小的选择对颈椎牵引而言可能较腰椎牵引、四肢牵引等更为重要。根据治疗目的和治疗时间长短等因素,选择牵引重量进行颈椎治疗。目前,根据牵引重量一般可分为轻重量、大重量牵引等方法。

轻重量牵引的重量通常为1.5~2kg,多用于较长时间的牵引。大重量牵引的重量一般在体重的1/13~1/10,牵引时间为15~30min。

(四)根据牵引力来源分类

1. 动力牵引(motorized traction) 也是目前国内外应用最为普遍的牵引方法。一般临床所指的动力牵引是指利用电动装置等施加外在牵引力的一种牵引方法(图8-2)。

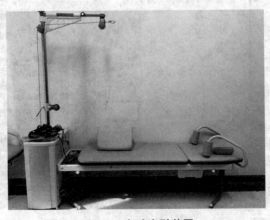

图8-2 电动牵引装置

2. 滑车-重锤牵引(pulley-weight traction) 是指应用重锤类的附加重量充当牵引力、利用滑轮转换力量的方向的一种牵引方法。这种方法操作简单、使用安全,开展不受场地限制，可以在医院、社区服务中心、家庭开展。在一般情况下，可作为小重量、长时间持续牵引的一种牵引方法。

3. 身体自重牵引（body weight traction） 是指患者通过装置利用自身重力因素牵引，这种方法应用在颈椎牵引比较少见。

4. 徒手牵引（manual traction） 是相对于机械牵引的一种牵引方法。这种治疗方法是由治疗师通过体位选择，考虑搬动途径等因素后，抓握住患者身体的某部位，徒手对某一脊柱节段施加牵引重量。其治疗时间为非常短，通常为数秒，一般不超过 60s，或仅是一突然而快速的拉伸过程。这种牵引方法，牵引重量的大小不能被客观测量，仅治疗师可以"感到"患者的反应。除了治疗作用外，徒手牵引还可作为确定机械牵引是否可行及寻找牵引最合适体位的尝试手段。

（五）根据牵引的体位分类

1. 坐位牵引（traction in the sitting position） 使用较为简便，是由患者坐在椅子上，用枕颌治疗带经下颌和枕部兜住患者头颅后，牵引绳绕过头顶上方的滑轮，再经另一滑轮下垂，用一定的重量进行牵引（图 8-3）。

这种体位的牵引方法一般适用于症状较轻的轻、中度颈椎疾病患者，由于操作简单方便也可以在家庭开展。坐位的颈椎牵引在治疗时牵引无摩擦力，但是由于患者位置的固定性较差，所以牵引角度变化小，没有针对性。

2. 卧位牵引（traction in the supine position） 患者头颈部位置易固定，患者容易放松，在休息、睡眠时也可使用。患者仰卧位于牵引床，固定患者乳突部，也可用枕颌带兜住患者下颌和枕后，牵引绳经头顶滑轮下垂牵引一定重量。卧位牵引通过枕头或滑轮可使患者牵引角度发生较大变化，但患者下颌骨所受力量较大，而且需考虑摩擦力，临床一般应在需持续牵引的重症患者（图 8-4）。

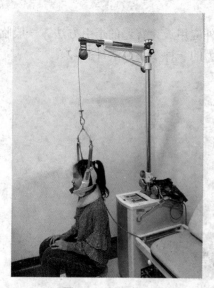

图 8-3　坐位牵引

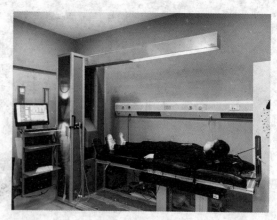

图 8-4　卧位牵引

3. 斜位牵引（half-lying traction） 称半卧位牵引，是介于前两种体位之间的一种牵引体位，这一方法很适合伴有心功能不全的患者。这种牵引体位牵引时，随着背部的逐渐抬起，可进行颈椎更大屈曲角度的牵拉,更容易将颈部控制在屈曲位或中立位。

五、治疗技术

(一) 颈椎牵引装置

1. 颈椎牵引带　目前常用的颈椎牵引带由3大部分组成,设计均以头的形状、枕骨和下颌之间的关系为出发点。前方为下颌带,后方为后枕带,两者在左右两侧向上汇合形成枕、颌延长带。两侧枕、颌延长带的挂钩分别挂于牵引弓,即可完成牵引。

2. 其他的颈椎牵引用具　包括牵引椅、牵引弓、牵引绳、滑轮及固定架和牵引重物等。其中牵引弓的宽度要稍大于头颅宽度,以避免牵引带束夹颞部,导致颞部疼痛。

3. 衬垫和护垫　由于牵引带束缚过紧和衬垫不合适可导致牵引过程中的某些不适,甚至可以使患者不能忍受而放弃牵引治疗。选择采用耐磨的海绵、棉布、小毯子在牵引某些过窄的部位或贴于骨性突起之处作为衬垫或护垫,这样可使牵引带不致过紧地束缚,又可有效地减少压迫作用。另外还可以产生轻微的摩擦力,以使牵引带与患者之间不发生滑动。

4. 常用电脑控制机械牵引装置功能简介

(1) 牵引模式(traction model):间歇牵引或持续牵引。

(2) 牵引相时间(the duration of the traction phase):调节牵引 - 松弛周期中牵引相的时间,单位以秒计。

(3) 间歇休止相时间(the duration of the relaxation phase):调节牵引 - 松弛周期中松弛相的时间,单位以秒计。

(4) 牵引治疗时间(the total duration of traction):选择总的牵引治疗时间,单位以分钟计。

(5) 牵引力量(hold force):控制牵引 - 松弛周期中牵引相的牵引重量,单位以千克或磅计。

(二) 常规操作方法

1. 机械牵引　这是临床上最常用的颈椎牵引方式,具体操作包括如下几个方面:

(1) 治疗前的准备

1) 熟悉牵引装置,从牵引的力量、时间、角度等方面了解牵引装置的性能、限制和有关参数的调节范围。

2) 仔细阅读患者病历,熟悉患者病情,确定患者体重等情况;指导患者除去耳机、眼镜、耳饰等易影响牵引带放置的物品;并告诉患者可能出现的异常情况,同时向患者演示如果发生这些情况时如何应用紧急制动开关,以便及时停止治疗。

3) 选择患者放松舒适的体位:①坐位。坐位颈椎牵引时可使患者双臂得以休息和放松,牵引用的椅子高度以患者坐后双脚在地板或脚凳上可舒适放置为宜。②仰卧位。采用此体位时,在患者颈部垫枕可使患者更感舒适和放松,但应根据牵引角度大小考虑患者头部与牵引床之间的摩擦力。另外,由于重力作用方向的改变而会发生颈椎前凸曲度减小的趋向,故牵引重量宜小。③斜位。该体位可由斜椅或可使患者半卧位的牵引床获得。在这一体位牵引时有许多影响因素需要控制,例如:头颈部重量、躯体与牵拉方向之间的角度、牵引带及牵引带和滑轮之间牵引绳的重量、由于牵拉方向改变和摩擦力所致的牵引重量消耗等。

4) 根据治疗要求决定患者头颈部的摆放:使用时应根据颈椎病的类型(神经根型、椎动脉型)及其病变节段决定牵引的前屈角度。上位颈椎疾患、椎动脉型和较轻的脊髓型颈椎病采用中立位，下位颈椎疾患多采用前屈位牵引。①前屈位颈椎牵引：最接近人类日常生理运动范围是颈椎前屈角度 $10°\sim30°$，此角度可使颈椎间隙显著增宽，因此前屈位颈椎牵引临床应用最广泛。前屈 $0°\sim5°$ 牵引时，最大应力作用于 $C_4\sim C_5$；前屈 $10°\sim15°$ 牵引时，可以使 $C_5\sim C_6$ 椎间隙和椎间孔产生最大的分离，使前屈牵引力与颈椎运动轴心一致。前屈 $20°\sim25°$ 作用于 $C_6\sim C_7$；前屈 $25°\sim30°$ 时作用于 $C_7\sim T_1$ 椎间隙。②中立位颈椎牵引：为了获得较好的颈部肌肉放松效果，可将患者头部置于近中立位（前屈 $0°$）。中立位可以使颈椎生理弧度逐渐消失、变直，使扭曲的椎动脉舒展、伸直、血液通畅，改善脑组织血液供应。常用于椎动脉型和脊髓型颈椎病。③后伸位颈椎牵引：可以防止寰椎向前滑动，加强寰枢关节稳定性。一般采用后伸位（$5°\sim10°$）牵引，主要应用于寰枢关节半脱位和颈椎生理曲度变直或反弓状态的颈椎病。临床上一般不选择后伸位颈椎牵引，尤其是脊髓型颈椎病，以防止意外情况发生。

5）牵引带的应用：①首先应给牵引带加一纱布或棉布衬里。②将牵引带挂于牵引弓上，并检查患者是否处于正确地被牵引的力线上。③假如患者为全口义齿，可除去后加一牙垫，以免加重颞颌关节受压症状。④佩戴并调整牵引带以使患者感到舒适。必要时可用一纱布卷牙垫置于患者上、下牙齿之间或在患者下颌处加棉垫以缓冲过大的压力。

（2）治疗过程：设定控制参数。①在启动牵引装置前，检查设备情况，确定设备正常运行。将牵引重量等所有控制参数在显示器上设置为"0"。②若采用的是间歇牵引方法，则应设定需要的牵引和间歇时间。故建议初始牵引时牵引时间和间歇时间可分别为 30s 和 30s 或 60s 和 30s。以后的牵引时间和间歇时间比例为 3:1 或 4:1，一般是牵引 30s、间歇 10s。③无论是持续牵引还是间歇牵引，均可根据患者病情和治疗目的在 $10\sim30min$ 选择，一般是 $15\sim20min$。治疗颈椎椎间盘突出症时，治疗时间宜短，以 $5\sim10min$ 为宜。时间太短达不到牵引的力学效果，时间过长容易产生头痛、心悸、下颌关节疼痛、头麻、胸闷、恶心等不良反应。一般牵引重量愈大，牵引时间应愈短。带有间歇牵引的牵引设备，牵引时间可稍长些，一般不超过 30min。每日治疗 $1\sim2$ 次，$10\sim14$ 次为一个疗程。④牵引重量近似于患者体重的 $7\%\sim10\%$。为避免治疗后疼痛，首次牵引重量不应超过 $3.73\sim5.60kg$。间歇牵引重量可稍加大，可从 10kg 左右开始，假如患者首次进行颈椎牵引或患者对牵引有恐惧感时，牵引重量宜采用较小值。在随后的治疗过程中，应根据治疗目的和患者对牵引的反应确定牵引重量的渐增值。如患者无不适反应，以后可每天递增 1kg，最大不能超过 20kg，当症状减轻后，维持或逐渐减少重量。

（3）治疗结束后

1）关机：①逐渐地降低牵引重量，使牵引绳完全放松，避免突然牵引重量降低，引起患者不适感。将显示器上所有控制参数显示为"0"，关机。②从牵引弓上卸下牵引带，然后除去牵引带。

2）询问患者是否感到牵引有效或由于牵引治疗带来的不适症状，特别要询问患者是否感到头晕、头痛、恶心、呕吐等，以便调整牵引治疗中的参数如牵引重量、治疗时间或中止治疗的依据。在患者病历上记录牵引重量、牵引时间、牵引体位等相关数据，以作为下一次牵引治疗的依据。

2. 徒手牵引　通过治疗师双手示指置于预定的患者颈椎棘突，可控制牵引的椎体水平，同时合并采用一些被动运动以获得治疗效果。徒手牵引相对于机械牵引有一定的优点：徒手牵引在患者颞颌关节处无压力，因此不会发生机械牵引时频繁发生的颞颌关节疼痛。另外，牵引的角度和患者头部的位置可被治疗师随时加以控制。颈椎徒手牵引的基本操作如下所述。

（1）徒手坐位牵引：该操作方法类同于颈部的提颈试验，可作为颈椎牵引治疗的预试验。如果症状缓解或减轻，提示牵引治疗有效。

（2）徒手卧位牵引：患者尽可能放松地仰卧于治疗床，头颈部稍前屈。治疗师立于治疗床头，用双手支持患者头部重量。双手的放置以患者的舒适度为依据。推荐的几种放置方法包括：①置双手示指于需牵拉的椎体水平以上棘突。这种手的放置，可提供仅作用于手指放置位置以下椎体节段的牵引。②置一手于患者前额，另一手于患者枕部。③将双手手指放于患者枕部。

（3）首次应用徒手牵引时，应相应变化患者头部的位置，以找到牵引时最佳头部位置。如屈曲、伸展、侧屈和伴旋转的侧屈等方向，并在每一位置均用一定轻柔稳定的牵引力量徐徐牵拉，同时注意患者的反应。在以后的治疗过程中，仍需将头部放置于最有效降低或缓解症状的位置，即调整牵引时头部的位置。

（4）治疗师仅用手臂的力量来进行牵引，则很容易疲劳。因此可以借助环形皮带，通过环形皮带传递治疗师向后倚靠的力量帮助牵引，使徒手牵引变得相对容易些。皮带可增强治疗时手指的牵拉力量。

（5）牵引的频度和时间通常受到治疗师的手臂力量和耐力的限制。持续牵引由治疗师双臂采用等长收缩的方式，施加牵引力量，以患者感觉舒适为原则。间歇牵引时，治疗师可使用平稳、渐增的牵引力持续30s，休息10s，如此反复5次。

3．家庭牵引　适合于轻度颈椎病，颈椎关节突关节急性损伤、功能紊乱需要固定又没有时间去医院治疗的患者。家庭牵引经过证实确实可靠。Swezey（1999年）通过客观量化指标表明家庭牵引治疗后，81%的患者有症状的缓解，对有轻、中度症状的患者有较好的病情改善。另外，有关研究表明家庭充气式颈椎牵引装置易于使用、操作，并提供了和缓渐增的牵引重量及稳定的牵引过程。

（1）简易家庭牵引装置的制备：牵引带、牵引弓（形状似衣架）、牵引绳、滑轮及固定装置等。市场上还有各种各样的成品颈椎牵引装置可供选购，如牛皮或人造革牵引头套、悬挂于门框的简易牵引装置、充气式气囊颈椎牵引装置等。

（2）治疗方法：治疗前必须经过专科医生指导方可自行进行颈椎家庭牵引，防止出现意外。治疗时应充分保持颈部放松，增强牵引效果。悬吊的绳索要在患者手能够触及的范围。家庭牵引治疗以不引起呼吸不适、头晕、肩痛为度，牵引后症状减轻，无疲乏感觉为宜，一旦发生不适情况时应及时就诊和处理。

根据患者的情况请医生制订适合的牵引处方。处方的内容包括牵引的力量、牵引的时间、牵引的角度。一般情况下，牵引重物高度以距地面20～60cm为宜，即患者站立后重物可落在地上。牵引的力量可以从3～5kg开始，逐渐增加到8～10kg。每次牵引的时间为10～30min，每日1～3次，每疗程以3～4周为宜。

家庭牵引早期（3～7d）少数患者可有轻度头晕、头胀或颈背部疲劳等不适反应，这时可改用较小牵引重量、较短牵引时间，以后再逐渐增加牵引重量或延长牵引时间。若不适反应仍然存在，需即刻就诊医生。若牵引后症状反而加重，应终止牵引。在症状缓解或消失较快时,不应过早中止牵引,以减少复发。

4. 自我牵引　自我牵引方法是借助于双手向上的力量达到治疗目的的一种方法,可用于症状明显时患者临时缓解症状。但应注意,椎管狭窄尤其是伴有黄韧带肥厚者不宜采用,否则会加剧黄韧带向椎管内的突出而使症状加重。

具体方法:患者坐位或仰卧位,将双手十指交叉后放于枕部,尺侧端置于枕下和乳突处。然后双手逐渐向头顶方向用力,给头部一定提拉力量,持续5~10s,连续3~4次;或在用力同时将头部置于屈曲、伸展、侧屈或旋转的位置。

5. 单侧牵引　单侧牵引是指在颈椎一侧给予一个直接的牵引重量。对于颈椎单侧关节突关节障碍等疾患从理论上讲可能更为适宜。但在单侧颈椎牵引时,患者就会顺着偏向一侧的牵引重量造成颈椎及躯干偏斜,需用皮带固定于患者胸部,否则偏斜会使牵引的效果消失。此外,也可将一侧牵引带的悬吊带缩短,造成两侧悬吊带的不对称,以此获得单侧牵引效果。

（三）注意事项

1. 治疗师应该熟悉牵引技术和牵引装置　应在康复医师对患者的症状、体征全面评定以后给予处理意见方可进行。根据患者病情和个体差异选择牵引方式并设置牵引参数。向患者阐明牵引治疗目的、注意事项、可能出现的不良反应及预防方法。

2. 在牵引治疗初始,应用徒手牵引方法或柔和的小剂量、短时间的试验性机械牵引尝试性治疗。若其缓解症状,则可以给予进一步治疗。反之,若试验加重了症状,则不能应用牵引治疗。

3. 伸展位颈椎牵引时可能会使伴有椎 - 基底动脉系统疾病的老年患者产生头晕不适等现象,因此对于老年人应慎用这一体位的颈椎牵引。

4. 调整好枕颌牵引带的松紧度　枕颌牵引带可能诱发颞颌关节疼痛,这不仅可使牵引治疗中断,而且对老年患者而言,还有可能造成不可逆的关节损伤。有时牵引时下颌部过度的压力可增加颞颌关节的关节囊内出血和血肿。枕颌牵引套两侧悬吊带要等长、作用力要相等。枕带的受力部位应集中在枕骨粗隆中下部,颌带应兜住下颌正下方。可采用纱布卷牙垫放于后牙之间,以缓解来自于牵引带下颌带部分的压力。对全口义齿患者,在做颈椎牵引时宜去除义齿并安置牙垫,以避免出现颞颌关节过度咬合而导致疼痛。枕颌带的摆放位置,要注意避开颈动脉窦和喉部,防止压迫颈动脉窦引起晕厥或发生意外。

5. 牵引时患者体位应舒适　坐位牵引时,患者要解开衣领,自然放松颈部肌肉,脊柱略前屈,全身放松,双上肢自然下垂于身体两侧。除去耳机、眼镜等影响放置牵引带的物品。

6. 牵引过程中应注意观察患者反应,若出现头晕、胸闷、心慌、出冷汗、四肢麻木无力等症状应立即停止牵引,及时报告医师。

7. 坐位牵引结束时,缓慢解除牵引力后取下牵引带,休息1~2min,同时缓慢、轻柔地活动颈部数次,避免突然解除重量站立,可能会引起头痛或头晕等不适反应。应对患者症状和体征进行再评价。

8. 如果第一次牵引后患者症状加重,可在第二次治疗中尝试调整牵引角度,观察可否缓解症状。

9. 如果增加牵引重量(1~2kg)或增加牵引时间(5min)并3次牵引后仍无改善,则牵引无效。牵引不能耐受者应考虑其他物理治疗方法。

六、临床应用

（一）适应证

颈部肌肉痛性痉挛，神经根型颈椎病，颈型颈椎病，症状较轻的椎动脉型颈椎病和交感神经型颈椎病，寰枢椎半脱位无手术指征者，斜方肌筋膜炎急性发作期，颈椎退行性椎间盘疾病，颈椎椎间盘突（膨）出，颈椎退行性骨关节炎，椎间关节囊炎和颈椎前后纵韧带病变。

（二）禁忌证

年迈体弱、全身状态不佳者，颈椎及邻近组织的肿瘤患者，有脊髓受压症状的颈椎病患者，结核或血管损害性疾病患者，严重骨质疏松症患者，有骨髓炎或椎间盘炎、颈段类风湿关节炎的患者，有严重的颈椎失稳或椎体骨折、突出的椎间盘破碎的患者，急性损伤或炎症在首次治疗后症状加重者，颈椎病术后者，未控制的高血压、严重的心血管疾病等心肺功能差及精神不正常者。

案例分析

1. 康复目标

（1）短期目标：缓解右上肢疼痛、麻木，改善颈部 ROM 活动受限。

（2）长期目标：回归工作岗位。

2. 康复治疗方案

（1）改善不良生活、工作习惯，避免寒冷、劳累等诱因刺激，加强安全意识。

（2）缓解症状可应用物理疗法等。举例：牵引疗法，颈椎持续牵引，首次牵引重量近似于体重的 7%，治疗时间 20min。每日治疗 1 次，10～14 次为一个疗程。

（3）预防复发，定期复查，加强功能锻炼等措施综合应用。

第二节 腰椎牵引

案例导入

患者，男性，56 岁。主诉：右下肢疼痛 1 个月余，加重 3d。

现病史：腰椎间盘突出病史多年，未经规律治疗。患者 1 个月余前无明显诱因出现右下肢疼痛，3d 前搬重物后疼痛明显加重，休息不能缓解，遂来就诊。

既往史：余体健。患者务农。

体格检查：中年男性，神清语利，面容痛苦。T 36.8℃，P 78 次 /min，R 20 次 /min，BP 130/70mmHg 脊椎发育正常无畸形，生理曲度变直，腰椎各棘突及棘突旁压痛（+），并伴有向右小腿放射，右直腿抬高试验（+）。腰椎 ROM 活动受限。四肢无畸形、水肿、肌肉萎缩。右踝背伸肌力 5⁻ 级。右小腿麻木，痛觉无异常。生理反射存在，病理反射未引出。

辅助检查：CT 提示：L_4～L_5，L_5～S_1 椎间盘突出。

诊断：腰椎间盘突出。

目前主要功能障碍：右下肢疼痛、麻木，腰椎 ROM 活动受限、ADL 可自理。

思考

1. 患者的康复目标包括哪些？

2. 患者的治疗方案包括哪些？

一、概述

（一）定义

腰椎牵引（lumbar traction）是应用力学中作用力与反作用力原理，通过徒手、器械或电动牵引装置使关节和软组织得到持续或间歇性牵拉，而解除肌肉痉挛或挛缩，分离或滑动节面，固定复位，减轻神经根压迫，纠正关节畸形，改善关节活动度的一种康复治疗方法。

腰椎牵引技术的临床应用有较长的历史。在 20 世纪初，腰椎牵引就已成为了治疗腰椎间盘突出症的普遍方法。20 世纪中叶开始，随着现代化腰椎牵引床的出现，腰椎牵引技术的应用也更加广泛。到目前为止，腰椎牵引技术仍是治疗腰痛等腰部疾患的一个重要康复手段。

（二）发展简史

脊椎牵引的历史悠久，可以追溯到公元前数千年。腰椎牵引是在 20 世纪初成了治疗腰椎间盘突出症的普遍方法。20 世纪中叶，美国大部分康复医学科安装了现代化牵引装置（床），牵引技术的应用渐趋广泛。到目前为止，腰椎牵引仍是治疗腰部疾患的主要手段。

有统计结果表明，在西方工业国家，约 80% 的人在一生中有一次以上的腰痛经历，其中大多数人疼痛症状在数月内消失。约有 5% 的人疼痛症状可持续超过 3 个月。颈、腰疾患的复发率约 60%，且几乎没有复发的相应先兆特征。另外，有关颈腰疾患治疗方法的观念有了一定程度的转变，非手术治疗已在一定程度上替代了大多数手术治疗，并被证明其具有较好的成功率和费用 - 效能比（cost-effective）的特点。近来，更多的观点支持在外科手术之前有必要先考虑采取非手术治疗措施，并认为非手术治疗同样也是一种积极的治疗方法。因此，腰椎牵引广泛应用于临床。

但是，在现代脊椎牵引技术的发展过程中，一直是争议和矛盾不断。Armstrong（1958 年）在复习了关于腰椎间盘突出症各阶段的牵引效果文献后，认为腰椎牵引加速了髓核向后的趋向，从而加重了症状。Bianco（1968 年）则认为单纯的卧床休息 1～3 周可使大多数腰痛患者症状缓解，不需要腰椎牵引治疗；牵引对具有急性症状或未被卧床休息所缓解的腰椎间盘突出症患者无效，此类患者宜采取手术治疗。到了 20 世纪 60～70 年代，Colachis 等对腰椎牵引产生椎间隙增大的效果进行了研究。

总之，基于腰椎解剖、生理、生物力学和相关疾病的病理变化为基础，使得腰椎牵引技术更合理、更有效地在临床上发挥作用。

二、基本原理

（一）腰椎椎间隙增大

腰椎牵引治疗可以使椎间隙增大，增大椎间隙需要一定的时间和重量。另外增大的椎间隙进而可产生使腰椎生理曲度变直、椎间盘高度增加、腰椎肌肉及韧带拉长和椎间孔增大的作用。有些研究学者认为在只有 >25% 体重的牵引重量，并且在腰椎牵引过程中和牵引停止后 10min 内可观察到椎间隙增大这一效果；但停止牵引后 30min 则这种机械效应消失。另外，有学者经过研究认为，相当于 1/2 体重或稍多的牵引重量就可使腰椎椎间隙增加约 1.5mm，$L_3 \sim L_4$ 椎间隙增大 2mm，这样即可使狭窄的椎间隙回复到近似于正常椎间隙的宽度；但当解除了牵引力并处于站立位时，椎间隙又回到牵引前的水平。

（二）腰部肌肉放松

Hood 在应用肌电图对持续腰椎牵引和间歇腰椎牵引时腰椎骶棘肌肌电活动观察结果表明，牵引可使腰部肌肉较好地放松，并且 <25% 体重的牵引重量也有这一作用。随着腰部肌肉放松，也缓解了由于肌肉紧张或痉挛引起的疼痛，进一步增大了椎体分离的作用。

（三）突出椎间盘的回纳

关于突出椎间盘回纳的问题，一直存有争议。Cupta 通过硬膜外造影术观察 14 例患者牵引前后突出的椎间盘改变的情况，发现 10 例患者在双侧大腿持续牵引（牵引重量 27～36kg）后 10～15d 突出物缩小或回纳，并且在牵引后 10～15d，用放射技术测量仍有每一椎间隙较牵引前平均增大 0.5mm 的结果。Cupta 认为产生这一现象的可能机制是基于这种长时间持续牵引所致椎间隙增大的机械效应，同时他也建议在牵引后应借助一些支持方式加强对腰部的保护，否则在环形纤维和后纵韧带没有完全恢复之前椎间盘突出复发的可能性很大。但也有研究表明，试图用牵引方法使撕裂的纤维环恢复或是通过脊柱拉长使突出或脱出的椎间盘回纳并稳定于纤维环内是不可能的。

（四）腰椎牵引生理效应的影响因素

腰椎牵引的生理效应与腰椎牵引力量、腰椎牵引时间和频度、患者体位和腰椎屈曲/伸展的程度、骨盆牵引带形式等因素有很大的关系。

Colachis 认为，腰椎牵引重量至少 >25% 体重才可以有使腰椎椎间隙增大的作用，因为这样才可克服牵引时的摩擦力。研究表明，29.84～74.6kg 的牵引重量可使腰椎椎体发生分离，故常用牵引重量的范围为 31.78～68.1kg。

也有一些研究报道了造成椎体结构危险效果的牵引力大小。Ranier 应用新鲜尸体进行研究，发现 149.2kg 的牵引重量可引起胸腰椎椎间盘破裂（T_{11}、T_{12}）。Harris 则表明较大的牵引重量可导致腰椎受损，328.24kg（880lb）可能为突变负荷。

牵引重量在很大程度上决定了腰椎牵引的时间和频度。一般牵引重量大则牵引时间相对短些，反之则牵引时间相对要长些。通常每次牵引持续时间以 20～40min、平均 30min 较为适宜。在明确的腰椎间盘突出症患者牵引治疗时，治疗时间宜短。治疗频度一般为 5～6 次/周。

患者体位和腰椎屈曲、伸展程度的调节有助于改善牵引的治疗效果。但是目前没有一定的规律，尽可能遵循患者的体位可使关节面之间最佳的分离或达到分离程度的牵引重量最小，也就是关节尽可能处于中间活动范围或自然位，因为这种体位关节囊最松弛。必要时可通过改变腰椎屈曲、伸展和侧屈的角度来发现适合患者的最有益的个性化牵引体位。

对于腰椎间盘突出症患者，无论是仰卧位还是俯卧位，腰椎要处于伸展状态，即保持生理前凸的位置是重要的。因为大部分患者均为突出物向后侧方突出，而保持生理前凸位置的牵引可使髓核向前移动，对减轻突出物引起的症状有帮助。对于椎间孔受累的患者，牵引最佳体位是可以使椎间孔最大程度展开的体位。对于关节突关节面的功能障碍，最好的牵引方法是屈曲位。屈曲的程度可根据受累的关节突关节面所处平面决定。

另外，其他因素如骨盆牵引带形式、牵引带固定位置、牵引模式及牵引开始/结束的方式、牵引常规程序、禁忌证界定、不良反应的预防等也都有可能影响腰椎牵引的效果。

总之，如同颈椎牵引一样，腰椎牵引时也应参考多种影响因素，要根据具体情况选择牵引重量、时间和角度、使用的器械等才能达到很好的治疗效果。

三、治疗作用

（一）增大椎体间隙

根据治疗原理可知，如果沿腰椎轴向实施牵引治疗，可使椎间隙加宽，这样可以降低椎间盘内压。尤其是仰卧位牵引，甚至产生负压，负压吸引作用可促进突出物回纳复位，进而缓解椎间盘组织向周缘的外突压力。当然这种复位一般是指轻度向外周膨隆的椎间盘回缩复位。对于比较严重的椎间盘突出，只可改变其与神经根的相对位置关系，减轻其对周围神经组织的压迫和刺激。

（二）扩大椎管容积

与颈椎牵引的治疗作用相似，牵引可使与突出椎间盘相应水平的椎管横截面积增大，使椎管容积增加，减轻对椎管内神经根的压力，从而有利于消除神经根水肿，减轻压迫导致的疼痛、麻木。同时牵引还可以改善局部软组织血液循环，有利于软组织损伤的修复。

（三）增加后纵韧带张力

轴向牵引力可以增加后纵韧带的紧张程度，可使后纵韧带张力明显加大，产生向前的推力，起到向前推压作用。这种推压作用有利于改变突出物（椎间盘）或骨赘（骨质增生）与周围组织的之间相互关系，特别是中央型突出物受到向腹侧的压力，促进突出椎间盘回纳复位，进而缓解神经根受压。

（四）增加侧隐窝容积

侧隐窝指椎管向侧方延伸的狭窄间隙，主要发生在三叶形椎管，以下位两个腰椎处最为典型。一般认为侧隐窝前后径小于 3mm 以下者为狭窄，5mm 以上者为正常，在此之间者为相对狭窄。椎间盘退变、纤维环膨出钙化、椎体增生、下位椎骨的上关节突上移、黄韧带肥厚钙化等均可促成侧隐窝狭窄。

牵引可改善黄韧带的血液循环，使黄韧带伸展，这样可以增加椎间盘与黄韧带之间的间隙及侧隐窝的容积，增宽神经的通道，使神经根避开突出物的挤压。

（五）预防、松解神经根粘连

腰椎牵引通过轴向的牵引力，对于防止神经根与突出物长期挤压在一起形成粘连及在一定程度上松解已形成的粘连均有明显的治疗作用，从而改善感觉与运动功能。尤其是快速牵引松解粘连效果明显，特别向健侧旋转时。慢速牵引对于术后神经根粘连产生的临床症状有较好的疗效。

（六）纠正腰椎关节突关节的紊乱

人体腰椎之间有三个关节相连，椎间盘以及两个关节突关节。关节突关节由上位椎骨的下关节突及下位椎骨的上关节突所构成。当出现椎间盘突出后，关节突关节间隙张开，关节内负压增大，滑膜即可进入关节间隙中。进行伸屈关节时滑膜被夹于关节间隙，就会造成关节的滑膜嵌顿,另外关节突关节半脱位、关节倾斜和不稳,都会使腰椎的稳定性受到影响。腰椎牵引可使关节囊受到牵伸,关节突上下滑动,关节间隙加宽。屈曲旋转牵引时,旋转侧关节突关节做切面旋转滑动,对侧关节突关节间隙加大,有利于矫正半脱位或关节滑膜嵌顿等的关节突关节功能紊乱。

(七)解除肌肉痉挛

椎间盘突出时,病变椎间关节和周围韧带、肌肉及神经根充血水肿,出现炎症。炎症会导致疼痛加剧,病变周围肌肉痉挛,关节活动受限。形成恶性循环,从而更加重了疾病的症状。腰椎牵引治疗可限制腰椎活动,减少运动对软组织的刺激,有利于神经根、肌肉筋膜、韧带等软组织炎症、水肿的消退和吸收,有利于病损组织的修复。另外,牵引能缓解肌肉痉挛,使紧张的肌肉得到舒张和放松。慢速持续牵引可对肌肉起到牵伸。间歇牵引快速伸展腰部肌肉,出现反射性松弛,保持腰椎的正常序列。

四、治疗分类

(一)根据牵引力作用的连续性分类

分为恒定牵引和间歇牵引。恒定牵引又分为持久牵引和持续牵引。参照本章第一节"颈椎牵引"分类部分。

腰椎持久牵引的重量范围一般在 9.33~22.38kg。持久牵引需要单次较长的牵引时间,目的是以此强迫患者卧床而使病变局部获得休息,并通过连续的、适度的牵伸,逐步缓解肌肉的紧张。另外,根据伤病的严重程度和治疗目的,医院和家庭卧床持久牵引可进行 1d 到数天。例如在急性腰痛,特别是急性痉挛性肌筋膜炎等情况下,此时使用的牵引重量应在 5.60~9.33kg,牵引方法要柔和,患者要尽量放松;同时建议患者尽量避免活动,否则可能再次引发肌肉痉挛。疗程 3~4d,非睡眠时间进行。腰椎间盘突出症患者若采用这一牵引方法,其目的是缓解肌肉痉挛,因此牵引的重量可 <25% 体重。疗程为 5~15d,非睡眠时间进行。

持续牵引最常应用于腰椎椎间盘突出症和腰部退行性疾病。

间歇牵引类似于一种健康的运动锻炼,在牵引过程中柔和的节律性牵拉 - 放松活动,对腰椎间盘突出症、椎间盘病变、腰椎滑脱、骶椎腰化等疾病有明显的治疗作用。

(二)根据牵引时间长短分类

按照牵引时间长短可分为短时间和长时间牵引。参照颈椎牵引分类部分(第一节)。

(三)根据牵引重量大小分类

根据牵引重量大小一般可分为轻重量牵引、中重量牵引、大重量牵引等方法。

(四)根据牵引力来源分类

1. 自体牵引(auto-traction) 自体牵引技术是应用特殊设计的牵引装置,结合患者自我产生和确定的牵引重量完成牵引。患者一般选用最舒适体位,借助于摆位牵引和重力 - 辅助牵引原理获得治疗效果,可在水平至垂直之间多个平面操作。其中患者在很大程度上自我提供和操作牵引力量,因此,以自体牵引命名此项技术。

虽然自体牵引具有良好的疗效,但其作用机制却不清楚,尤其是 CT 和脊髓造影等影像学方面未能提供令人信服的解剖变化依据。另外,自体牵引技术虽然已 30 余年,但迄今为止未被更多的康复医师关注,临床上也未被广泛应用,可能的原因更多的是出于安全性考虑,例如自体牵引导致椎间盘内压急骤升高,本身也可能造成新的危险。

2. 倒立牵引(inversion traction) 倒立牵引技术由 Sheffield(1964 年)最先使用。它需要用一根特殊的皮带系于患者骨盆或在双踝部穿上一固定的"靴子",然后将患者悬吊于一颠倒的体位,以患者上身、双上肢和头部的重量(约体重的 50%)作为牵引重量。在 Sheffield 应用倒立牵引的 175 例患者中,有 155 例患者经过平均 8 次治疗后恢复工作。此后,Gray 报道了应用倒立牵引与松动技术相结合的治疗方法使 10 例患者中 5 例症状明显缓解。曾有学者对有关倒立牵引的作用机制进行过探讨。在临床上,倒立牵引的疗效也相对理想。Palermo 应用倒立牵引装置对 60 例其他"保守治疗方法失败"的慢性腰痛患者(平均病程 14 个月)进行 2 周的倒立牵引,其中 52% 的患者疼痛明显缓解,10% 有数小时的暂时缓解,25% 无效,13% 疼痛症状增加不能继续接受治疗。但是,有关倒立牵引的副作用也不容忽视。在倒立牵引时,除了要注意患者是否有高血压之外,还应将下列疾患列为可能的禁忌证,包括心肺疾患、青光眼、慢性头痛、胃 - 食管反流、人工髋关节置换术后、眩晕症、鼻窦炎和由于疾病或药物继发的凝血功能障碍等。

3. 重力牵引(gravitational traction) 重力牵引是通过装置牵拉双下肢,并用特制的背心固定胸廓而实施的一种牵引方法。患者在此状态下逐渐"倾斜"直至垂直或近垂直位。在这一位置,患者双腿和双髋的重量(约体重的 40%)作为重力因素成为牵引重量。

4. 悬吊牵引(suspension traction) 悬吊牵引主要适用于青壮年男性患者或仅有轻度椎间盘退化,关节突关节骨赘形成的患者。操作方法与重力牵引基本相似。其中最简单的是徒手悬吊牵引,实施方法如同"攀单杠"运动,两手拉住横杆,双足离地悬空,利用自身下坠的重量产生牵引作用。

5. 滑轮 - 重量牵引(pulley-weight traction) 滑轮 - 重量牵引方法是利用滑轮转换力量的方向,应用沙袋、重锤等附加重量充当牵引力的一种牵引方法。参照颈椎牵引分类部分(本章第一节)。

6. 动力牵引(motorized traction) 动力牵引是利用电动装置等施加外在牵引力的一种牵引方法(图 8-5),也是目前国内外应用最为普遍的牵引方法。

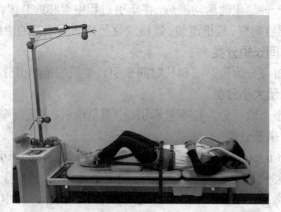

图 8-5 腰椎卧位牵引

7. 徒手牵引(manual traction) 徒手牵引是相对于机械牵引的一种牵引方法。参照颈椎牵引分类部分(本章第一节)。

8. 水中牵引（traction in water） 水中牵引是利用一类似救生圈的浮圈环围在胸廓使患者垂直浮于水中而牵引重量系于双腕或双踝的一种牵引方法（图8-6）。即利用水的浮力和重物的重力共同作用达到牵拉脊柱的目的。治疗时间通常为6～30min。同时，温暖的水温还可帮助肌肉放松。

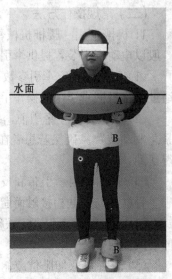

（五）根据牵引的体位分类

在腰椎牵引时，可选择仰卧位牵引或俯卧位牵引。体位改变的目的主要是使腰椎前凸生理曲度改变，并可同时借助于一些辅助方法予以加强。

五、治疗技术

（一）腰椎牵引装置

1. 各种类型的腰椎牵引床 滑动分离牵引床、手摇式、电动式、三维快速式等。

图8-6 水中牵引演示图
A. 浮圈；B. 负重物

2. 其他腰椎牵引用具

（1）骨盆牵引带（pelvic harness）：骨盆牵引带的形状类似围腰（图8-7）。它需要具有承受高负荷、抗滑动性能，同时使患者感到舒适。骨盆牵引带合适的佩戴位置是其上端的扣眼皮带位于髂嵴之上，系好左右两侧皮带后，皮带的上缘通过脐线。

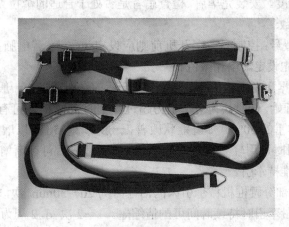

图8-7 骨盆牵引带

（2）固定带（fixator）：也称为反向牵引带。在应用骨盆牵引带的同时，需应用固定带固定躯干。最常用的是胸廓带。

（3）衬垫和护垫：参照颈椎牵引分类部分。

（4）枕头、脚凳：在腰椎牵引过程中，枕头和脚凳的作用不容忽视。正确的使用枕头和可调节高度的脚凳可有效地改变脊柱的曲度或髋、膝等关节的位置，改变双髋、双膝的屈曲和腰椎的曲度，降低屈髋肌张力，提高牵引疗效。

3. 常用电脑控制机械牵引装置简介 参数部分参照颈椎牵引分类部分。

（二）常规操作方法

1. 机械牵引　腰椎机械牵引是应用最广泛的一种牵引方法。目前临床上的机械牵引一般以电动牵引装置提供牵引动力。

（1）可预先设定牵引参数，精确设定重量和时间组合，做持续或间歇的腰椎牵引。首先通过腰椎机械牵引床的操作手册了解、熟悉其具体操作。

（2）安全性。在牵引前，治疗师应向患者解释牵引床运行牵引程序过程，演示如何启动紧急制动装置。确保若患者在治疗过程中感到症状加重，其在需要时可启动制动装置并获得帮助。

（3）正确使用牵引带和反向牵引带，以取得满意的牵引效果。最好选择可直接捆绑于患者骨盆并与皮肤相接触而避免滑动同时可承受高负荷的牵引带。

（4）根据徒手牵引评定获得的患者舒适程度及治疗目的决定是否将患者腰椎处于屈曲、伸展或侧屈等位置。

（5）患者可取仰卧位或俯卧位，体位的选择一定要使腰椎保持生理前凸的位置。患者仰卧位牵引时，双髋屈曲，双大腿放松置于小凳之上，在此体位下的牵引可更充分地放松腰部肌肉，使腰椎生理前曲变平，牵引力更容易作用于椎体后侧的病变部位，产生更好的治疗效果。患者俯卧位牵引时，可将数个枕头置于患者腹部下面，使腰椎前凸变平／中立位，通过所垫枕头的高低来调节腰椎屈曲度的大小。

胸肋带和骨盆带分别固定于季肋部和骨盆髂嵴上方。骨盆牵引带双侧的固定皮带系于牵引弓，然后与牵引主机上的牵引绳相连。可通过调整骨盆牵引带两侧牵引绳位置，调节腰椎牵引作用力的角度。安装完毕后，检查患者是否处于合适的牵拉力学列线上。

（6）设定控制参数

1）熟悉牵引床型号：控制参数在开机前则应设定为"0"。若电脑控制牵引床上有牵引重量渐增相模式，可先设定渐增相数值。

2）牵引重量：根据患者牵引治疗处方，选择合适的牵引重量。一般情况下，牵引重量可从体重的40%左右开始，一般认为当牵引力超过体重的25%时即可有效地增宽椎间隙，而治疗量应至少大于体重的50%。如有症状改善，一般每3～5d可以增加3～5kg，最大不能超过体重。首次牵引时可用轻重量短时间牵引，患者适应后可逐渐增加重量和时间，当症状改善时，以此重量维持牵引。

3）牵引时间：大部分腰椎机械牵引床的治疗时间20～30min/次，轻重量牵引时持续时间可适当延长，大重量牵引时持续时间可酌情缩短。1～2次/d，2周为一个疗程，一般1～2个疗程。

（7）牵引治疗结束时，治疗师关闭牵引床的所有控制，显示器读数全部回零。询问患者牵引后的症状，进行运动功能再评定，并记录症状和评定结果。

2. 徒手牵引　因为牵拉的力量首先需要克服与体重相关的摩擦力，所以腰椎徒手牵引不像颈椎徒手牵引那样易于进行。患者一般取俯卧位，由2～3位治疗师同时操作。牵引床最好是选用可滑动、可分离的，使牵引床摩擦阻力最小。徒手牵引一次牵引维持15～30s，重复1～2次，每周1～2次。治疗后患者要卧床休息，同时应用药物辅助治疗。

治疗时一位治疗师立于患者头侧，双手握持患者腋下，患者双下肢伸直腰椎伸展，另一位治疗师立于患者足端，握住患者的双侧踝部，两人同时缓慢发力沿患者身体纵轴进行对抗牵引。还可以使患者双髋屈曲90°，腰椎屈曲，患者双下肢悬挂于治疗师双肩，然后治疗师用双臂绕于患者双下肢施力。治疗师也可以应用一条绕于自身骨盆的环形皮带助力。在牵引同时还可由第三人在患者腰部病变部位进行按压或做相关复位手法。在进行徒手牵引治疗过程中，有效地产生牵引重量应用治疗师自身整个体重。当欲应用大剂量牵引重量时建议应用胸廓捆绑一反向的牵引带等方法将患者胸椎予以固定。

治疗师在患者仰卧下握持患侧下肢进行持续牵引数秒同时，突然上提膝部，使其屈膝屈髋，再迅速向胸腹部方向按压膝部，可使腰段脊柱屈曲以达到复位目的。这种徒手牵引手法多在治疗腰椎间盘突出症和椎管狭窄症中配合使用。

当徒手牵引应用于"检查"患者对牵引的耐受情况时，应注意变化患者腰椎屈曲、伸展或侧屈的程度和患者的反应，这样有利于寻找适合患者腰椎徒手牵引的最舒适体位。

3. 摆位牵引　徒手腰椎摆位牵引的具体方法如下：

（1）根据可保持患者疼痛缓解的位置、患者最易放松的位置、最易完成所选择的牵引方法的位置。在接下来的腰椎摆位牵引治疗中，以症状和体征最为轻缓为依据，并在牵引过程中保持这一位置。

（2）患者可选择侧卧位，治疗侧在上方。用垫子置于腰椎所需牵引部位之下，治疗师面对患者侧卧位的背侧站立，这一节段水平和水平之上触摸棘突。

（3）患者放松地处于腰椎侧屈位，治疗师在此基础上通过轻柔地推压患者侧卧位上侧肩部，以旋转上身躯干给予一附加的旋转，同时治疗师用另一手触摸棘突以决定旋转已抵达该棘突对应的腰椎节段（此时恰好上面的关节突关节可发生分离）。然后屈曲患者侧卧位上侧的髋关节，再次触摸棘突直至腰椎下部的屈曲发生在所需的节段上，在此节段两个相反的力量相遇可产生一最大的位置分离力量。

4. 家庭牵引　腰椎家庭牵引需要在医生指导下，给予相应的处方才可进行。医生应明确地让每一位家庭牵引的患者熟悉掌握牵引时的体位、安全地应用和放松牵引重量、如何解决可能出现的情况等问题。对于商品化的腰椎家庭牵引装置，医生还有必要指导患者如何操作设备。家庭牵引一定要确定相对安全的牵引时间、牵引重量等，使患者得到较好的治疗。

（1）腰椎家庭牵引器材：骨盆牵引带、牵引绳、滑轮、滑轮固定架及重物等辅助材料。

（2）腰椎家庭牵引的具体方法：患者仰卧位于木板床，床上最好铺上软硬适中的床垫，在牵引时，使双侧髋、膝关节保持屈曲位，并使患者舒适、放松。胸部用胸肋牵引带固定于床头两侧，将骨盆牵引带打开置于腰背部，然后围至前方，使之较为服帖地固定于腰部。牵引带系好后，即将床后脚（患者足侧）抬高，以形成斜面。初次牵引时从床面与水平面夹角30°开始，以后每天增加5°，牵引重量愈大，床脚愈高，一般8～10d倾角可达70°～90°。但对有头晕等症状的患者则不能将床后脚抬高。继之，安装牵引重量，一般按体重的1/10～1/8选择重物，通过床脚的滑轮挂于牵引绳上。

根据牵引重量选择合适的牵引治疗时间。若牵引重量较轻，牵引可每日上午、下午各进行1次，每次牵引时间为30～60min，3周为一个疗程。可视具体情况进行2～3个疗程。两个疗程之间应该间隔5～6d。

一般患者在牵引治疗的最初几天后症状会迅速减轻。若第1周症状无明显好转，可适当增加牵引的力量或牵引时间；若仍无明显好转，患者应及时找医生就诊决定进一步的治疗方案。

5. 自我牵引

（1）徒手方法：患者仰卧位，用双手抱膝，将双膝紧紧抱置于胸前，充分分离腰椎后部。通过迅速放松双手双膝，进行腰椎牵引。然后用此方法重复间歇地进行。这个方法不应用于治疗急性腰椎间盘突出症患者，因为屈曲腰椎可增加腰椎间盘内压，故易加重症状。

（2）悬吊牵引方法：用于仅有轻度椎间盘退化、关节突关节骨质增生的青壮年男性腰椎间盘突出症患者。实施的方法如同"攀单杠"运动，利用自身下坠的重量产生牵引作用，具体做法是患者用双手拉住铁杠，手腕部可用布带加以保护，双膝关节弯曲，双足离地悬空，也可以不离地。并可以像单杠运动那样做前后摆动动作。这种牵引方法每日可进行2～3次。每次进行数分钟，具体可视臂力而定。若患者身体健壮，上肢有力，还可以在双下肢挂上适量的重物，以加大牵引重量。

6. 其他类型的腰椎牵引方法　腰椎牵引技术中还有一些特殊的牵引方法，如重力牵引、悬吊牵引等，因临床使用较少不再详细介绍。

（三）注意事项

1. 牵引前　应在医生指导下，明确牵引处方。掌握好适应证与禁忌证。确定牵引姿势、牵引重量、牵引时间等具体参数后进行。向患者做好解释工作，消除患者紧张情绪，嘱其牵引时身体呈放松状态。高龄或体质虚弱者以电动牵引床轻度牵引为宜。牵引前可进行腰部热疗，有助于放松腰部肌肉，避免拉伤。还要注意与其他治疗方法相结合，如药物、肌力训练，维持正确姿势等才能维持牵引效果，取得最佳疗效。

2. 牵引中　胸肋固定带和骨盆固定带要扎紧，以不妨碍患者正常呼吸为度，同时应防止卡压腋窝，以免造成臂丛神经损伤。调整两侧牵引绳松紧一致并对称。牵引时嘱患者取屈髋、屈膝卧位，以减少腰椎前凸，腰椎管横截面扩大，使腰部肌肉放松，有利于症状的缓解。牵引治疗期间需适当卧床或休息。

在牵引过程中，注意询问患者情况，以及时处理出现的特殊情况。在治疗初期，有些患者可产生头晕腹胀等现象，这些现象可逐渐消失，一般不需中断牵引。

3. 牵引后　应缓慢去除牵引带，以免腹部压力突然降低引起患者不适。嘱患者继续平卧休息数分钟，再缓慢起身。必要时可佩戴腰围以巩固疗效（但不宜超过20d，以免造成腰部失用性肌萎缩，引起腰椎不稳）。牵引过程中或牵引后，如果出现疼痛加重现象，应暂时停止牵引进一步明确诊断。牵引后有时虽然疼痛症状消失，但麻木感觉和肌力（如踇趾背屈肌肌力）低下的现象可能会延续一段时间，需要在牵引同时应配合药物、理疗等其他疗法，以增强疗效。肥胖和呼吸系统疾患慎重使用牵引。孕妇、严重高血压病、心脏病患者禁止牵引。

六、临床应用

（一）适应证

适用于腰椎间盘突出症（尤其是造成脊神经损害者），腰椎关节突关节紊乱、腰椎关节突关节滑膜嵌顿、腰椎管狭窄症、腰椎退行性疾患、腰椎滑脱、早期强直性脊柱炎等，无并发症的腰椎压缩性骨折，亦可用于腰扭伤、腰肌劳损、腰背肌筋膜炎。

（二）禁忌证

脊髓疾病，腰椎结核，肿瘤，腰椎感染，急性化脓性脊柱炎，腰脊柱畸形，类风湿关节炎,有马尾神经综合征表现的腰椎管狭窄症,重度腰椎间盘突出(破裂型),椎板骨折,重度骨质疏松,急性拉伤扭伤,腹疝,裂孔疝,动脉瘤,严重痔疮,急性消化性溃疡或胃食管反流,严重高血压病,心脏病,出血倾向,严重的呼吸系统疾病,全身显著衰弱,孕妇及经期妇女慎用。另外,对于后纵韧带骨化和突出椎间盘骨化及髓核摘除术后患者都应慎用。

案例分析

1. 康复目标

(1)短期目标:缓解右下肢疼痛、麻木,改善腰部 ROM 活动受限。

(2)长期目标:回归工作岗位。

2. 康复治疗方案

(1)卧床休息,改善不良生活、工作习惯,避免寒冷、劳累等诱因刺激,加强安全意识,防治意外伤害。

(2)缓解症状可应用物理疗法、药物治疗。待急性期后,可选择腰椎牵引治疗。举例:腰椎持续牵引,牵引重量可从体重的40%左右开始,牵引时间:20min/次,1~2次/d,2周为1个疗程,一般1~2个疗程。

(3)预防复发,定期复查,加强核心肌群锻炼,适当佩戴支具保护等措施综合应用。

(郄淑燕　王璐怡)

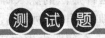

测 试 题

1. 什么是颈椎牵引?

2. 颈椎牵引可产生哪些生理效应?

3. 影响颈椎牵引生理效应的因素有哪些?

4. 颈椎牵引的具体适应证有哪些?

5. 腰椎牵引根据牵引力来源可分为哪几类?

6. 腰椎牵引有哪些注意事项?

7. 徒手腰椎牵引如何操作?

8. 腰椎牵引的具体适应证和禁忌证有哪些?

第九章 肌电生物反馈疗法

第一节 概　　述

一、基本概念

（一）生物反馈疗法

生物反馈疗法（biofeedback therapy，BFT）是现代物理治疗学广泛使用的一项新技术，它涉及物理医学、控制论、心理论、生理学等多个学科。这种方法作为一种有效的物理治疗措施，自 20 世纪 60 年代开始在临床治疗中应用。生物反馈疗法是一种目的明确、直观有效、指标精确，无损伤、无痛苦、无副作用、无需任何药物的治疗方法。近年来，随着集成电路和电子技术的不断发展及人们对这种疗法的深入研究，使这种方法日渐广泛地应用于临床。生物反馈疗法包含肌电生物反馈、脑电生物反馈、心率生物反馈、血压生物反馈、皮温生物反馈、胃肠生物反馈等。本章重点介绍肌电生物反馈疗法。

（二）反馈

反馈（feedback）一词，是美国数学家 Norbert Winner 提出的，其大意是指将控制系统的输出信号以某种方式返输回控制系统，以控制控制系统的方法。反馈在人体的生物活动中具有重要的意义。人对一切身体过程和活动的调节之所以成为可能，是无数复杂的反馈回路的相互作用。例如，温度变化时引起的出汗反应；身体受伤时引起的疼痛反应；光线加强、减弱时瞳孔的调节，这些都是反馈过程。

（三）生物反馈

反馈技术在生物医学领域的应用称为生物反馈（biofeedback）。生物反馈的建立需要两个必要的条件：第一，将生物信息转换为声、光、图像等信号的电子仪器；第二，人的意识控制和行为参与，才能构成完整的反馈环路。生物反馈治疗是采用高科技电子仪器，实时监测人体内不能感知的生物信息（如血压升降、心率快慢、胃肠蠕动、肌电波、脑电波等），转变为可识别的声、光、图像等信号反馈给患者，让患者直观地看到或听到，引导患者有意识地正确训练和控制这些生物活动，并能直观了解自己训练的结果；同时具有趣味性，能增加患者康复训练的积极性及信心，以达到调整机体功能、防病治病的目的。

（四）肌电生物反馈疗法

肌电生物反馈疗法（electromyographic biofeedback therapy，EMGBFT）是利用仪器采集肌电信号转化后进行神经肌肉功能恢复的治疗方法。其原理是将所采的肌电信号，经过放大、滤波、双向整流、积分，用积分电压驱动声、光、电、数码等显示器件。由于积分电压与肌紧张成正比关系，借此能直接观察到肌紧张或松弛的水平。因为骨骼肌是受随意神经系统控制的，所以肌电自身调节比较容易，治疗方法也较易被患者接受，而且疗效可靠，是目前临床应用范围较广的一种反馈疗法。

目前，临床上肌电生物反馈疗法应用较多的是体表肌电生物反馈疗法和盆底肌电生物反馈疗法。

二、基本原理

（一）肌电生物反馈仪的组成

肌电生物反馈治疗仪采用电路模块结合计算机的硬件系统和软件系统构成。硬件系统是指表面肌电（surface electromyogram，SEMG）的采集电路；软件系统的主要功能是视听觉信号反馈、治疗参数控制、病历登记、信息查询等。硬件系统和软件系统间通过电路进行通信。目前，国内使用的肌电生物反馈仪大多数会在表面肌电硬件系统的基础上，增加肌电触发的神经肌肉电刺激（neuromuscular electrical stimulation，NMES）模块（图9-1）。

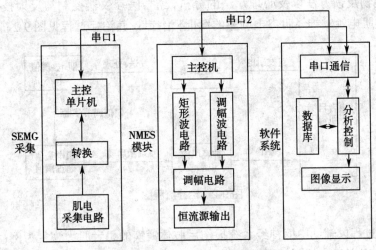

图 9-1　表面肌电生物反馈系统结构

1. 硬件系统

（1）肌电采集模块：用于检测和记录患者的 SEMG，经转换操作后，由主控单片机将得到的数据经串口 1 通信通路发送至软件系统中处理并显示。此外，主控单片机也会通过串口 1 接收软件系统的各种命令，并通过控制相关电路的工作来控制肌电采集增益、采集的开始和停止等操作。

（2）神经肌肉电刺激（NMES）模块：该模块的刺激波形、电流强度、频率、脉宽、时间等参数由软件系统来设定，然后软件系统通过串口 2 将参数发送到软件系统的 NMES 模块。由运行于主控机内的软件控制并产生载波（矩形波），同时控制调制波产生电路生成梯形调制波，两路波形分别整形后经调幅电路、高压恒流源电路，产生一种低频可渐变的调制矩形波，并由表面刺激电极输出。

2. 软件系统　治疗仪通过软件界面实现视听觉信号的反馈作用，从而实现可视化、可交互的治疗模式。

（1）肌电信号的预处理：例如，左侧肢体瘫痪的脑卒中患者，患侧上肢的 SEMG 只有微伏级，在发病初期为 $2\sim20\mu V$，而且还会受到不同来源的噪声的干扰，尤其是心电信号的干扰，因为心电信号的幅值一般比患者的 SEMG 大，而且会与肌电信号的频带有很大重叠，故计算机显示的肌电信号是通过降噪处理过的。

（2）软件主界面：界面中，纵轴为强度，横轴为时间，一般为 1min，患者既能观察到一段时间内的治疗情况，也有较充裕的时间来主动训练，同时还能诱发 NMES 进行治疗，而不会因为显示过快等造成视觉和身体的疲劳。

（二）肌电生物反馈疗仪的治疗原理

肌电反馈仪实际上是一种肌肉电活动记录和显示装置，测量身体体表肌电并作为反馈信号输入到反馈仪，经过放大，转换成声、光或数字等信号显示给患者。肌电的高低与肌肉紧张度密切相关，肌肉紧张时肌电升高，肌肉松弛时肌电降低。表面肌电生物反馈常用于降低肌张力和加强肌肉力量的训练。

（三）肌电生物反馈仪的康复治疗方式

经过对生物反馈方法以及心理疗法的分析，结合医疗仪器控制与反馈技术的发展，设计了基于自发肌电触发神经肌肉电刺激的"闭环治疗"。其治疗过程见图 9-2。

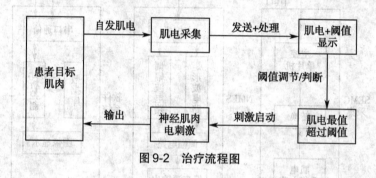

图9-2 治疗流程图

具体操作过程以辅助中枢神经系统损伤后肢体瘫痪的患者肌力恢复为例：

1. 首先让患者尽力控制并活动患肢，增加瘫痪肢体的肌电水平，系统采集患者自发的 SEMG 并通过图 9-1 的串口 1 发送至软件系统，经过保存和处理后显示在计算机屏幕上，通过视觉反馈使患者感知在自身努力过程中的肌电变化。

2. 软件系统同步显示所采集到的 SEMG 以及预置的电刺激阈值。当某一时刻患者努力活动的 SEMG 达到这个阈值时，但仍然无法完成运动时，系统就启动一次 NMES，帮助患者完成一次动作作为对患者努力的"回报"和"奖励"。

3. 软件的阈值能根据患者的肌电水平自动进行调节，从而促使患者不断地努力活动，不断得到这种奖励性质的电刺激。

4. 如此往复地进行反馈作用，形成一种"闭环治疗"方式。这种治疗模式将肌电生物反馈的心理治疗作用与电刺激的物理治疗作用相结合，具有交互式的特点。通过视觉信号的反馈，让患者直观感知、理解自己康复训练的过程，意识到肌电水平的提高以及肌肉的收缩是自己努力的结果，可以更好地发挥患者主观能动性，增强患者的治愈信心。通过 NMES 向中枢神经系统提供大量的输入冲动，使大脑中枢逐渐恢复对瘫痪肌肉的控制，从而促进患者生理及心理功能的康复。

三、治疗作用

（一）直接作用

利用生物反馈仪发出的信号来补充、完善体内反馈通路，改善骨骼肌运动功能。例如运动系统损伤患者，经过生物反馈治疗，可以直接降低或提高骨骼肌的肌张力，增强肌肉的肌力和耐力，改善机体平衡和协调功能；对运动功能损伤性疾病具有直接的治疗作用。

（二）间接作用

通过反复的正确反馈训练，纠正异常行为模式。

1. 肌电生物反馈训练可正确引导患者学会收缩或放松，增强肌力或减轻肌紧张，改善神经肌肉的功能。

2. 当患者能很好地掌握收缩或放松后，引导其了解并掌握自身生理功能改变的信息，进一步正确体会并学会功能强化或机体放松，直到建立操作性条件反射，纠正影响正常生理活动或病理过程的紧张或虚弱状态，以恢复正常的生理功能。

四、治疗分类

就治疗目的而言，表面肌电生物反馈可分为两类。

（一）肌肉松弛性反馈训练

治疗时依病情选择相应部位放置电极，检测肌电信号，设置的治疗参数应该稍低于检测的肌电信号，让患者全神贯注地跟随反馈仪转变而来的视、听信号，用意识放松目标肌肉，使反馈仪器检测的肌电信号达到设定的阈值，达到降低肌张力的目的。

（二）肌肉兴奋性反馈训练

治疗时将电极放置于被训练肌肉的表面，检测患者肌电信号，设置的治疗参数应该稍高于检测到的肌电信号，让患者跟随反馈仪转变来的视、听信号，提高肌电水平超过设定的阈值，达到增强肌力、恢复运动功能的目的。

第二节　体表肌电生物反馈疗法

> **案例导入**
>
> 患者，男性，60 岁，主因"右侧肢体活动不利 1 个月余"入院。
>
> 体格检查：神志清楚，洼田饮水试验 4 级，坐位平衡 0 级。改良 Brunnstrom 评分（上肢 - 手 - 下肢）：右侧Ⅱ-Ⅰ-Ⅱ级。肌力：右侧上肢肌力 2 级，右侧下肢肌力 2 级，左侧正常。右上肢控制能力差，ADL 评分：30 分。
>
> 辅助检查：头颅 CT 示左侧脑干区、基底核区多发性脑梗死。
>
> 诊断：左侧脑干及基底核区多发性脑梗死。
>
> 目前主要功能障碍：右侧偏瘫、吞咽障碍、平衡功能障碍、ADL 受限。
>
> 思考
>
> 1. 患者的康复目标包括哪些？
>
> 2. 患者的治疗方案包括哪些？

一、基本概念

体表肌电生物反馈是一种无创疗法，是将电极贴于身体表面，应用肌电生物反馈仪将人们意识不到的微弱体表肌电信号放大，转换为可以被人们感觉到的视、听等信号，并把这些信号通过眼、耳等器官回输给大脑（即反馈），以便人体能依据这些信号自主地训练，学会控制肌肉组织的肌电活动，以达到训练的目的。

二、治疗原理

体表肌电生物反馈疗法的治疗原理见本章第一节。

三、治疗作用

体表肌电生物反馈常用于降低肌张力和加强肌肉力量的训练，通过直接作用、间接作用和操作性条件反射的建立，改善肌肉的张力和力量，达到康复目的（参照本章第一节）。

四、治疗技术

（一）设备及配置

目前临床使用的体表肌电生物反馈设备大多由硬件和软件组成。硬件主要包括主机、显示器、打印机、人体肌电信号传输导线、体表电极片，软件主要包括人体表面肌电信号检测与分析系统、电子病历与分析报告自动生成系统、治疗周期趋势分析系统、视听觉生物反馈引导训练系统、场景动画生物反馈训练系统和神经肌电阈值触发刺激系统、数据储存与查询系统。

（二）治疗参数

体表肌电生物反馈治疗系统包括生物反馈模块和神经肌肉电刺激模块，生物反馈模块包括松弛性和兴奋性反馈模块，具有肌肉耐力训练、肌肉放松训练、肌肉协同性训练等治疗方案。电刺激脉冲波形包含：单相波、双相平衡波、交互波形等。

1. 生物反馈参数

（1）前基线：设置本次治疗开始时的肌肉放松准备时间，默认值为10s。

（2）后基线：设置本次治疗结束之前的恢复时间，默认值为10s。

（3）工作时间：设置刺激持续时间，默认值为4s。

（4）休息时间：设置刺激间歇时间；默认值为10s。

2. 常用的肌电生物反馈治疗模块（图9-3～图9-10）

3. 神经肌肉电刺激参数

（1）频率：治疗系统刺激信号的脉冲频率，默认值为50Hz。

（2）脉宽：脉冲波形的宽度，默认值为200μs。

（3）上升时间：刺激波形的上升时间（即刺激电流由零到设定值所用的时间），默认值为1s。

（4）下降时间：刺激波形的下降时间（即刺激电流由设定值到零所用的时间），默认值为1s。

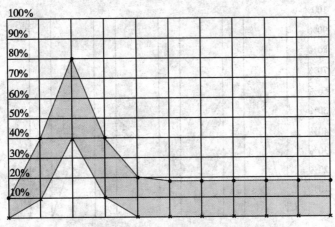

图 9-3 肌肉力量提升训练反馈模块

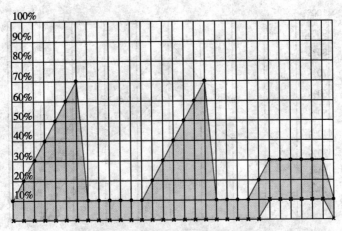

图 9-4 肌力和耐力提升训练反馈模块

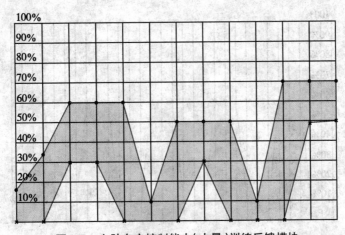

图 9-5 上肢自主控制能力(力量)训练反馈模块

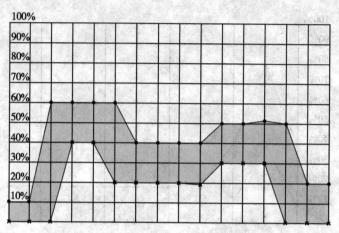

图9-6 上肢自主控制能力(耐力)训练反馈模块

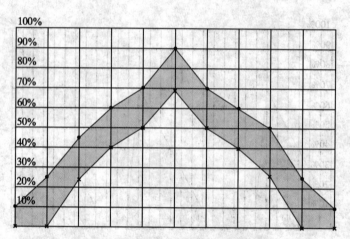

图9-7 双侧对称性控制训练反馈模块

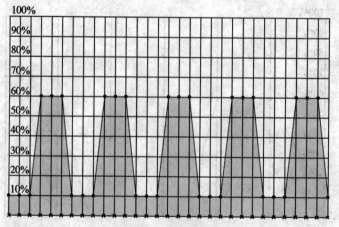

图9-8 平衡能力训练反馈模块

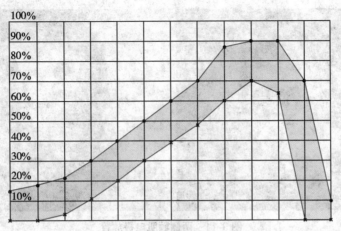

图 9-9　下肢力量训练反馈模块

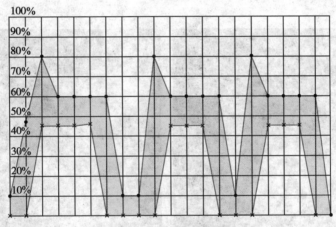

图 9-10　手屈曲训练反馈模块

（三）常用电极放置方法

体表肌电生物反馈电极放置部位，可因人而异。常用肌电信号电极放置部位分为头部、躯干、上肢和下肢等。配图黑色代表电极放置部位，根据目标肌肉大小，选用合适的电极片。

1. 头部电极放置　一般放置于额肌、颞肌和咬肌。

（1）两侧额肌：两电极于眼眉与发际之间上下放置（图 9-11A）。也可以两侧额肌左右放置（图 9-11B）。

（2）颞肌：肌电信号采集最佳位置是颞弓的正上方，相当于头维穴和太阳穴的中点。两电极可按图 9-12A 水平排列，也可按图 9-12B 上下垂直排列（注意该部位在放置电极前需剃除局部头发）。

（3）咬肌：下颌角是寻找咬肌的明显标志，相当于颊车穴区。在多数情况下，两个电极以咬肌肌纤维走向上下放置为佳（图 9-13）。

2. 颈部及躯干电极放置　一般放置于胸锁乳突肌、吞咽肌群、胸大肌、背阔肌、斜方肌、菱形肌。

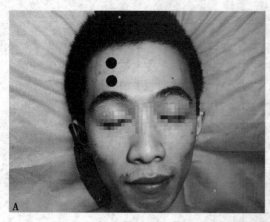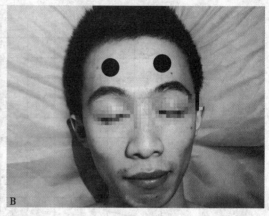

图 9-11　两侧额肌电极放置
A. 额肌上下放置；B. 额肌左右放置

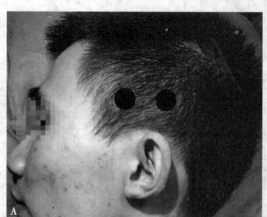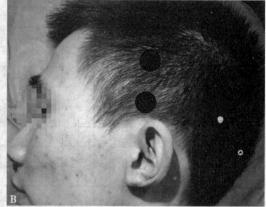

图 9-12　颞肌电极放置
A. 颞肌水平电极放置；B. 颞肌上下电极放置

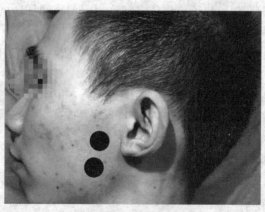

图 9-13　咬肌电极放置

（1）胸锁乳突肌：两电极分别沿胸锁乳突肌肌纤维走行方向依次贴放在其中上 1/3 和中下 1/3 处（图 9-14）。

（2）吞咽肌群：一个电极在下颌角前部与下颌骨之间、舌骨后，另一个电极放于舌骨与甲状腺软骨上缘之间（图 9-15）。

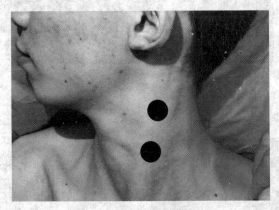

图 9-14　胸锁乳突肌电极放置

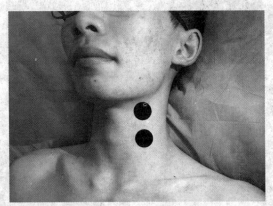

图 9-15　吞咽肌群电极放置

（3）胸大肌：胸大肌锁骨头，内侧电极放置于锁骨中点下方约两指宽处，外侧电极放置可稍低一些，两极间距离约为 2cm（图 9-16）。

（4）背阔肌：电极放在肩胛骨下角两侧下方（图 9-17）。

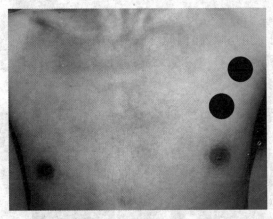

图 9-16　胸大肌电极放置

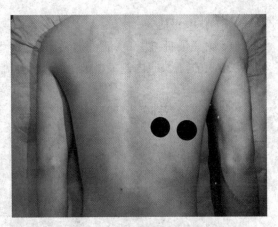

图 9-17　背阔肌电极放置

（5）斜方肌：斜方肌上纤维，电极沿着斜方肌上部肌纤维走行斜行上下放置（图 9-18A）。斜方肌下纤维，电极放在肩胛骨下角内侧与第七胸椎之间（图 9-18B）。

（6）菱形肌和斜方肌中部纤维：两电极放置于肩胛骨内侧缘和胸椎（$T_{1\sim6}$）之间（图 9-19）。

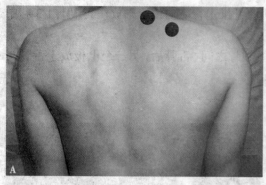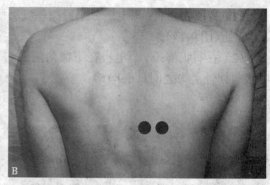

图9-18 斜方肌电极放置

A. 斜方肌上纤维电极放置; B. 斜方肌下纤维电极放置

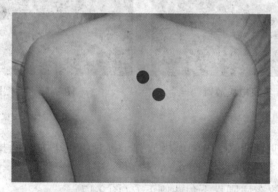

图9-19 菱形肌和斜方肌中部纤维电极放置

3. 上肢电极放置

(1)肱三头肌:肱三头肌外侧头,电极在肩峰角与鹰嘴间中 1/3 外侧一横指处上下排列(图9-20A);肱三头肌内侧头电极在肩峰角与鹰嘴间中 1/3 内侧一横指处上下排列(图9-20B)。

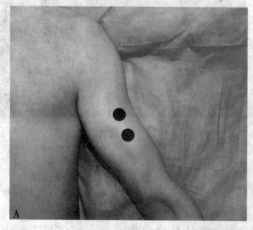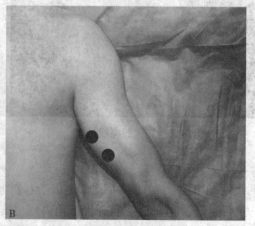

图9-20 肱三头肌电极放置

A. 肱三头肌外侧头电极放置; B. 肱三头肌内侧头电极放置

（2）肱二头肌：电极置于肌腹中点最高隆起处沿肌纤维走行上下排列（图 9-21）。

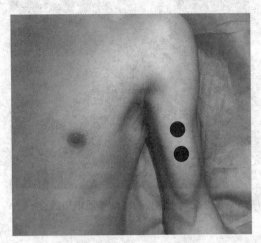

图 9-21 肱二头肌电极放置

（3）桡、尺侧腕屈肌：电极置于肱二头肌外侧与豌豆骨连线的中 1/3，沿桡、尺侧腕屈肌肌纤维走行放置（图 9-22）。

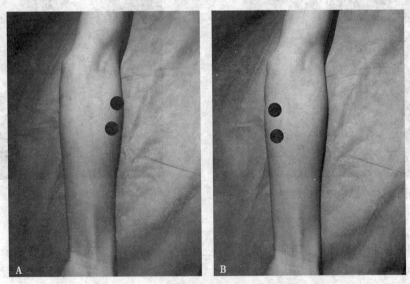

图 9-22 桡、尺侧腕屈肌电极放置

A. 桡侧腕屈肌电极放置；B. 尺侧腕屈肌电极放置

（4）桡侧腕长、短伸肌：让患者前臂呈旋前位，从肘横纹外侧端到腕的中部划一条线，电极置于此线上 1/3 位置（图 9-23）。

（5）肱桡肌：让患者手内旋，肘弯曲，从肘横纹 3/4 处，到桡骨茎突划一条线，电极置于肘横纹外侧到桡骨茎突上 1/3 位置（图 9-24）。

（6）旋前圆肌：从肱骨内上髁向拇指方向划一条直线，电极置于此线上 1/3 位置（图 9-25）。

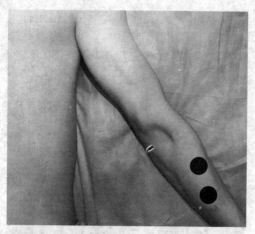

图 9-23 桡侧腕长、短伸肌电极放置

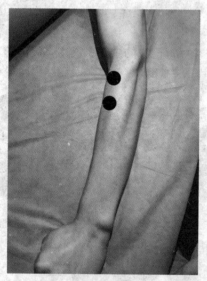

图 9-24 肱桡肌电极放置

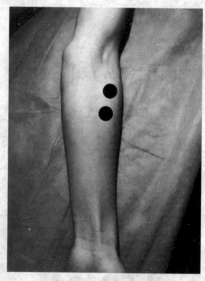

图 9-25 旋前圆肌电极放置

（7）指屈肌和指总伸肌：指屈肌从肱骨内上髁到尺骨茎突划一条线，电极置于此线中 1/3 位置（图 9-26A）。指总伸肌是从肱骨外上髁到尺骨茎突划一条线，电极置于此线 1/4 部分（图 9-26B）。

4．下肢电极放置

（1）臀大肌：电极置于臀部中心最突出部位，即骶骨和大转子间距约 1/2 处，沿肌纤维走行左右放置（图 9-27）。

（2）半腱肌、股二头肌：外侧电极置于大腿外侧隆起的股二头肌处。内侧电极置于大腿内侧与上述相似的隆起半腱肌处（图 9-28）。

（3）股四头肌：股直肌电极宜置于大腿前部，沿肌纤维走行上下放置。其下部电极置于离髌骨约 10cm 处，股外侧肌电极位置为外下侧，股内侧肌电极位置是内下侧（图 9-29）。

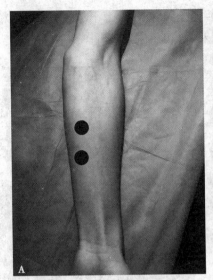
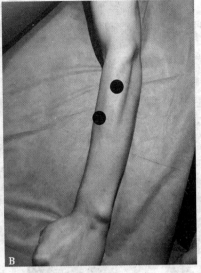

图 9-26　指屈肌和指总伸肌电极放置

A. 指屈肌电极放置；B. 指总伸肌电极放置

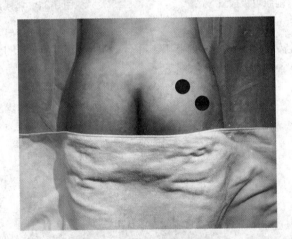

图 9-27　臀大肌电极放置

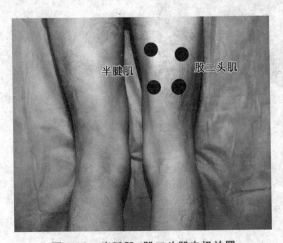

图 9-28　半腱肌、股二头肌电极放置

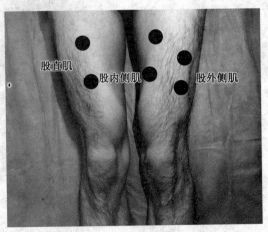

图 9-29　股四头肌电极放置

（4）胫骨前肌：电极置于胫骨前，距胫骨粗隆 1～2 横指处上下放置（图 9-30）。

（5）腓肠肌：电极置于腓肠肌的内侧头和外侧头的隆起部位（图 9-31）。

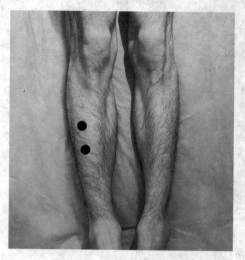

图 9-30　胫骨前肌电极放置

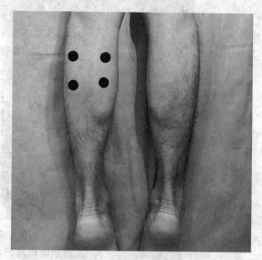

图 9-31　腓肠肌电极放置

（6）比目鱼肌：电极置于小腿后面下 1/2 部分，腓肠肌腱缘内侧的一窄长椭圆形区域中部（图 9-32）。外侧放置电极效果欠佳。

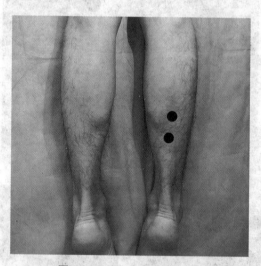

图 9-32　比目鱼肌电极放置

（四）操作步骤

1. 了解病情　体表肌电生物反馈训练前，要与患者交谈，掌握患者心理及生理状况，对患者进行全面检查。了解疾病性质、残损情况及可能恢复的程度，对患者智力、视听能力、注意力和自我调节能力等作出全面评估。

2. 环境准备　训练场所要安静、舒适、空气清新，室温 18～25℃，陈设整洁，尽量减少谈话和人员走动。如果条件允许，最好在单独的房间中进行训练，以免受外界环境干扰。

3. 患者准备　体表肌电生物反馈训练前，要有针对性地让患者了解体表肌电生物反馈的原理、安全性，消除顾虑，指导患者在仪器引导下正确训练，并不断给予鼓励。

4. 准备好仪器，连接电源并开机。

5. 新建患者档案。

6. 根据治疗部位选择适当体位，解除胸罩、腰带和鞋等束缚，充分暴露治疗部位，再用75% 乙醇脱脂，粘贴电极。

7. 通道选择　使用电极检测患者治疗部位的 SEMG 信号，并根据 SEMG 信号峰值的大小决定是否在生物反馈治疗之前给予电刺激激活该部位的神经和肌肉。

8. 阈值设置　阈值设置有"自动调整""手动调整""无阈值（休息时刺激）"三种方式。若选择"自动调整"，则阈值的大小会根据系统所检测到 SEMG 的大小自动调整。若选择"手动调整"，则需要手动调节阈值大小（注：进行手动调节阈值时，阈值大小不宜设置过高，应根据患者实际肌电值的大小进行合理设置）。若选择"无阈值（休息时刺激）"，则在休息时给予刺激。

9. 根据患者肌电情况选择治疗方案进行治疗。

10. 治疗结束后，撤除治疗电极，整理用物、交代回家继续训练方法及注意事项，并关机。

（五）家庭训练

家庭训练是指患者脱离肌电生物反馈仪在家中进行的自我训练。要求患者把在治疗室内学会的放松或强化训练方法，通过记忆回放后继续训练，每天 2 次，每次 20min 左右，补充医院训练的不足，更有利于操作性条件反射的建立。

家庭训练是治疗室训练的延续。患者在治疗室训练时，需认真听从医生指导，体会指导语的内容，注意每次训练基线数值提升或降低情况；患者需将家中训练的情况、感受，写成训练日记，向医生汇报家庭训练效果，有利于后续治疗方案的制订。

（六）疗效评估

对于治疗效果评价，一般都较为复杂，因疾病种类不同，评价方法也不一样。通常可以根据观察记录、训练日记和各项客观评价指标综合进行评价。临床上除了根据上述指标作为疗效评价之外，还会用到如下方法：

1. 对放松能力的评价　在正常情况下，进行肌电生物反馈放松训练，随着放松能力提高，其肌电的基线值应逐渐下降，一般把肌电下降能力作为放松能力的一种指标。其计算公式为：

$$肌电下降能力 = \frac{基线值 - 训练后达到最低值}{基线值} \times 100\%$$

式中，基线值为安静状态下检测的 4min 的肌电均值。

2. 对增强能力的评价　进行肌电生物反馈增强训练，随着增强能力提高，其肌电的基线值应逐渐上升，一般把肌电上升能力作为增强能力的一种指标。其计算公式为：

$$肌电上升能力 = \frac{训练后达到最高值 - 基线值}{基线值} \times 100\%$$

式中，基线值为安静状态下检测的 4min 的肌电均值。

（七）注意事项

1. 在进行治疗时，需要正确找出患者适宜的电刺激参数，无效的电刺激无法引出肌肉收缩反应，相反可能引起局部疼痛。

2. 有些患者对疾病认识不足，一旦治疗症状好转，就随意终止治疗，结果易复发，需要告知患者完成疗程的重要性。

3. 治疗过程中如果患者需要俯卧位，不方便看电脑屏幕，需要将视觉信号改为听觉信号。

4. 出现头痛、恶心等不良反应时，需暂停治疗。

5. 在进餐1h后进行治疗，排空大小便，安静休息5~10min，排除杂念和各种干扰。

6. 操作者要熟悉掌握仪器参数和操作流程，测量患者治疗前后肌力、肌张力等指标。

五、临床应用

（一）在头痛康复中的应用

紧张性头痛又称肌收缩性头痛，为一种头部的紧束、受压或钝痛感，更典型的是具有束带感。由于紧张性头痛是头部与颈部肌肉持久收缩所致，故根据体表肌电生物反馈的治疗机制，可以对持续紧张的肌肉进行表面肌电信号的采集，然后反馈给患者。使其控制持续收缩的肌肉处于放松的状态，从而达到训练的目的。有学者研究发现，体表肌电生物反馈疗法治疗紧张性头痛有效，大部分患者治疗开始时感到很沮丧和无助，但当他们认识到能够通过体表肌电生物反馈来控制和调整自己的头痛时，则对治疗也充满了信心。体表肌电生物反馈疗法的放松性训练及患者的认知改变是紧张性头痛改善的主要机制。

（二）在脑瘫患儿康复中的应用

痉挛型双瘫患儿下肢运动功能障碍常会出现腓肠肌肌张力增高，踝关节背屈困难，站立和步行时出现屈髋屈膝、尖足交叉等运动功能障碍和姿势异常。有效提高痉挛型双瘫患儿下肢运动功能是其实现生活自理、顺利重返社会的关键。体表肌电生物反馈技术作为一种无创性治疗手段，对脑瘫患儿的治疗起着极为重要的作用。将体表肌电生物反馈疗法用于痉挛型双瘫患儿下肢功能障碍和坐位平衡功能障碍的患儿中，使用体表肌电生物反馈对臀部肌肉进行训练，鼓励患者正确收缩肌肉，仪器将产生反馈讯号直观引导患者正确训练，矫正异常运动模式。对患儿步行能力和平衡能力有较大的提高。

（三）在慢性疼痛康复中的应用

慢性疼痛是很多疾病的后遗症，虽然通过各种康复治疗，疾病本身得到了较好的治愈，但患者的慢性疼痛后遗症将会严重影响患者的生存质量。体表肌电生物反馈治疗疼痛的有益作用就是使患者学会放松肌肉，减少肌肉活动，从而减轻疼痛。大量研究表明体表肌电生物反馈确实可以缓解疼痛，训练的目的就是教会患者如何放松肌肉。也有研究认为体表肌电生物反馈结合其他干预措施（如放松训练、认知行为治疗、心理治疗等）治疗疼痛的效果会更加明显。

（四）在骨科康复中的应用

骨折会导致关节功能障碍、神经损伤等，这些疾病经过手术治疗后，仍需要做进一步的康复训练，才可能较快地恢复日常生活活动能力。相关研究表明，在康复训练的基础上辅助肌电生物反馈治疗，患者的运动功能和神经损伤修复的疗效更好。肌电生物反馈技术配合经皮神经电刺激可用于治疗髋臼骨折、髋关节脱位所致坐骨神经损伤，患者下肢功能独立性评定量表的运动功能和Fugl-Meyer主动功能评分法评分均较治疗前有所增加。还有学者观察采用肌电生物反馈训练强化股四头肌肌力对膝关节功能障碍康复的影响，也获得了较好的效果。采用肌电生物反馈训练强化股四头肌肌力特别是股内侧肌肌力，有利于增强关节稳定性，提高伸膝动力，纠正生物力学紊乱，促进膝关节整体功能的恢复。

（五）在脑卒中康复中的应用

1. 肌电生物反馈训练促进脑卒中后腕指伸展　脑卒中偏瘫患者腕关节背伸功能障碍主要表现为上肢肌力下降、运动控制能力降低、平衡能力失调、静止性肌张力增高及痉挛等，这些情况都会严重影响患者的日常生活活动能力。体表肌电生物反馈可以自动调节肌肉的收缩与松弛，从而达到治疗的效果。当腕关节背伸主动活动范围增大时，腕背伸肌肉最大收缩时肌电值明显增高。按照脑可塑性理论，中枢神经损伤后，虽然神经元不能再生，但可以通过轴突在一定范围和程度上的可塑和功能重组，患侧上肢通过反复主动的肢体运动训练，不断刺激感觉运动皮质、皮质下核团等，唤醒有反应的运动细胞，包括神经轴突和突触的活化；或者促进其周围未受损的皮质神经元进行功能重组，从而促进患侧肢体的功能恢复。在肌电生物反馈治疗过程中，可视化肌电信号及明确的肌肉关节活动可激活中枢神经系统中潜在性突触，建立新的感觉兴奋单元，从而促进患侧肢体功能恢复。

2. 肌电生物反馈训练对脑卒中后上肢异常运动模式的影响　脑卒中偏瘫患者上肢异常运动模式表现为上肢屈肌张力增高，从而造成肘关节屈伸不利和异常运动模式。国内外研究均证实肌电生物反馈治疗能提高脑卒中患者瘫痪侧肌肉收缩功能，抑制痉挛肌肉肌张力，从而改善患者运动功能。常规电刺激治疗忽视了患者的主观能动性和潜在功能的发挥，而肌电生物反馈训练正好具有这个优势。

3. 肌电生物反馈对脑卒中后下肢功能障碍的影响　脑卒中偏瘫患者的下肢功能障碍主要表现为垂足、划圈步态等。利用表面肌电生物反馈对踝背伸肌刺激，可以明显改善患者的活动功能。在采用常规运动疗法的基础上加用肌电生物反馈治疗能更好地促进下肢功能的恢复，改善主动运动中的胫前肌肌力和主动关节活动范围，促进下肢分离运动产生，有效减少运动功能缺损。

4. 肌电生物反馈治疗脑卒中后吞咽障碍的疗效　吞咽障碍是脑卒中患者常见并发症之一。据相关文献报道，有40%～70%的急性脑卒中患者存在不同程度吞咽功能困难，吞咽障碍可导致脱水、饥饿、吸入性肺炎、气道梗阻窒息甚至死亡等严重后果。有学者对有吞咽障碍的患者进行肌电生物反馈治疗，观察患者摄食功能的改善状况。结果表明，吞咽障碍患者的摄食功能分级都有提高，并且脑卒中后吞咽障碍患者比头颈癌症术后吞咽障碍患者的摄食功能提高更明显，其原因可能为脑卒中患者主要表现为生理性的吞咽障碍，是运动和协调性的降低，而头颈部癌症为治疗导致的结构和黏膜的改变，说明易化吞咽功能训练对生理性吞咽障碍的患者疗效更好，而由于解剖结构破坏导致的吞咽障碍，其功能恢复的可能性较小。

（六）适应证与禁忌证

1. 适应证　体表肌电生物反馈疗法适用于神经肌肉损伤性疾病，如脑卒中、脑外伤、脑瘫后遗症、小儿麻痹、脊髓损伤、老年痴呆、面神经麻痹、震颤性麻痹、异常高肌张力等的治疗。

2. 禁忌证

（1）低龄儿童以及智力障碍、精神异常等认知交流障碍者。

（2）植入心脏起搏器患者、严重心脏病患者、心梗前期或发作期间、复杂的心律失常者。

（3）青光眼或治疗中出现眼压升高。

（4）恶性肿瘤。

（5）活动性结核。

（6）不稳定癫痫发作。

（7）孕期。

案例分析

1. **患者的康复目标**　包括：恢复右侧肢体肌力，增加右上肢控制能力，改善吞咽功能和坐位平衡能力，提高 ADL 能力。

2. **患者的治疗方案**　包括：右上肢肌力增强反馈训练，右下肢力量提升反馈训练，右上肢自主控制能力提升反馈训练，平衡能力反馈训练，吞咽功能反馈训练，配合神经肌肉电刺激和运动疗法训练。具体方法：

（1）于前臂背侧、腕背伸肌群止点分别放两个电极，设置参数：采用上肢电刺激加自主控制能力提升练习反馈模式，神经肌肉电刺激参数：电流 8mA，频率 35Hz，脉冲 200μs，每次刺激持续时间 5s，两次刺激中间间隔 15s，20min/ 次，1 次 /d，5 次 / 周，连续治疗 8 周。

（2）于肱三头肌放置电极，采用电刺激和力量耐力提升练习模式，电刺激参数：电刺激强度 40mA，频率 50Hz，脉冲宽度 400μs，上升 / 下降时间 10s，工作时间 20s，间歇时间 50s，40min/ 次，1 次 /d，5 次 / 周，共 4 周。

（3）电极置于胫前肌和腘绳肌，采用下肢力量提升生物反馈练习模块加电刺激，设置电刺激参数：电刺激强度 40mA，频率 50Hz，脉宽 200μs，刺激时间 8s，间歇时间 12s，20min/ 次，1 次 /d，6 次 / 周，共 6 周。

（4）吞咽功能训练电极放置方法：一电极在下颌前部与下颌骨之间、舌骨后，第二电极放于舌骨与甲状腺软骨上缘之间；采用吞咽力量提升练习反馈模式，刺激参数：电刺激强度 8mA，脉冲宽度 200μs，刺激频率 35Hz，刺激 5s，休息 15s，每次 20min，1 次 /d，5 次 / 周，共 4 周。

第三节　盆底肌电生物反馈疗法

案例导入

患者，女性，35 岁，孕 3 产 2，二次顺产，因"咳嗽、喷嚏、大笑时尿液不自主流出半年，每周 7～11 次，无夜尿、无便秘"就诊。

体格检查：外阴、阴道正常，咳嗽试验阳性；POP-Q 评估子宫位置基本正常、阴道前壁轻度膨出、后壁无膨出。

尿流动力学检查：符合压力性尿失禁表现。

盆底超声检查：前腔室膀胱颈移动度明显增加，膀胱后角开放，尿道内口漏斗形成，轻度膀胱膨出，中腔室、后腔室正常，未见明显肛提肌及肛门括约肌断裂声像，肛提肌裂孔无明显扩张。

盆底肌电评估：肌电位 9μV，浅层Ⅰ类肌纤维肌力 2 级、Ⅱ类肌纤维肌力 1 级，深层Ⅰ类肌纤维肌力 1 级、Ⅱ类肌纤维肌力 1 级，盆腹协调性较差。

思考

1. 患者的康复目标包括哪些？
2. 患者的治疗方案包括哪些？

一、基本概念

盆底肌电生物反馈疗法是肌电生物反馈在盆底的有效应用，利用盆底肌电生物反馈仪采集盆底肌电信号，然后转化为声音或视觉信号来反馈给患者，指导患者进行正确的盆底肌训练，纠正异常的盆底肌肉活动状态，从而获得正确的、有效的盆底锻炼，使患者或医生直观地了解盆底锻炼的正确性，准确无误地强化或放松盆底肌群，提高治疗效果。

盆底肌电生物反馈分为神经肌肉生物反馈、膀胱生物反馈、A3 反射和场景生物反馈等。盆底肌电生物反馈疗法是肌电生物反馈疗法在盆底功能障碍性疾病康复中使用广泛且无痛、无创、无副作用的治疗方法之一。

二、基本原理

盆底肌电生物反馈基本原理（参照本章第一节）与体表治疗时类似。盆底肌电生物反馈是指盆底肌电活动信息，通过反馈系统采集后用声音图像的形式输出，经由大脑意识整体调控，再重新返回盆底，对盆底运动功能起到调节及改善作用。在进行生物反馈治疗时，使用盆底肌电治疗头，将患者自身的盆底肌电信号采集后反馈给其本人，并与仪器预先设置的正常肌电模块对照，正确引导患者收缩或放松盆底肌。当仪器采集到的盆底肌电信号幅值低时，反映盆底肌张力低，肌肉力量差，则仪器反馈的声音弱或图形低（不能达到正常设定的声音或图形高度）；当仪器采集到的盆底肌电信号幅值高时，反映盆底肌张力高，肌肉力量强或肌肉痉挛，则仪器反馈的声音强或图形高（超过正常设定的声音或图形高度）。患者通过感知声音或图形的高低变化，了解自身肌肉张力的情况。

三、治疗作用

（一）直接作用

利用盆底肌电反馈仪发出的信号来补充、完善、修复盆底反馈联系通路，加速盆底损伤肌肉及神经细胞恢复，改善尿道、肛门括约肌功能，提高盆底神经肌肉反射，调节肌张力，增强肌力和耐力，改善血液和淋巴循环及组织营养，提高疼痛阈值，增加肠蠕动，提高机体免疫力等作用。

（二）间接作用

盆底肌电生物反馈仪的正确引导训练过程，实际上是一个操作性条件反射的形成和学习的过程。其中，反馈给患者的肌电信号既是条件刺激，也是其经过大脑有意识调控的结果，当通过患者努力使肌电信号达到设定的阈值（设定的阈值一般应比患者自身的肌电阈值稍高、又能使患者通过努力达到的数值）时，患者能因此获得鼓励并不断增强信心。

经过不断的强化训练，可使操作性条件反射得到加强并能固定下来。如控尿反射中重要的 A3 场景反射训练，通过生物反馈的反复正确引导及强化，诱导形成操作性条件反射，训练患者在腹压突然增加时都能迅速收紧盆底肌，对抗腹压保护盆底，预防漏尿及脏器脱垂等。

四、治疗分类

盆底肌电生物反馈分为松弛性（放松型）和兴奋性（增强型）。

（一）松弛性反馈训练

盆底肌肉松弛性（放松型）反馈训练主要针对盆底肌肉张力高的患者，通过盆底肌肉放松训练来降低盆底张力。

治疗时，依病情选择相应的体腔或表面电极，先经过数分钟的放松后，将阴道电极或肛肠电极置于阴道或肛肠，评估盆底肌纤维的基准肌电值。使患者能清楚地看到或听到仪器上显示的这些信号。然后嘱咐患者主动跟随仪器上声音或图像的提示，努力放松盆底肌肉，降低盆底张力，同时治疗师在一旁不断地引导患者，注意仪器荧光屏上肌电值的下降、声音强度或指示灯颜色的变化情况，同步跟随仪器主动放松肌肉。

例如，产后由于盆底肌如球海绵体肌、耻骨阴道肌、耻骨直肠肌、耻骨尾骨肌等痉挛导致的性交疼痛的康复治疗，采用盆底放松型肌电生物反馈疗法，在治疗前，先排除产道损伤或其他器质性病变，向患者讲述盆底解剖结构及盆底肌电生物反馈治疗的原理，使患者正确积极配合。选择阴道电极，引导患者放松盆底肌肉，努力减小仪器肌电值或声音的强度，训练时间 20～30min，每周 2～3 次。并指导患者在家中继续放松训练，每日在家做 10～15min 的放松训练。不断强化大脑的放松调控意识，使大脑对下运动神经元 - 盆底肌肉系统的易化程度逐步减弱。

（二）兴奋性反馈训练

盆底肌肉兴奋性（增强型）反馈训练主要针对盆底张力低、肌力差的患者，通过盆底肌肉强化训练使患者提高盆底肌张力，增强肌肉力量及耐力，预防肌肉萎缩，使松弛无力的盆底肌肉力量及张力恢复。

治疗时，依病情选择相应的体腔和表面电极，将阴道或肛肠电极置于阴道或肛肠，评估盆底肌纤维的基准肌电值，使患者能清楚地看到或听到仪器上显示的这些信号，训练患者主动跟随仪器声音或图像的提示收缩盆底肌，同时注意仪器荧光屏上肌电值、声音强度或指示灯颜色的变化。治疗师在一旁不断地引导患者，通过主动收缩训练，使肌力恢复。

例如，压力性尿失禁患者，盆底肌肉（主要是耻骨阴道肌、耻骨尾骨肌、尿道外括约肌等）由于怀孕分娩损伤或年龄、职业等因素导致松弛无力，腹压突然增加时（如咳嗽、喷嚏、大笑等）就会不自主地漏尿，均可通过盆底增强型肌电生物反馈训练给予治疗。治疗时，让患者在安静状态下记录起始的肌电值和声、光等信号，训练患者跟随仪器反复练习，提高盆底肌的收缩功能。为了便于掌握训练要领，治疗师常在一旁引导，使患者学会治疗要求及仪器显示的信号变化情况。训练时间 20～30min，每周 2～3 次，15 次一个疗程。也可用盆底手提式生物反馈仪继续居家治疗。

五、治疗技术

(一)设备及配置

目前临床使用的盆底肌电生物反馈仪,大多由硬件和控制软件系统两部分构成,硬件系统包括主机、电脑显示屏、打印机、电源转换器、电源连接线、表面电极(肌电采集及治疗一体)及连接线、体腔电极(阴道或肠道肌电采集治疗一体电极)及金属电极连接器、遥控器等;控制软件系统主要有盆腹动力状态分析评估,盆腹动力治疗,数字肌电信号采集放大,模拟视、听觉信号反馈、神经肌肉电刺激,治疗参数控制,电子病历自动生成记录、信息查询、数据备份统计分析等软件(图9-33)。

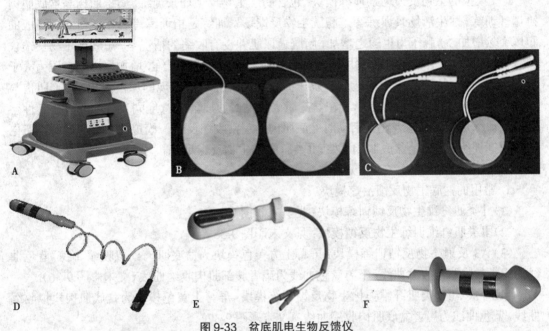

图9-33 盆底肌电生物反馈仪
A. 盆底肌电生物反馈仪;B. 电极片(大);C. 电极片(小);D. 阴道电极(环形极片);
E. 阴道电极(两侧极片);F. 肛肠电极(环形极片)

(二)生物反馈治疗模块及治疗参数

1. 相关基本知识

(1)盆底肌电生物反馈仪的生物反馈治疗模块:包括盆底肌电值及肌力检测模块、模拟的 A3 反射生物反馈训练模块、生物反馈场景训练模块及各型肌肉纤维肌电生物反馈训练模块等。目前大多数盆底肌电生物反馈仪都同时配置了生物反馈治疗模块与神经肌肉电刺激模块,可以同时进行双模块治疗。

(2)盆底肌电值:是仪器通过盆底表面电极采集的盆底肌肉运动电位,即盆底肌肉收缩时募集到的运动单位生物电信号的集合,用以了解肌肉收缩时参与盆底收缩活动的肌纤维的密度或数量,以及盆底肌肉的功能状态及神经支配情况。盆底肌电最小参考值为 $2\mu V$,盆底肌电最大参考值为 $45\mu V$。肌电值变小常表示肌张力低下,如肌肉萎缩、肌肉受损或有的肌肉纤维未激活、未参与肌肉收缩,常见于老年、女性绝经后、产后、盆底手术后等人群,用于临床判断是否有下运动神经损伤存在、神经肌肉失代偿的可能。肌电值变大常表示肌肉张力增高，如阴道痉挛患者。盆底肌力指盆底肌肉主动收缩时的力量，肌力分为 0～5级，当肌力在 4 级以下时，容易出现压力性尿失禁、盆底脏器脱垂、性功能障碍等盆底功能障碍性疾病。

（3）A3 反射是控尿反射中非常重要的反射：A3 反射生物反馈训练模块是训练患者模仿 A3 控尿反射时盆底的运动模式，训练患者在膀胱充盈到一定程度（膀胱尿量没有达到需要排尿的量或者没有排尿场地），患者膀胱逼尿肌收缩，膀胱压力增加时，盆底肌肉Ⅱ类肌纤维能迅速收缩，通过盆底肌肉的快速收缩，一是更紧地关闭尿道，二是反射性抑制膀胱逼尿肌收缩，使膀胱压力下降，让膀胱可以继续容纳尿液。

（4）模拟的生物反馈场景训练模块：包含膀胱生物反馈场景训练、腹部肌肉与盆底肌肉协调性训练、性生活场景训练等。膀胱生物反馈场景训练是指训练患者在任何原因造成的腹压突然增加，膀胱压力也随之增加，膀胱逼尿肌并没有收缩的情况下，患者由生物反馈仪训练模块引导，身体反射性收缩尿道内外括约肌和盆底Ⅰ类肌纤维，增加尿道动态压力大于膀胱压力，以抵抗因腹压增加造成膀胱压力突然增加而可能出现的尿液流出；腹部肌肉与盆底肌肉协同训练，是指训练患者在盆底肌肉收缩时腹肌能随意地同步收缩或放松。性生活场景训练是指训练患者在性活动时盆底肌肉的正常收缩反射。模拟的各型肌肉纤维肌电生物反馈训练模块，是盆底肌肉Ⅰ类、Ⅱ类肌纤维生物反馈训练模块，旨在训练患者盆底Ⅰ类、Ⅱ类肌肉收缩的能力。

2. 常用的盆底生物反馈治疗模块

（1）Ⅰ类肌纤维生物反馈训练模块：见文末彩图 9-34。

（2）Ⅱ类肌纤维训练生物反馈模块：见文末彩图 9-35。

（3）A3 反射生物反馈训练模块：屏幕上方黄色模块为盆底肌肉模拟收缩曲线、蓝色曲线为患者盆底肌肉收缩曲线，下方紫色曲线为患者腹部肌肉收缩曲线（文末彩图 9-36）。

（4）Ⅰ类、ⅡB 类肌纤维强化生物反馈训练模块：屏幕上黄色模块为盆底肌肉模拟收缩曲线，蓝色曲线为患者盆底肌肉收缩曲线）（文末彩图 9-37）。

（5）ⅡB 类、Ⅰ类肌纤维共同收缩生物反馈场景训练模块：屏幕上黄色模块为盆底肌肉模拟收缩曲线、蓝色曲线为患者盆底肌肉收缩曲线（文末彩图 9-38）。

（6）膀胱生物反馈场景训练模块：屏幕上黄色模块为盆底肌肉模拟收缩曲线、蓝色曲线为患者盆底肌肉收缩曲线（文末彩图 9-39）。

（7）腹压增加场景反射训练模块：屏幕上黄色模块为盆底肌肉模拟收缩曲线、蓝色曲线为患者盆底肌肉收缩曲线（文末彩图 9-40）。

（8）盆底整体肌力提升生物反馈训练模块：见文末彩图 9-41。

（9）ⅡB 类、ⅡA 及Ⅰ类肌纤维强化训练模块：屏幕上黄色模块为盆底肌肉模拟收缩曲线、蓝色曲线为患者盆底肌肉收缩曲线（文末彩图 9-42）。

（10）腹部肌肉与盆底肌肉协同收缩训练模块：屏幕上黄色模块为盆底肌肉模拟收缩曲线、紫色曲线为患者盆底肌肉收缩曲线，下方黄色模块为腹部肌肉模拟收缩曲线、紫色曲线为患者盆腹部肌肉收缩曲线（文末彩图 9-43）。

（11）性反射场景生物反馈训练模块：屏幕上黄色模块为盆底肌肉模拟收缩曲线、蓝色曲线为患者盆底肌肉收缩曲线（文末彩图 9-44）。

（12）肛肠失禁生物反馈训练模块：见文末彩图9-45。

（13）深层或肛周括约肌控制能力训练模块：见文末彩图9-46。

（14）深浅层肌协调能力训练模块：见文末彩图9-47。

3. 常用的电刺激参数　电刺激模块的治疗参数包括：电刺激的频率、强度、脉宽、治疗时间等。常用盆底肌电生物反馈仪的肌电信号采集范围在0～2 000μV，肌电信号精度达1μV；肌肉电刺激的电流频率范围在1～2 000Hz，其中1～400Hz任意调整，调节精度1Hz；电刺激脉宽范围在50～800μs任意调整，调节精度50μs；电流强度范围在0～90mA任意调整，调节精度0.5mA；刺激与反馈训练治疗时间1～60min可调。

（1）Ⅰ类肌纤维电刺激参数：低频频率8～33Hz，脉宽320～740μs，R（休息时间）=T（工作时间）；治疗时间10～15min。

（2）ⅡA类肌纤维电刺激参数：低频频率20～50Hz，脉宽160～320μs，R（休息时间）=2T（工作时间）；ⅡB肌纤维采用：40～80Hz，脉宽20～160μs，R（休息时间）=3T（工作时间），总治疗时间10～15min。

不同的生物反馈治疗模块和神经肌肉电刺激参数组合可达到不同的治疗目的。目前大量的临床数据显示：盆底肌电生物反馈治疗可以提高盆底肌力和耐力、盆底敏感性、协调性，改善盆底运动和感觉功能，预防及治疗盆底障碍性疾病的发生发展。

（三）常用电极放置方法

考虑到盆底生物反馈治疗的特点，通常将表面肌电信号采集及治疗电极放置于盆底肌（如球海绵体肌、坐骨海绵体肌、会阴浅横肌、闭孔外肌、肛提肌、肛门外括约肌）和大腿内收肌（近骨盆处）的肌腹上，表面肌电信号监测电极放置于腹部腹外斜肌和腹直肌上，用于监测盆底与腹部的活动协调性，以及盆底运动时是否有腹部肌肉的代偿性活动；通常将体腔肌电信号采集及治疗的电极置于阴道或肛肠内（图9-48～图9-56）。

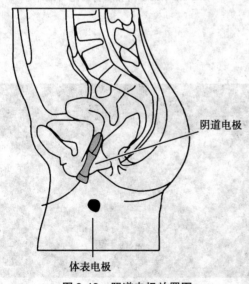

图9-48　阴道电极放置图

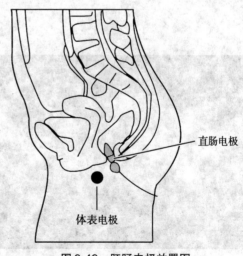

图9-49　肛肠电极放置图

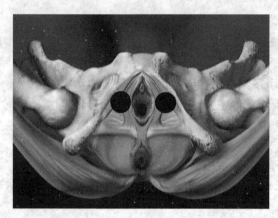

图 9-50 球海绵体肌、坐骨海绵体肌

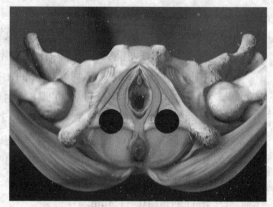

图 9-51 会阴浅横肌

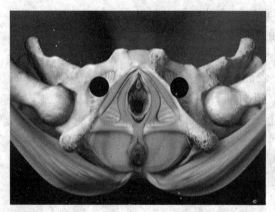

图 9-52 闭孔肌

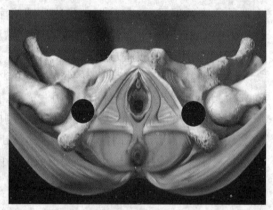

图 9-53 大腿内收肌骨盆附着处

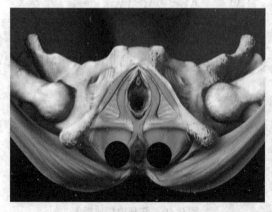

图 9-54 肛提肌

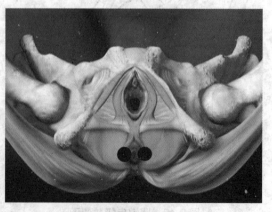

图 9-55 肛门外括约肌

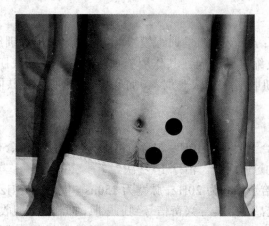

图 9-56 腹部肌电采集、监测电极

（四）常见问题的个体化治疗方案推荐

1. 压力性尿失禁治疗方案

第一步，电刺激：给予频率 50Hz，脉宽为 250μs 的电刺激，其作用为唤醒患者的本体感觉。若患者处于围绝经期，需先做阴道内环境的调整。电刺激可调整患者的血液循环、肌肉敏感性、神经敏感性。治疗 1～2 次。

第二步，电刺激加生物反馈：给予频率为 8～32Hz，脉宽为 320～740μs 的电刺激和 I 类肌纤维生物反馈训练模块。其作用为训练患者学会 I 类肌纤维收缩及区分开会阴与腹部的收缩。治疗 2～3 次。

第三步，电刺激加生物反馈：给予频率为 20～80Hz，脉宽为 20～320μs 的电刺激和 II 类肌纤维生物反馈训练模块。其作用为让患者学习 II 类肌纤维收缩，锻炼 II 类肌纤维肌力，适应肌力低于 2 级或不会收缩盆底肌肉者。治疗 2～3 次。

第四步，生物反馈：给予 I 类与 II 类肌纤维生物反馈训练模块，让患者跟着模块训练。其作用为加强患者的 I 类与 II 类肌纤维肌力。适应两类肌纤维肌力低于 2 级或不会收缩盆底肌肉及两类肌纤维协调不佳者或伴有盆底脏器脱垂、阴道松弛者。治疗 2～3 次。

第五步，生物反馈：给予各种场景的生物反馈训练模块如 A3 反射训练、膀胱生物反馈训练模块，让患者跟着模块训练。其作用为训练患者在各种场景（如上下楼梯、抱小孩、搬东西、尿急）下，盆底肌肉能维持一定的收缩状态而不会出现漏尿。场景生物反馈训练前，要检测盆底肌肉左右两侧的肌力是否相同，以防导致健侧肌肉损伤。治疗 2～3 次。

第六步，生物反馈：给予腹部肌肉与盆底肌肉协调收缩训练模块，让患者跟着模块训练。训练患者直立位时，会阴 - 腹部协调收缩，预防患者为了憋尿而憋住呼吸。治疗 2～3 次。

2. 急迫性尿失禁

第一步，电刺激：给予频率为 10Hz、5Hz、10Hz，脉宽为 200μs、500μs、200μs 的电刺激，抑制逼尿肌的过度活跃。治疗 1～2 次。

第二步，电刺激：给予频率为 20Hz、脉宽为 250μs 和频率为 5Hz、脉宽为 200μs 的电刺激。其作用为抑制副交感神经传导异常兴奋信号到逼尿肌，抑制逼尿肌收缩。治疗 2～3 次。

第三步，电刺激和生物反馈：给予频率为 8～32Hz，脉宽为 320～740μs 的 I 类肌纤维电刺激和 I 类肌纤维生物反馈训练。其作用为训练患者学会 I 类肌纤维收缩以及区分开会阴与腹部的收缩。治疗 2～3 次。

第四步，生物反馈：A3 反射场景训练模块，让患者跟着模块训练，而且需要患者模拟咳嗽、尿急时能迅速收缩盆底肌肉。其作用为训练患者通过盆底肌肉有效和有力的收缩反射性抑制膀胱逼尿肌收缩。症状严重者，加Ⅰ类及Ⅱ类肌纤维共同训练模块。治疗 8～10 次。

3. 混合性尿失禁

第一步，电刺激：给予频率为 10Hz、5Hz、10Hz，脉宽为 200μs、500μs、200μs 的电刺激。其作用为抑制逼尿肌的过度活跃。治疗 1～2 次。

第二步，电刺激：给予频率为 20Hz、脉宽为 250μs 和频率为 5Hz、脉宽为 200μs 的电刺激。其作用为阻断副交感神经传导兴奋信号到逼尿肌，抑制逼尿肌收缩。治疗 1～2 次。

第三步，电刺激：给予频率为 50Hz，脉宽为 250μs 的电刺激。其作用为唤醒患者盆底的本体感觉。治疗 1～2 次。

第四步，电刺激和生物反馈：给予频率为 8～32Hz，脉宽为 320～740μs 的Ⅰ类肌纤维电刺激和生物反馈。其作用为加强盆底Ⅰ类肌纤维收缩以及训练盆底与腹部的收缩协调性。治疗 1～2 次。

第五步，电刺激和生物反馈：给予频率为 20～80Hz，脉宽为 20～320μs 的Ⅱ类肌纤维电刺激和生物反馈。其作用为让患者学习盆底Ⅱ类肌纤维收缩，加强Ⅱ类肌纤维肌力。治疗 1～2 次。

第六步，生物反馈：给予Ⅰ类与Ⅱ类肌纤维生物反馈训练模块，让患者跟着模块训练。其作用为加强患者的Ⅰ类与Ⅱ类肌纤维肌力。治疗 1～2 次。

第七步，电刺激和生物反馈：给予频率为 20Hz，脉宽为 700μs 的Ⅰ类肌纤维电刺激和Ⅰ类与Ⅱ类肌纤维收缩、放松的生物反馈。其作用为训练患者的盆底Ⅰ类与Ⅱ类肌纤维肌力。治疗 1～2 次。

第八步，生物反馈：给予 A3 反射场景训练模块，让患者跟着模块训练，而且需要模拟咳嗽及尿急时能迅速收缩盆底肌肉。其作用为训练患者在腹压增加时盆底肌肉迅速收缩对抗腹压增加的能力。治疗 1～2 次。

4. 盆腔脏器脱垂

第一步，电刺激：采用频率为 25Hz，脉宽为 500μs 的电刺激。增加Ⅰ类肌纤维的肌力。治疗 1～2 次。

第二步，生物反馈：采用Ⅰ类肌纤维生物反馈的训练，进一步强化患者Ⅰ类肌纤维收缩能力。治疗 1～2 次。

第三步，生物反馈：采用Ⅱ类肌纤维生物反馈的训练，强化患者Ⅱ类肌纤维收缩能力。治疗 1～2 次。

第四步，生物反馈：选择Ⅰ类与Ⅱ类肌纤维共同收缩反馈训练模块，让患者跟着模块训练，学会Ⅰ类与Ⅱ类肌纤维共同收缩，抵抗腹压增加时所致的盆腔脏器的下移，维持盆腔器官的正常位置。治疗 1～2 次。

第五步，生物反馈：采用腹部与盆底协调性生物反馈的训练，让患者学会盆底肌与腹肌的协调性收缩。治疗 1～2 次。

第六步，生物反馈：选择各种场景生物反馈模块如 A3 反射场景训练模块，膀胱生物反馈场景训练模块，让患者跟着模块训练，使患者能够在各种场景中，盆底肌肉保持正常紧张状态，从而改善脱垂症状。治疗1～2次。

5. 性功能障碍

第一步，电刺激加生物反馈：给予频率为8～32Hz、脉宽为320～740μs的Ⅰ类肌纤维电刺激和生物反馈；提高盆底肌肉和神经的敏感性，改善盆底本体感觉，以及性活动时阴道的敏感性，提高性反应。治疗2～3次。

第二步，电刺激加生物反馈：给予频率为20～80Hz，脉宽为20～320μs的浅层Ⅱ类肌纤维电刺激和Ⅱ类肌纤维生物反馈训练模块。加强患者盆底浅层Ⅱ类肌纤维收缩能力，提高性平台期阴茎抽出时的持续有力的环形收缩，达到性快感。治疗2～3次。

第三步，生物反馈：给予各种模拟的性生活场景的生物反馈训练模块，让患者学习在性活动时，盆底肌肉的正常收缩运动。治疗6～8次。

（五）操作步骤

1. 环境　盆底肌电生物反馈治疗环境需隐秘、安静、整洁、舒适、空气清新，室温18～25℃。条件允许可设计单独的与周围环境隔开的房间，以免受外界环境干扰。

2. 健康宣教　盆底肌电生物反馈治疗前，需做好健康宣教，让患者了解生物反馈治疗的步骤、注意事项及主动配合方法，消除患者顾虑，调动患者的主观积极性。

3. 操作

（1）仪器准备：先连接电源并开机查看设备运行情况后备用，调节好反馈仪器显示屏高度。

（2）患者准备：解除患者胸罩、腰带等，退出一条裤腿，取仰卧截石位，暴露外阴，两臂平放身体两侧或置于胸前，头部抬高15°～30°，让患者眼睛能平视前方的生物反馈仪器屏。

（3）连接导联线：根据治疗需要选择好电极放置部位，放置电极前，外阴部及腹部电极放置部位用75%乙醇清洁并脱脂。以保证皮肤的良好导电性，先将阴道或肛门肌电治疗头涂导电膏后轻柔放入患者阴道或肛门，与仪器通道导联线连接好（生物反馈仪常常设有两个治疗通道以上），电极片贴于患者下腹部和腹外斜肌，地线接上电极片贴于患者髂前上棘或膝盖骨突处（表面无肌肉组织覆盖的部位），三个电极片构成等腰三角形（图9-54）（注：阴道或肛门肌电治疗头和电极片只能专人专用，使用后清洁擦干备用）。

（4）帮助患者遮盖好衣服被子等，开始录入患者信息并建档。

（5）检测患者腹部及盆底肌肌电值（肌电位）：首先是腹部肌肉收缩肌电值的获取，交代患者用最大力量收缩腹部肌肉3次，放松，仪器将自动获取腹部肌肉最大、最小肌电值；然后是阴道肌肉收缩肌电值的获取：交代患者用最大力量收缩阴道3次，放松，仪器将自动获取盆底最大、最小肌电值。

（6）检测患者盆底Ⅰ类和Ⅱ类肌纤维的肌力及静息状态肌肉功能，进入检查程序：

第一步：60s的前静息状态测试，检测盆底肌在安静状态下盆底肌肉SEMG的振幅及其变动情况进行最初的评估，正常静息肌电位值为2～4μV，前静息状态下生物反馈评估模式图见图9-57。

第二步：快速收缩：放松10s——快速收缩5次——放松10s，共进行5次，检测盆底肌快速反应时间和肌活动频率，与性功能、压力型尿失禁有关。正常Ⅱ类肌收缩最大肌电位值：35～45μV，Ⅱ类肌纤维生物反馈评估模式图见图9-58。

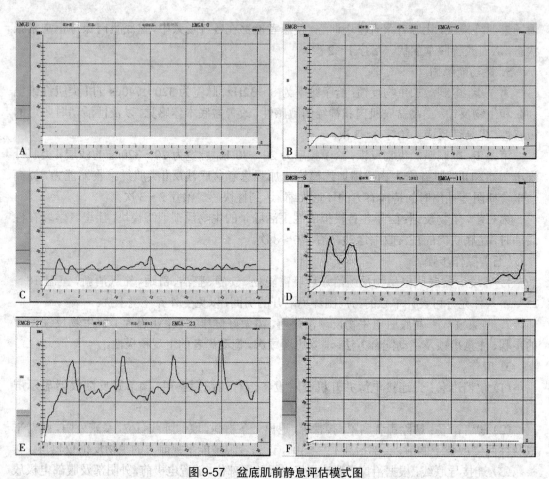

图 9-57　盆底肌前静息评估模式图

A. 前静息期肌力测试模板；B. 正常；C. 正常；D. 初始身体异常动作；E. 高肌张力；F. 失神经化

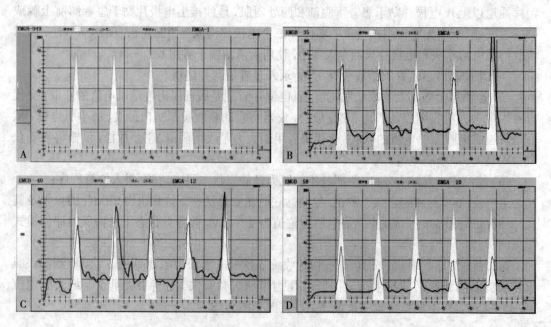

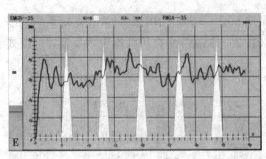
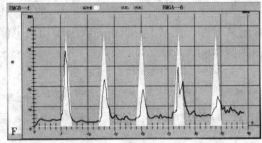

图 9-58　Ⅱ类肌纤维生物反馈评估模式图

A. Ⅱ类快肌检测模板；B. 正常；C. 正常；D. 肌无力；E. 高肌张力；F. 肌力持续收缩不足

第三步：间断收缩：放松 10s——持续收缩 5s——放松 10s，共进行 5 次；检测盆底肌收缩力量和持续时间，与盆底肌稳定性相关；正常Ⅰ类Ⅱ类肌持续性收缩平均肌电位值：30～40μV。Ⅰ类Ⅱ类肌纤维协调性生物反馈评估模式图见图 9-59。

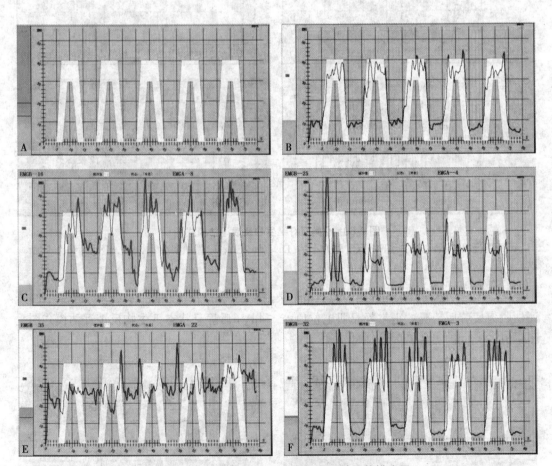

图 9-59　Ⅰ类Ⅱ类肌纤维协调性生物反馈评估模式图

A. Ⅰ类Ⅱ类肌肉协调性测试模版；B. 正常；C. Ⅰ类Ⅱ类肌肉协调性测试；D. 肌力不足；

E. Ⅰ类Ⅱ类肌肉高肌张力；F. 稳定性差

第四步：持续收缩：放松 10s——收缩并保持 60s——放松 10s 检测盆底支持系统功能和耐疲劳性。正常 I 类肌耐力收缩平均肌电位值：25～35μV，I 类肌纤维生物反馈评估模式图见图 9-60。

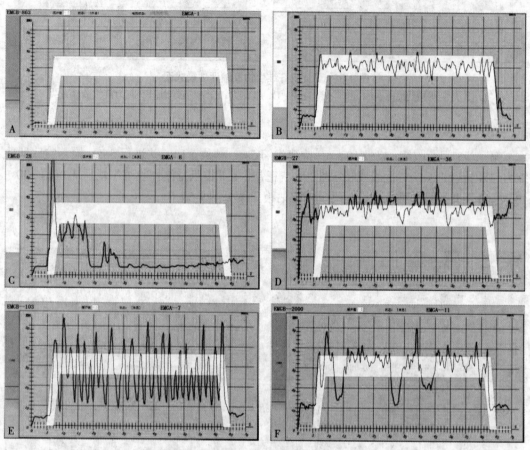

图 9-60　I 类肌纤维生物反馈评估模式图
A. I 类慢肌测试模板；B. 正常；C. 耐力不足；D. 高肌张力；E. 慢肌肌力不稳；F. 慢肌持续力不足

第五步：放松，进行 1min 后静息肌电记录，再次充分放松盆底部肌肉，与初始放松比较，评估肌肉疲劳后情况。正常静息肌电位值：2～4μV，后静息状态下生物反馈评估模式图见图 9-61。

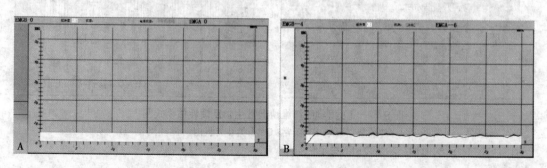

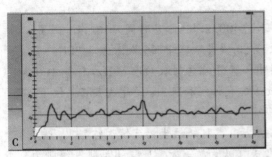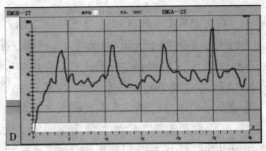

图 9-61 盆底肌后静息生物反馈评估模式图
A. 后静息期肌力测试模板；B. 正常；C. 正常；D. 高肌张力

（7）根据评估结果选择治疗方案，开始治疗，治疗时治疗师需在一旁指导患者按照生物反馈模块正确训练并给予鼓励。

（8）治疗结束，交代回家继续训练方法及注意事项，整理用物、关机。

六、临床应用

（一）适应证

各型尿失禁的早中期、尿潴留；子宫脱垂，阴道前壁膨出，阴道后壁膨出；大便失禁，便秘；男性勃起功能障碍，女性性交疼痛障碍；阴道痉挛，性欲低下，慢性盆腔疼痛，盆底手术后的康复、女性产褥期后盆底障碍性疾病的预防、女性更年期盆底障碍性疾病的防治等。

（二）禁忌证

盆底肌肉完全去神经化（不反应），阴道活动性出血，直肠出血，肿瘤患者，女性孕期、经期、产褥期，痴呆，不稳定癫痫发作，植入心脏起搏器患者，活动性感染（泌尿系或阴道），过去 6 个月中有盆底手术史，严重的盆底疼痛以致插入电极后阴道或直肠明显不适。

（三）注意事项

1. 在进行治疗时，注意环境及患者隐私保护。

2. 需要详细了解病情，制订个性化的治疗方案，找出适宜的电刺激和生物反馈模式。

3. 操作者要掌握仪器操作流程与治疗参数，治疗时注意观察患者生命体征及不适反应，随时处理。

4. 治疗时，注意患者准备，调整舒适体位，并保护好患者隐私。

5. 治疗方案的选择需遵循由易到难、由简单到复杂、循序渐进的原则。

🔻 案例分析

1. **患者康复目标** 包括：恢复盆底正常解剖结构；盆底各层肌肉的Ⅰ类Ⅱ类肌纤维肌力达到 4 级以上；恢复尿道正常闭合压及膀胱颈正常位置；恢复盆底收缩功能及盆腹协调性。

2. **患者治疗方案** 包括：盆底电刺激，盆底各层肌Ⅰ类Ⅱ类肌纤维生物反馈训练，A3 反射场景训练、膀胱生物反馈场景训练、腹部肌肉与盆底肌肉协调性训练（凯格尔运动，Kegel exercises）等。可以采用以下治疗方法：

（1）采用Ⅰ类肌纤维电刺激频率20Hz，脉宽400μs，R（休息时间）＝工作时间T（工作时间），总时间15min，每天1次，连续2次；接着是ⅡA肌纤维电刺激频率30Hz，脉宽300μs，R＝2T，10min，每天1次，连续2次；ⅡB肌纤维电刺激频率60Hz，脉宽100μs，R＝3T，总时间5min，每天1次，连续2次，激活盆底神经和肌肉；提升盆底肌电位值，提高盆底肌肉本体感觉、改善盆底血液和淋巴循环。

（2）盆底Ⅰ类肌纤维生物反馈训练2次，然后Ⅱ类肌纤维生物反馈训练2次，然后Ⅰ类及Ⅱ类肌纤维共同训练模块2次，上述均隔天1次，恢复盆底Ⅰ类、Ⅱ类肌纤维肌力到4级以上。

（3）A3反射场景训练2次，隔天1次；训练患者在咳嗽喷嚏跑跳等动作时，盆底肌肉能立刻收缩对抗腹压增加时的漏尿。

（4）腹部盆底肌肉协调收缩生物反馈训练，先腹部收缩半秒后盆底肌肉协调收缩2次；隔日1次，让患者先卧位后直立位状态训练，加强会阴-腹部协调收缩，预防患者为了憋尿而憋气。

（邓丽明　谢胜锋）

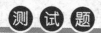

测 试 题

1. 简述肌电生物反馈疗法的原理。
2. 哪些疾病适合兴奋性肌电生物反馈？
3. 简述肌电生物反馈的作用。
4. 简述盆底肌电生物反馈的适应证与禁忌证。
5. 什么是A3反射？

第十章 水 疗

第一节 水 疗 基 础

一、概述

（一）基本概念

水疗（hydrotherapy）是指通过内用或外用的方式将水的理化性质作用于人体来调节身心功能障碍的各种治疗方法。简而言之，水疗即利用水来做治疗，或以水为介质的医疗保健技术，也可称为水中治疗（aquatic therapy）。"内用"是指将水作用于人体内部，包括饮用、含漱、灌洗等形式；"外用"则是将水作用于人体外部，包括浸浴、冲淋、包裹、熏蒸等形式。外用形式的水疗包括浸浴式和非浸浴式两种，前者需要患者将全身或局部肢体浸泡于水中，如各种浸浴疗法及水中运动疗法，后者包括淋浴、冲洗、擦浴、喷洒、喷雾、湿布包裹等，治疗时人体无需浸入水中。目前，浸浴式水疗法在临床实践中应用较多，非浸浴式水疗主要用于伤口管理及烧伤康复等领域。在康复医学中，水疗这一术语多指外用水来进行治疗的物理疗法，兼具物理因子治疗及运动治疗的特性，通常称为水疗康复（aquatic rehabilitation）。

水疗康复具有坚实的科学基础和较好的临床证据。水的温度、机械及化学特性作用于人体各个系统引起的一系列生理效应带来了许多有利于康复的治疗作用。例如，温热作用于循环系统带来的血流动力学改变，有助于促进血液循环；浮力作用于肌肉骨骼系统带来的支持效应，有助于进行减重训练；静水压作用于胸廓带来的压迫效应，有助于进行呼吸肌强化训练；流动性作用于皮肤带来的清洁效应，有助于进行伤口照护；此外，水疗也可与其他治疗形式联合使用，如超声波、音乐治疗、光疗及电疗等，以进一步增强疗效（图10-1）。临床研究显示，水疗应用于骨科康复、神经康复、儿童康复、老年康复、心肺康复、烧伤康复、疼痛康复、孕产康复、盆底康复、精神康复、压力管理等诸多领域时均具有较好的临床效果。

（二）发展简史

水疗是应用最早、历史最久的物理治疗方法之一，在各大主流文明的历史文献或文物古迹中均能找到相关的文字记载或考古证据。远古时期，人类就开始尝试借助水疗来进行健康管理或疾病治疗，比如，利用温泉浸浴、冷水冲淋、游泳运动等方法来达到强身健体、治病疗伤、调节情绪等目的。此外，因为水疗在精神抚慰和心理调节等方面具有独特作用，古代水疗常常与宗教仪式和心理治疗息息相关。

公元前9～前8世纪前后，古希腊人就开始尝试利用海水浴结合日光浴来治疗疾病，如荷马（Homer）认为温泉有助于缓解疲劳。公元前5～前4世纪前后，希波克拉底就已经利用

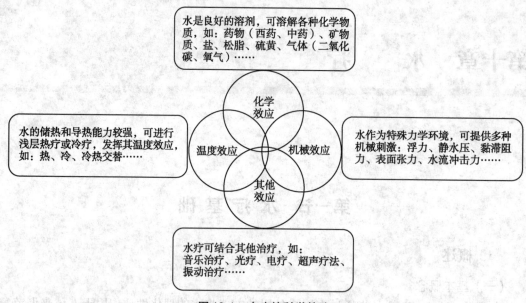

水是良好的溶剂，可溶解各种化学物质，如：药物（西药、中药）、矿物质、盐、松脂、硫黄、气体（二氧化碳、氧气）……

化学效应

水的储热和导热能力较强，可进行浅层热疗或冷疗，发挥其温度效应，如：热、冷、冷热交替……

温度效应

机械效应

水作为特殊力学环境，可提供多种机械刺激：浮力、静水压、黏滞阻力、表面张力、水流冲击力……

其他效应

水疗可结合其他治疗，如：音乐治疗、光疗、电疗、超声疗法、振动治疗……

图 10-1 水疗的科学基础

水来治疗疾病，并将水视为一种补药和镇痛药。古罗马士兵很早就发现水疗可以缓解肌肉酸痛。公元前 5 世纪左右罗马境内已经有人尝试利用温泉水疗治疗瘫痪患者。公元 1 世纪左右古罗马全境修建了大量治疗性浴池用于进行保健、治疗及宗教活动。时至今日，还能看到古希腊和古罗马时期修建的蒸汽浴室和冷热水池遗迹。因为浓郁的宗教氛围，古印度的医疗活动常常与宗教活动彼此交融，宗教仪式中很早就包含用水来治疗的环节，例如，在印度文化中，恒河沐浴一直被认为具有延年益寿的功效。我国古代文明中也很早就出现了温泉疗养的治疗模式，先秦时期即修建了相关设施进行温泉治疗，历朝历代不断发展，例如，位于陕西临潼的皇家浴场，历史上曾是周、秦、汉、唐等多个朝代的皇家疗养胜地。中医典籍中也有许多用水来治病疗伤的记载。先秦时期成书的《黄帝内经》中，就有针灸、按摩、拔罐以及用水治病的记载，东汉的《金匮要略》和《伤寒论》、唐代的《千金翼方》、宋代的《太平圣惠方》、元代的《外科精义》及明代的《本草纲目》等中医典籍中也都有"水疗"的相关描述。在日本，温泉水疗有着悠久的历史，甚至已经发展为日本文化的一部分。

中世纪时，西方开始出现现代欧洲矿泉浴的雏形。15～16 世纪比利时小镇 SPAU 开始因温泉水疗远近闻名，并衍生出了 SPA 概念。一般认为，SPA 一词源于拉丁文"Solus Par Agula"的首字母，意指用水来达到健康。18～19 世纪德国水疗之父巴斯蒂安•克奈圃（Sebastian Knieppde）等人发现水疗具有提高免疫力、刺激血液循环、调节神经系统等治疗作用，对水疗在西方的发展起到了一定的推动作用。今天所看到的水疗形式始于 19 世纪 20 年代左右现代浴疗法和水中运动疗法相结合的水疗形式已经初步成型。19 世纪末在欧洲的巴德拉格茨（Bad Ragaz）、巴登 - 巴登（Baden-baden）、瑙海姆（Nauheim）、曼海姆（Mannheim）及美国的萨拉托加（Saratoga）等温泉资源丰富地区，借助天然温泉开展预防、保健、治疗和康复服务已经相当普遍。进入 20 世纪后，随着对水中主动运动重视程度的提高、哈巴德槽等新型水疗设备的推广普及及水中浸浴的生理学机制研究的不断深入，现代水疗在欧美等地区蓬勃发展，取得了长足的进步。1911 年左右美国开始将水疗应用于脑瘫患儿。1940 年前后脊髓灰质炎大流行，美国开始将水中运动疗法应用于脊髓灰质炎（小儿麻痹症）患者。第二次世界大战后，美国退伍军人卫生保健系统兴建了许多水疗机构，为残疾老兵提供水中康复服务。1953年脊髓灰质炎疫苗研制成功，脊髓灰质炎得到了有效控制，患者大幅减少，水疗康复在西方的发展进入低潮。不过，由于太空医学对于人体处于失重状态下的生理效应的研究的逐步深入、水疗相关基础研究的逐渐丰富、水疗设备设施的不断更新换代，20世纪80年代以后，现代水疗重新兴起，广泛应用于医疗、保健、疗养、体能训练及休闲娱乐等领域。

总的来说，西方水疗康复的发展经历了从以患者被动接受为主的浴疗法到以患者主动参与为主的水中运动疗法的转变。在这一过程中，水疗康复的基础理论与治疗技术不断发展与扩充，其中哈里维克理念（Halliwick concept）对现代水疗的发展产生了深远影响，基于该理念开发出了许多新的水中训练及评价方法，Halliwick技术所推荐的治疗和娱乐相结合的水中运动可为各类患者带来巨大的生理、心理和社会效益。

相对而言，我国现代水疗康复起步较晚。1932年美国理疗学家Mary McMillan女士来到北京协和医院，创建了包括水疗在内的独立的理疗科，这是国内最早拥有水疗的综合医院理疗科。1988年随着我国第一个国家级康复中心——中国康复研究中心的成立，我国现代康复治疗开始起步，现代水疗康复技术也随之发展。

（三）发展现状

目前，水疗已经成为现代化康复中心、疗养机构及运动员训练机构的标准配置之一，是高端康复服务能力的体现。近年来，随着康复医学的迅猛发展和人们对水疗的逐渐重视，越来越多的综合医院康复科、康复中心、康复医院及其他类型的康复服务机构开展了水疗业务或者正在筹建水疗科室。虽然已经取得了长足的进步，但总的来说，相比于其他康复治疗技术，水疗的应用还较为局限，规模也相对较小，国内外均是如此。究其原因，主要在于水疗设备设施过于昂贵，建设、运营和维护成本过高，人员、技术及管理要求较高。针对这一问题，国外已经尝试利用社区泳池或其他非医疗机构的游泳设施进行一些水中康复锻炼，在一定程度上促进了水疗在社区康复及家庭康复中的应用，如美国基督教青年联合会利用社区泳池开展的关节炎水中集体康复项目及关节置换术后的水中团体康复。相关经验可供国内参考，在新建水疗康复机构的同时，通过加强康养结合、医体结合，医教结合等方式，充分利用游泳馆、酒店及学校等机构的游泳池及相关设备设施，或许是推广普及水疗康复的一种补充途径。

二、物理特性

水的物理特性是实施水疗康复的前提条件，是解释水疗作用原理的科学基础。

（一）比热和热量转移

作为一种重要的浅层热疗形式，水疗的治疗效应很大程度上源于水保持和转移热量的能力。水具有较高的比热和热传导性，因此，能较好地保持和转移热量，可使人体快速升温或降温。

比热（specific heat）是指将1g物质的温度升高1℃所需的能量，反映了物质储存热量的能力。同一温度和体积下，比热值越高，物质所能储存的能量越大。水的比热[4.19J/(g·℃)]约为空气[1.01J/(g·℃)]的4倍，具有较好的储热能力。相同的体积和温度下，水中储存的热量比空气高4倍，这是以水为介质进行浅层热疗、冷疗及冷热交替治疗的重要物理学基础。

水是热的优良导体，其导热能力约为空气的 25 倍。热能转移形式包括传导（conduction）、对流（convection）、辐射（radiation）和蒸发（evaporation），其中，对流是水疗中热量转移的主要形式。如果身体与水保持完全静止，在皮肤与水的接触面上会发生热能传导，随着传导的进行，皮肤附近的水温会与远处产生温差，导致对流发生。实际治疗时，身体与水不可能保持完全静止，相反，无论是喷流、涡流、湍流、气泡等造成的水的流动，还是人体主动活动产生的肢体运动，都会造成水与人体之间的相对运动，从而产生对流。两者间的相对运动速度越快，热量转移越快。反之，如果水与人长时间保持完全静止不动，人体表面的水温会逐渐下降，产生屏蔽效应，不利于热的传导，减弱热疗的治疗效果。因此，浸浴疗法通常会与气泡、涡流、喷流等产生搅拌或混合效应的机械刺激联合使用。

一定质量的水中以热的形式储存一定的能量，通过降低水温可以释放能量，通过升高水温可以增加水的能量。水疗时人体与水环境及空气环境组成了一个动态系统，根据热量守恒定律，系统中的总能量保持不变。利用水疗进行热疗时，热量从水中转移到人体；进行冷疗时，热量从人体转移到水中。在水温低于体温的水疗池中运动时，水环境可以协助人体散热，因此，进行游泳、水中高强度间歇训练、水中跑步等强度较大的水中运动时，水温最好低于体温，有助于将运动产生的热量散出。而在水温高于人体的浸浴治疗中，因为热量向人体转移，核心体温将会升高，同时，由于人体完全浸泡于水中，通过流汗蒸发或者向周围的冷环境中辐射热量来散热的途径受到一定程度的抑制，因此，热水浴容易造成体温升高。这一点在临床中要十分重视，例如，高热可能导致胎儿神经管发育障碍。因此，孕妇严禁使用热水浸浴疗法，尤其是怀孕前三个月；又如，对于脱髓鞘疾病患者，如多发性硬化患者，体温升高会加重神经性疲劳，使患者的疲劳无力感加重，因此，水疗时水温宜低，推荐31℃以下；再如，严重体温调节障碍者可能难以耐受水温带来的刺激，需要加强监护。

温度是水疗的重要治疗参数，与其他浅层热疗形式一样，冷因子可以造成血管收缩，血流下降，神经传导速度下降，疼痛阈值增高等效果；热因子可以造成血管舒张、血流加速、血供增强、代谢增强等效果。需要注意的是，温度超过43℃将会引发烫伤，低于10℃容易引发冻伤。对于各种原因引起的周围性水肿，如静脉或淋巴功能不全、肾功能障碍、术后炎症期，冷效应会造成血管收缩，减少血管通透性，从而缓解水肿。因此，创伤初期，经常使用局部冷水浴来控制炎症与水肿。冷热交替治疗可产生交替性的血管收缩与舒张，有助于训练和调节血管平滑肌。但是，热效应会加重水肿，因此，处理水肿时应避免水温过热，在应用冷热水交替治疗时也要仔细评估与监测。

与其他浅层热疗形式相比，水疗的主要优势在于：

1. 接触充分　水具有流动性，可与浸入其中的物体充分贴合，形成各种形状，尤其适用于表面形状不规则的部位，如手、足、盆底等，热量转移较为均匀。

2. 活动自由　与其他热疗形式（如蜡袋、热疗垫、热水袋等）相比，水疗不需要通过绑紧或加压等形式进行固定，不会限制肢体活动范围，因此，患者可在接受热疗的同时进行较大幅度的运动训练，尤其是功能活动能力训练。

3. 作用较深　相比于其他浅层热疗，水疗时热能可传导到较深的组织，如深层肌肉、肌腱、关节囊等，这是因为在水的包绕下，人体正常的局部散热机制受到抑制，能量得以传递到更深层的组织。

4. 热量均匀　在气泡、涡流及搅拌等因素的作用下,水温较为一致,热量分布较为均匀,且热量转移更快一些。

(二)静水压及动水压力

静水压(hydrostatic pressure)是水施加于浸于其中的物体上的压力。一般用压强来表示静水压的大小。压强的定义为作用于单位面积上的压力,计算公式为 $P=F/A$,其中 P 表示压强,F 表示压力,压力垂直于物体表面,A 表示面积,压强的国际标准单位为帕斯卡(Pa),也用 N/m^2 等来表示。

液体会包绕住物体浸于其中的部分,并能形成任何形状与浸入部分的表面紧密贴合。根据帕斯卡定律,液体作用于浸于其中的物体上的压力在各个方向上均相等。液体的密度越大,浸入的深度越深,物体所受到的静水压越大。据估算,水深每增加 1cm,静水压增加约 0.73mmHg。人体浸于水中时,静水压在垂直方向上自下而上形成了一个从大到小的压力梯度,浸入 120cm 的水深时,肢体远端将受到 88.9mmHg 的压力,高于静脉及淋巴系统的压力。这种压力梯度有助于促进静脉及淋巴回流,促使血液从四周向中心转移,从而减少组织液渗出,缓解水肿,稳固不稳定的关节、韧带及肌肉。静水压使得浸浴式水疗可以起到类似于微型弹力绷带或弹力衣等压力装置的效果。需要注意的是,静水压的作用在直立位最为明显,如果患者处于水平位,如仰卧位或俯卧位,因为深度差有限,压力梯度较小,静水压的作用并不明显。静水压会对胸廓产生一定的压力,增加肺扩张阻力,临床上可借此进行呼吸肌强化训练。对于慢性阻塞性肺疾病(chronic obstructive pulmonary disease,COPD)等肺功能不全的患者,这种压迫作用也可能造成患者呼吸困难,需要严密监控。此外,浸于水中时,静水压还会对身体产生一定的支托作用,这种支撑力有助于患者进行站立位下的平衡、负重、重心转移及步态等训练。

除了静水压,物体在水中运动时还会受到动水压力(hydrodynamic pressure)的影响。动水压力是指因物体或者水的运动而产生的压力。人体在水中前进时,需要推开抵抗向前运动的水所产生的压力,速度越快,所受的压力越大,因此,临床上可以通过加快速度来增加阻力。物体在水面上向前行进时,会在其后形成尾流(wake),在尾流的范围内,所受的阻力较小,这种现象在自然界中比较常见,如小鸭子跟在大鸭子身后的尾流中学习游泳,临床上可以利用这种现象,让极为虚弱的患者跟在治疗师身后形成的尾流范围内进行步态训练,以减小治疗难度。

(三)浮力

浮力(buoyancy)是指当物体浸入流体中时所受到的与重力作用方向相反的竖直向上的力,它使得同一物体在水中比在陆上"轻",产生"减重效应"。

根据阿基米德定律,浸于流体中的物体所受的浮力与其所排开的流体重量相等。因此,浮力的大小与流体的密度有关。密度的定义为每单位体积物质的质量,比重是密度的另一种表述,其定义为某种物质的密度与水的密度之比。密度与温度有关,4℃水的密度被定义为 $1.0g/cm^3$。人体平均密度略低于水,比重约为 0.974,所以,完全放松时人体会在水中漂浮起来。肺部空气的多少,是影响人体密度的重要因素;在人体上增加漂浮物,如充气背心、救生圈、臂环等,也可使比重减少,与之相应,所受到的浮力增大,浮出水面的体积增多。人体中各种组织的密度有所不同,例如,脂肪的比重约为 0.85,股骨的比重约为 1.85。一般来说,男性体内骨骼、肌肉、结缔组织等含量较多,平均密度相对较大,而女性脂肪含量较高,平均密度相对较小。一般而言，体型越强壮，肌肉越结实，人体密度越大。偏瘫等情况下会造成密度不均。人工假体的植入，也会改变密度，如关节置换术后。水疗时如果在水中加入盐、矿物、中药等化学物质，密度会发生变化，人体所受到的浮力大小也会随之改变。

在浮力及水的其他物理性质的共同作用下，水环境形成了一个安全而舒适的低力学冲击环境，减少了运动对肌肉及结缔组织的冲击力和压力，因此，相比于陆上训练，水中康复训练通常更加容易（减重效应）、更为安全（缓冲效应）且相对舒适（温热效应），这一特性使水疗在康复医学中有很大优势，尤其有利于康复治疗的早期介入。具体来说，浮力部分抵消了重力作用，加上温热带来的止痛及放松效应，可使患者提早在水中进行陆上无法完成的运动及活动，这一点尤其适用于因肌肉虚弱、无法负重、疼痛或僵硬等原因而不能在地上进行主动运动训练的患者，如关节置换术后、关节炎、脊髓损伤患者等。与悬吊治疗等其他形式的减重训练相比，浮力带来的减重效应自然而均匀，患者不会有勒紧的感觉，相对较为舒适。

浮心（centre of buoyance，COB）是浮力的作用点。通常来说，人体浮心位于胸腔中部，而人体重心一般位于第二骶椎水平，浮心与重心位置的不同，会使患者在水中产生旋转，直至两者大小相等、方向相反时获得平衡。浮力与重力互相作用，产生定倾中心效应（metacentric effects）。定倾中心（metacentric）是指浮体因受外力倾斜后，浮力作用线与浮轴的交点，浮体稳定与否，取决于其重心与定倾中心的相对位置。定倾中心效应在水中运动疗法中有着重要的应用，例如，可以利用定倾中心效应产生的旋转力矩来进行各个维度的旋转训练，如横向、纵向、联合旋转控制等。需注意的是，人体重心及浮心会随着姿势改变和呼吸运动而呈节律性变化，与之相应，在进行水中运动时，治疗师的指导和辅助也应动态调整。一般而言，第 11 胸椎水平（T_{11}）是浮力与重力作用的临界点，当水位高于 T_{11} 水平时，浮力作用占优，反之，重力作用占优。浮力使得人体浸入水中后感到不稳，为了保证自身的稳定，以便更好地进行手法操作，治疗师最好不要让水深超过自身第 8～9 胸椎水平（T_8～T_9）高度。

（四）黏滞性

黏滞性（viscosity）是流体分子间为阻碍流动而产生的内摩擦力。当流体各层流动时，分子间吸引力产生的运动阻力称为摩擦力。黏滞性的大小因流体种类而异，常用黏滞系数或黏度来定量描述，黏度的国际标准单位为泊肃叶（简称泊）。黏度越大，黏滞性越大，促使流体内产生运动所需的力也就越大，这种力与运动的流体分子数及运动速度成比例。黏滞阻力与动作的方向相反，随着运动速度的加快而增大，可有效地抵消惯性动量，外力停止后，黏滞阻力几乎立即减小为零。在水中利用黏滞阻力进行抗阻训练的一个重要益处在于阻力的大小可由患者自行控制，一旦出现不适症状，患者可以立即停止运动，以减轻不适，避免意外伤害。由于以上特点，黏滞阻力使得水成为抗阻训练的良好介质。临床上，通过调节相对运动速度的快慢与有效对水面积的大小，可以调节黏滞阻力的大小。具体如下：

1. 调节相对运动速度　比如，加快肢体运动，或通过流水发生器等方式增加水流速度，总之，相对运动速度的增加均可增加黏滞阻力，相反，降低相对运动速度，则可减小黏滞阻力。

2. 调整有效对水面积　比如，通过使用手套、脚蹼、浮板等，均可增大黏滞阻力，相反，通过将手放平、从向前走转换为向侧方行走、游泳时改善身体流线等方法减小对水面积，可以减小黏滞阻力。

（五）内聚力

液体状态下同类分子间的吸引力称为内聚力（cohesion）。水的内聚力较大，可达 30MPa。内聚力越大，黏滞性越强。穿越水中时需要将水分子分开，因此，内聚力也可产生阻力。

（六）黏附力

液相与固相之间吸引力称为附着力或黏附力（adhesion），反映了水分子能和其他物质结合在一起的特性。若水与某物质的黏附力大于水的内聚力，则水可吸附在该物质上，该物质即为可湿的或可浸润的，反之，则为不可湿或不可浸润。例如，湿毛巾比干毛巾更容易清洁污垢，就是因为水的黏附力。

（七）表面张力

液体与气体相接触时，会形成一个表面层，存在于这个表面层内的相互吸引力就是表面张力（surface tension）。表面张力带来的阻力与物体在水面移动的面积成正比。从水面跳入水中，腹部可以明显感受到表面张力的影响。表面张力使得肢体在水面移动时的做功量要比完全处于水下时更多，可用于增大阻力。通过肥皂等表面活性剂加强清洁作用时，则是利用了减小表面张力的原理。

（八）流动性

根据文献报道，固态、液态、气态三种形式的水均可用于治疗，其中，液态的水最为常用，固态的冰或液态、固态混合的冰水及蒸汽有时也用于水疗康复。流动性（fluidity）是水的基本性质之一。利用水的流动性，可以带走伤口表面的碎屑及微生物，起到表面清洁作用。流体流动时，如果流体质点的轨迹是有规则的光滑曲线（最简单的情形是直线），这种流动称为层流。湍流则是流体的不规则运动，即流场中各种量随时间和空间坐标发生紊乱的变化。

水中治疗时，可以利用喷流（水柱状，水流轨迹为直线）、涡流（漩涡状，水流轨迹为环形）、湍流（大小和方向随机变化）、层流（整体平流）等起到增强皮肤刺激、微细按摩效应（micromassage）、增加运动难度以及促进核心肌群的激活等作用。湍流力学特征的随机性，可在运动治疗中提供随机干扰，强化复杂动态环境下的运动控制能力。此外，水的流动性也有助于加快热量传递，加强热疗效应。

三、生理学效应

在上述物理性质的作用下，人体浸入水中后，会产生一系列的生理学效应。

（一）心血管及淋巴系统效应

浸于水中时，在静水压的作用下，静脉和淋巴系统受到挤压，体液从四肢向胸腔转移，同时，温热作用使整体血管阻力下降，上述因素共同作用，使得中心血容量增加，心脏静脉回流增加，心房压、肺动脉压上升，心脏充盈量，每搏输出量增加，最终导致心排血量增加、心率与收缩压下降。

人体直立位下，外周最大静脉压为 30mmHg，在血液从肢体远端回流至右心房的过程中逐步下降，最终在右心房内形成 $-4\sim-2$mmHg 的负压。静脉瓣在血液回流过程中起着重要作用，浸于水中时，静脉压促使血液单向流动，依次流入大腿、腹腔血管、胸腔大血管和心脏。随着浸泡水位的升高，中心血量逐渐增多，水深至剑突水平时，中心静脉压开始上升，浸泡到颈部高度时，中心血量增加约 60%，心脏容量增加约 30%，右心房压增加 14～18mmHg。根据 Starling 定律，心脏容积增大，心肌受到牵张，收缩力增强，每搏输出量增加，研究发现，浸泡至颈部深度时，心排血量增加 27%～30%。

上述生理学效应导致浸于水中时心脏做功增加，在同等能耗水平下或者进行同等强度的运动训练时，水中运动所需的心率低于陆上，也就是说，浸于水中进行运动时，心率相对较低。研究显示，浸浴时心率的下降幅度与水温有关，浸于 25℃的水中时，心率平均下降 12～15 次 /min；浸于 30℃的水中时，心率下降幅度略小；而浸于热水中时，因为体温增加，外周血管阻力下降，迷走神经活动性增强等原因，心率有所加快。例如，实验显示，浸于 39℃的热水中，心率平均增加 10%。需要注意，温热对心率的影响与静水压不同，综合两方面因素的影响，在水中运动时，心率下降可能并不明显，尤其是水温较高时。温度对循环系统的影响还体现在血流动力学方面。研究发现，心排血量随着水温的增高而逐渐增大。Weston 等发现，水温 33℃时心排血量增加 30%；水温 39℃时心排血量增加 121%。因为在水中运动时心率加快的幅度相对较小，在制订水中运动处方时最好以自觉疲劳程度（rating of perceived exertion，RPE）作为运动强度的判定指标。如果要以靶心率作为指标，推荐在陆上靶心率的基础上减去 10 次 /min。另有研究发现，浸于水中时副交感神经兴奋性增强，心率变异性（heart rate variability，HRV）增大。

黏滞阻力、表面张力、动水压力等因素的存在，使得水中运动的能量消耗相对较大，举例来说，以同样的速度进行相同时间的跑步训练，水中的耗氧量约为陆上的 3 倍。这意味着，对于存在肌肉骨骼系统、神经系统及心肺系统等疾病的患者，在水中以约为陆上 1/3 的速度，便可达到同等强度的心肺训练效果，这有利于无法完全负重等患者进行早期康复。研究发现，水中运动对轻微的稳定期慢性心力衰竭有明显益处，有助于提高有氧运动能力及肌肉功能。

虽然存在一定的个体差异，大多数研究显示，浸于水中时血压下降。比如，有人发现，5min 的浸浴可以使平均动脉压下降 15%～25%，又如，Coruzzi 等发现，较长时间的浸浴治疗可使平均动脉压显著降低，钠盐敏感型高血压患者降低的幅度相对更大，可达 18～20mmHg。

总的来说，水环境是进行心血管训练的一个良好介质，尤其适用于那些因为合并症等各种原因无法耐受陆上运动治疗者，如无法完全负重、年老体衰或过度肥胖者。当然，水环境会增大心脏负荷，严重充血性心力衰竭、严重高血压病或低血压、控制不良的血压波动等情况应该列入水疗的禁忌证。

（二）呼吸系统效应

进入水中后，在静水压的作用下，血流向胸腔转移，同时，胸部受到压迫，胸廓扩张阻力增加。上述两种效应的共同作用导致呼吸功增加（一般增加约 60%），呼吸动力学改变。具体来说，静水压作用于人体后，中枢血容量增加，造成肺血管充盈、弥散量下降；同时，胸壁压力增加，胸腔周径减小，气道阻力上升，导致呼气流速下降；腹部压力增强，造成膈肌高度上升、肺容量和肺活量下降，导致肺顺应性下降；在上述作用的共同影响下，呼吸功增加。因此，水中浸浴会对补呼气量、残气量、功能残气量、肺气流阻力、静脉血氧分压、二氧化碳分压、肺活量等肺功能指标造成显著影响。

如上所述，水中治疗对呼吸器官的工作负荷是一个较大的挑战，可以有效地进行呼吸肌训练。随着胸部浸浴深度的增加，肺容量显著减少，因此，对于存在严重呼吸功能障碍的患者，要严格评估患者是否能够耐受水中训练。

另有一些研究显示，受益于水疗环境湿度大、粉尘少、水中运动时换气频率低等特点，对于容易因运动诱发气喘的患者，在水中运动时比陆上运动时发生气喘的概率要小，因此，推荐此类患者进行监护下的水中运动治疗。

（三）泌尿及内分泌系统效应

水中浸浴能够对肾血流量、肾脏调节系统和内分泌系统产生影响，可以增加尿量并促进钠离子和钾离子的排出。浸于水中时肾血管阻力下降约 1/3，肾静脉压增加近 2 倍，肾血流量增加，导致肌酐清除率增加，肾功能提高。同时，体液从外周向中心转移，大量体液流向肾脏和心脏，机体平衡反馈环路开始经肾脏排泄，同时，抗利尿激素（ADH）和醛固酮（ADS）分泌减少，产生"利尿作用"，以获得体液平衡。总的来说，在肾素（REN）下降、血管紧张素 II（ANGII）下降、心房钠尿肽（ANP）上升、中心血容量增加及肾脏交感神经系统兴奋性降低等多重因素的作用下，尿量增多，钠离子和钾离子的排出增多。近期研究发现，水中浸浴也会对多巴胺（DA）及血清素等神经递质的分泌产生一定的影响，这可能是水疗的心理效应的神经机制之一。

水疗对泌尿系统的生理效应有益于慢性肾病、高血压病及周围水肿的患者。有研究表明，相比于陆上运动组，经过持续 12 周、每周 2 次的低强度治疗，水中运动可以改善慢性肾脏疾病患者的肾脏功能、心脏及呼吸功能，并且有助于降低血压。同时，水分的排出有助于水肿的消除。需要注意的是，大面积烫伤或伤口较大的患者进行浸浴治疗时，可能导致低钠血症，可在水中加入盐分。

（四）运动系统效应

浮力是影响骨骼肌肉系统的关键因素。人体浸入水中时，浮力产生"减重"效应，减重量的多少与浸入的水深有关。据估算，水深齐颈时，人体减重约 90%；水深在剑突水平时，人体减重约 60%；水深平脐时，人体减重约 50%；水深在耻骨联合高度时，人体减重约 40%；水深在膝关节高度时，减重约 20%。治疗中可通过调整水深以获得所需要的减重量。减重效应有助于无法完全负重的患者进行早期康复训练，并能有效减少二次损伤和疼痛发生，对于关节置换术后、关节炎、韧带不稳、软骨磨损或等患者尤为适合。在水中运动时，浮力使得作用于脊柱上的重力效应减弱，脊柱能够得到很好的保护，这使得相关疾病的康复训练可以早期介入。例如，在骨盆骨折的前几周内，无法稳定地进行全身负重，但若将身体浸于水中，浮力抵消部分重力作用，只有肌肉转矩作用在骨盆上，从而允许患者进行"主动 - 辅助"的关节活动度训练、低强度肌力训练，甚至早期步态训练。体型肥胖的患者在陆上运动时关节所承受的压力过大，可能会造成运动损伤，可以为此类患者制订水中康复计划，充分发挥浮力的优点。因为肥胖者脂肪含量高，浮力作用明显，在水中运动时可大幅减少关节负荷，同时，还可减少治疗师的操作难度和体能消耗。不过，在减脂方面，水中运动的效果不如同等强度的陆上运动，因此，对于肥胖患者，水中运动训练的目的偏重于借助水环境进行改善体能和功能的训练，而不是以减脂为主要目标。

水的其他物理性质也会对运动系统造成影响。浸于水中时，温热作用可使肌肉血液循环加速，有助于加强肌肉组织的新陈代谢，增加供氧量，加快乳酸等代谢废物的排出速度。研究表明，浸泡于齐颈深的水中，静水压可以使肌肉血流量增加 100%～225%。静水压自下而上形成从大到小的压力梯度，有助于消除软组织水肿、促进淋巴回流。在热作用、浮力、自主神经系统效应等因素的共同影响下，肌肉本身黏弹性发生改变，肌梭 γ 纤维兴奋性降低,同时,水疗也可促进肌肉放松,因此,水疗可以较好地降低张力,缓解痉挛,减轻挛缩。利用水疗进行冷疗治疗,同样可以造成暂时性的肌张力下降,其原理可能包括γ纤维的兴奋性降低以及传入肌梭与高尔基腱器的神经信号减少。

（五）神经系统效应

近期研究发现,水疗能够对大脑的血流量产生影响,水中浸浴能够扩大大脑动脉周径,并显著提高大脑前动脉、大脑后动脉的血流速度以及平均动脉压和呼气末二氧化碳分压,这对于解释水疗在神经康复中的作用原理有重要价值。日本学者发现,浸浴对大脑皮质的兴奋性及可塑性也能产生一定的影响,比如,水中浸浴时,躯体感觉皮质兴奋性改变,感觉运动整合改变,同时,皮质脊髓束及皮质兴奋性改变,初级运动皮质（M1）及感觉运动皮质在动作准备和执行阶段的兴奋性提高。

另有研究发现,人体处于水疗池中,双重任务执行功能测试的表现更佳,且注意力和记忆力有所改善,这说明水疗可能对认知功能也有一定的影响。有学者认为,水疗环境具有丰富环境的特点,可提供多重刺激,因此,在水中进行主动运动康复有助于提高大脑可塑性。另外,根据疼痛控制的闸门理论,温热、静水压、湍流等感觉信息有助于在脊髓层面调控疼痛,同时,多重信号也增加了传向大脑的信息数量,降低了大脑对疼痛的感知,从而在一定程度上起到缓解疼痛的作用。

（六）皮肤效应

皮肤与水直接接触,受到的影响较多,具体包括:

1. 温度影响　通过温度进行浅层热疗或冷疗,可造成表皮毛细血管的舒张和收缩,从而影响皮肤的血流动力学及新陈代谢,达到调节血液供应、影响血液循环、调节局部代谢、加快废物清除、软化瘢痕组织、促进炎症消散等治疗作用。

2. 力学作用　水流产生的压力、摩擦力及水合作用等因素共同作用于正常的皮肤表面或者开放性伤口及创面,可起到表面清洁的作用,软化并带走内生性（如渗液、坏死组织等）及外伤性碎屑（如敷料、纱布等）,改善局部卫生状况,减少皮肤表面及伤口部位的细菌数量,从而降低发生微生物感染的可能性。坏死组织的出现及微生物污染会延迟伤口愈合,因此,水疗可以改善创面状况,加速伤口愈合。利用水疗进行伤口管理及烧伤康复的一个重要优势在于可以通过水流速度控制作用力的大小,流速越大,作用力越大。

3. 化学效应　除了使用清水外,还可以在水中溶入一些化学物质,如表面活性剂、抗菌剂（如氯、碘、高锰酸钾等）、中药等,进行伤口管理和烧伤康复。不过,国外研究显示,大多数化学物质均具有细胞毒性,有可能对人体造成损伤,因此,除非有充分的证据证明加入某种药物给患者带来的效益高于可能的风险,否则不推荐在水中加入化学物质。因此,对于开放性伤口患者,建议首选干净的清水进行治疗,如果必须使用化学制剂,尽量使用所选产品的最低有效剂量。

（七）心理效应

无论是淋浴、浸浴还是在水中进行运动,均可对人的心理产生一定的积极影响。心理效应多与水温有关,一般来说,热水使人放松,冷水使人振奋。大多数情况下,水疗用水都选择温热的温度。浸于温热水中时,自主神经系统的平衡受到影响,副交感神经兴奋性增强,"战斗－逃跑反应"受到抑制,中枢网状系统活化,起到镇静、放松、催眠的作用,进而对患者的生理及心理产生积极的治疗效应,有助于改善慢性压力状态,缓解焦虑及抑郁,减轻慢性疼痛、提高睡眠质量,提升生活质量,改善亚健康状态。有时也会用到冷水,冷刺激会在一定程度上提高兴奋度,促进主动运动。因此,面对情绪不稳、焦躁不安或者易激惹的患者,可以通过温热水浸浴为其提供一个舒适而稳定的环境,以使其情绪平和,配合治疗;而对于情绪低落、精神不振者,可以尝试通过冷水淋浴或者降低治疗池水温等方式,增强其兴奋性,使其更主动地参与治疗。

许多患者在陆上只能借助轮椅、拐杖或在他人的辅助下行走,而在水中,他们可以在浮力的作用下独立行走或游进,这种"摆脱依赖,独立活动"的感觉,不仅会带来生理上的好处,也会带来心理上的益处。因此,可以通过让患者在水中体会到完全独立的感觉改善其心理状态,并促进患者与他人的互动及沟通,提高社会参与能力。

(八)其他效应

水疗也会对人体其他系统造成一定的影响,如热水浸浴会对生殖系统造成一定影响,血流分布改变会对消化系统产生一定影响,湿热环境会对汗腺分泌产生影响,水中浸泡会使血液成分发生一定变化等,此处不再一一介绍。

四、治疗作用

合理利用水的物理特性作用于人体产生的生理效应,可使水疗产生多种治疗作用(表10-1)。

表 10-1　水的物理特性、生理效应及治疗作用

物理性质		生理效应	治疗作用
温度刺激	热	促进血管舒张,加速血液流动,加快新陈代谢,促进废物清除,增强感觉输入,降低血液黏度,提高疼痛耐受,促进身心放松,增加胶原纤维延展性,加快神经传导速度等	消炎,缓解疼痛,促进疲劳恢复,降低肌张力,缓解痉挛,减轻挛缩,软化瘢痕并促进组织吸收,镇静催眠,缓解焦虑,改善睡眠质量,促进身心放松,改善心理状态等
	冷	促进血管收缩、减慢血流速度、增强感觉输入、提高疼痛阈值、减慢神经传导速度、辅助身体散热等	控制早期炎症,缓解疼痛,降低肌张力,消除水肿,振奋精神,辅助人体散热,提高精神兴奋度,促进主动活动等
	冷热交替	血管交替舒张与收缩,增强血管平滑肌运动,增强感觉输入,提高疼痛阈值等	增强血管适应性,缓解疼痛,消除水肿,促进疲劳恢复(多用于体能训练后),提高机体免疫力等
机械刺激	静水压	促进静脉及淋巴回流,增加中心血量,增加每搏输出量,降低心率,降低收缩压,增加胸廓扩张阻力,增强感觉输入,产生利尿作用,促进钠、钾离子排出等	消除水肿,减少组织液渗出,促进瘢痕组织吸收,稳固不稳定的关节、韧带及肌肉,强化心肌,强化呼吸肌,改善肾功能等
	浮力	产生"减重"效应、"支托"效应、"缓冲"效应,借助浮力进行支托、辅助或抗阻训练,使水中运动相对而言更为"轻松""安全""有效"	辅助进行减重步行训练、肌力训练、平衡及协调性训练、牵张训练、关节活动度训练、跌倒预防训练、敏捷性训练、旋转动作训练、体位转移训练等
	黏滞性	产生黏滞阻力,抵消惯性动量,增加运动时的能量消耗;产生缓冲效应,延缓动作速度,增加运动的安全性	提供速度依赖性的阻力,进行抗阻训练;提供安全的缓冲环境,进行跌倒预防训练;给予充分的反应时间,进行运动再学习训练;以较慢的速度达到同等的能量消耗,进行心肺耐力训练等

续表

物理性质		生理效应	治疗作用
机械刺激	表面张力	在水与空气的交界面运动时提供阻力；减小表面张力可以增强清洁效应	在水面进行抗阻训练以增强肌力；添加表面活性剂等物质可以增强清洁效应
	流动性	产生清洁效应，带走敷料、碎屑、渗出物等，改善局部卫生；水流产生微细按摩作用	改善伤口微环境，促进创面愈合，进行伤口管理及烧伤康复；产生微细按摩效应，放松肌肉加强代谢、缓解疼痛、促进疲劳恢复、促进身心放松等
	气泡	气泡破碎时产生微弱的击打力，起到微细按摩作用；气泡与水导热性不同，产生温差，促进对流	
	喷流、涡流	水流或水柱冲击，产生机械按摩作用；提供阻力或助力，辅助运动训练；增强感觉输入等	借助水流进行各类训练、缓解疼痛、缓解疲劳、促进感觉恢复等
	湍流	提供随机的力学扰动，加大运动阻力，增加训练难度；产生微细按摩作用；增强感觉输入	进行肌力增强训练、动态平衡训练、协调训练、运动控制训练、敏捷性训练等，缓解疼痛、促进感觉恢复等
化学刺激	各类溶质	溶解各类药物（西药及中药）、抗菌剂、表面活性剂等化学物质，起到清洁消毒、软化瘢痕、促进创面恢复等作用	清创、移除敷料、改善创面微环境、促进伤口愈合、皮肤润滑、改善皮肤状态

总的来说，水疗的主要治疗作用包括：促进运动及感觉功能恢复、调节肌张力、缓解疼痛、改善血液循环、促进创面愈合、镇静催眠、改善心理状态等。

为了便于理解，可将水疗的治疗作用分为两大类，一类主要由水环境的物理性质产生，可称为被动治疗效应；另一类主要由在水环境进行的运动训练产生，可称为主动治疗效应。临床上，两者往往互相渗透，互为补充，如水中运动的同时肯定会叠加有被动浸浴的治疗效应，而在现代浴疗法中，往往会增加运动治疗的成分，因此，浴疗法也会叠加运动训练的治疗效应（图10-2）。

五、治疗分类

现代水疗技术多种多样，分类方法较为丰富（表10-2）。例如，根据人体是否浸入水中，分为浸浴式水疗和非浸浴式水疗；根据作用部位，分为全身水疗和局部水疗，其中，局部水疗包括手浴、足浴、上肢浴、下肢浴、四肢浴、半身浴、盆底浴（坐浴）等；根据治疗中患者进行主动运动的多少，

水疗的治疗效应

主动成分的治疗效应
增强肌力
提高耐力
扩大关节活动度
改善平衡能力
提高协调能力
预防跌倒损伤
改善步态功能
增强心肺功能
增强敏捷性
提高功能活动能力
改善心理状态
提高日常生活能力
提高生活质量
提高社会参与能力
……

被动成分的治疗效应
调节血液循环
影响新陈代谢
清洁体表碎屑
软化瘢痕组织
促进创面愈合
缓解肌肉痉挛
加强感觉刺激
松解软组织粘连
提高胶原纤维延展性
消炎、消肿、镇痛、镇静、催眠
缓解压力、缓解焦虑、促进身心放松
……

图10-2　水疗的主动和被动成分带来的治疗效应

分为浴疗法和水中运动疗法，前者以被动浸浴、淋浴、擦浴等为主，后者以水中主动运动训练为主。

表 10-2 水疗分类方法

分类依据	水疗种类	备注
主动运动	浴疗法（浸浴、淋浴、擦浴等）、水中运动疗法（陆上运动疗法的大多数训练均可转移到水环境中进行，水中运动可有一些特殊的治疗技术）	前者以被动浸泡、冲淋、擦洗为主，后者以主动运动为主，两者互为补充
治疗温度	冷水浴（<20℃）、凉水浴（20~32℃）、不感温水浴（33~35℃）、温水浴（36~38℃）、热水浴（>39℃）、冷热水交替浴（15~25℃与35~42℃交替进行）等	温热应用较多；接触面积大、运动量大时，温度宜低；反之，水温可高一些；浸浴、淋浴、擦浴均可据此分类
作用形式	浸浴式水疗和非浸浴式水疗，前者包括各类浸浴疗法和水中运动疗法，后者包括淋浴、擦浴、冲浴、喷雾、湿布包裹等，其中，淋浴可分为低压（<1atm）、中压（1~2atm）和高压（2~4atm）三种	水中运动与浸浴疗法，是目前最常用的治疗方法；推荐尽可能多地增加主动运动成分；非浸浴式水疗多用于伤口管理与烧伤康复
溶质类型	淡水浴、药物浴（西药和中药）、盐水浴、硫黄浴、松脂浴、碳酸浴、硫酸镁浴、气-水浴（二氧化碳浴、氧气浴等）、芳香浴等	药浴处方众多，临床研究相对较少，应该谨慎选择，无充足证据时宜选用清水
作用部位	全身浴和局部浴，后者包括半身浴、四肢浴、上肢浴、下肢浴、手浴、足浴、坐浴（盆底浴）等	浸浴、淋浴、冲浴、擦浴、湿布包裹等均可据此分类
治疗设备	电动浴缸、轮椅浴槽、气泡浴、涡流浴、蒸汽浴、步行浴、哈巴德槽浴、水中跑台、半身浴槽、电水浴、运动水疗池、流水泳池、各种水中训练器械、音乐水疗、超声波水疗等	负压伤口治疗、热水包、冰敷包、湿热空气疗法、蜡疗、蜡-矿物油浴、微粒热疗等设备常与水疗联合使用
发源地区	西方水疗（芬兰浴、苏格兰冷热水柱冲击浴、罗马浴等）、东方水疗（中药浴、中药熏蒸等）等	某些水中治疗技术也会以发源地命名
应用领域	医用水疗、保健水疗、疗养水疗、家庭水疗等	本节仅介绍医用水疗

在水疗实践中，推荐依据主动运动的多少进行分类，将水疗分为浴疗法和水中运动疗法两大类。浸浴疗法所用的浴槽或浴缸体积一般相对较小，水中运动疗法通常在大型水疗池或运动水池中进行，因此，国内治疗师在临床工作中习惯将其称为"小池"和"大池"水疗项目。现代康复医学强调"主动运动"的价值，因此，在水疗康复实践中应加大以患者主动参与为主的水中运动疗法的应用。

需要注意的是，浴疗法与水中运动疗法的分类更多是为了简化描述，事实上，两者间的界限并非泾渭分明。理论上讲，所有水疗治疗方法都兼顾浴疗法与水中运动的特点。例如，实施浸浴疗法时通常会结合被动或主动关节活动度训练，只是因为空间限制，运动的范围和强度受到一定限制；而水中运动疗法则是在浴疗法的基础上结合针对性的运动训练，可以说，所有的水中运动治疗都叠加有浸浴疗法的治疗效应（图 10-3）。

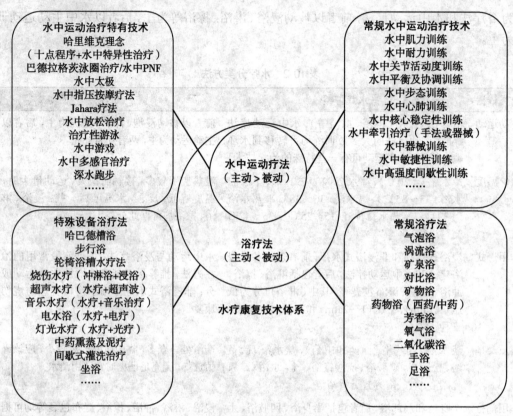

图 10-3 以主动运动多少为标准的水疗技术分类

六、临床应用

(一)适应证

水疗项目丰富,治疗作用较多,因此,应用范围较广。

1. 运动系统疾病 骨折术后、关节置换术后、类风湿关节炎、骨性关节炎、纤维肌痛、下腰痛、骨关节病、运动损伤、软组织扭挫伤、强直性脊柱炎、关节不稳、截肢、腱鞘炎等。

2. 神经系统疾病 脑卒中、脑外伤、小儿脑瘫、脊髓损伤、脊髓灰质炎、多发性硬化、雷诺证、吉兰-巴雷综合征、帕金森病、周围神经损伤、神经痛、周围神经炎、雷特综合征等。

3. 循环系统疾病 稳定型冠心病、稳定型充血性心力衰竭、稳定型心绞痛、心肌梗死稳定期、开胸手术后功能恢复期(旁路移植术及瓣膜成形术)、心脏移植术后恢复期、心血管成形术术后恢复期、先天性心脏病、心律失常、心肌病、风湿性心脏病、大血管疾病术后功能恢复期(主动脉瘤、夹层动脉瘤、大血管病术后)及周围血管疾病等。

4. 呼吸系统疾病 慢性阻塞性肺疾病、哮喘、胸壁疾病、囊性纤维化、间质性肺病、支气管扩张症、胸廓畸形、尘肺病、肺部术后功能恢复、神经肌肉疾病、围术期(胸部或腹部手术)、肺移植前后、肺减容术前后等。

5. 其他 烧伤、伤口管理、复杂性局部疼痛综合征(complex regional pain syndrome,CRPS)、创伤后应激障碍(post-traumatic stress disorder,PTSD)、淋巴水肿、外周循环障碍、糖尿病、肥胖症,产后恢复、神经症、焦虑、抑郁、内分泌失调、亚健康调理、体能训练等。

（二）禁忌证

整体来说，水疗是一项相对安全的物理治疗，但在一些情况下，实施水疗有可能加重原有病情、诱发死亡或造成新的医疗问题。因此，临床工作中应当权衡利弊，综合分析，只有当水疗给患者带来的整体收益大于风险时，才推荐患者进行水疗治疗。水疗的禁忌证总结如下，其中，相对禁忌证患者在严格管控相关危险因素的情况下可以进行部分水疗项目。

1. 绝对禁忌证

（1）恶性肿瘤：禁用热水浴等项目。因为温热、机械刺激等作用可加速血液循环，加快新陈代谢，有可能加快肿瘤扩散，加重病情。虽然恶性肿瘤是否为绝对禁忌证目前尚有争议，有人认为水疗可能会对淋巴水肿等有一定益处，但是临床工作中还是应该根据实际情况谨慎评估。

（2）严重出血或流血倾向：禁用热水浴等项目。因为在温热、静水压、动水压力等因素的综合作用下，血管扩张，循环加速，血液黏度下降，可加重出血或流血，加重症状。使用华法林、肝素等抗凝药物进行水疗需要加强监护。需要注意的是，如果治疗部位有轻微出血或非治疗部位有轻微出血，在不对患者造成危害的前提下，可进行非浸浴式水疗。

（3）妊娠期：禁用热水浴等项目。因为温热可致体温上升，高热存在致畸风险，可能导致胎儿神经管发育障碍，产生"脊柱裂"等严重后果，怀孕前3个月尤其要注意，应全面问诊。

（4）严重体温调节障碍：禁用热水浴、水中运动疗法等项目。高温、高湿的环境及大面积热水浸浴可能诱发热休克，导致跌倒及晕厥，严重时可能造成热射病，甚至危及生命。接诊儿童、老人、高位脊髓损伤等体温调节能力较差的患者时尤其需要注意。

（5）严重心功能不全：禁用各种水疗项目。因为在静水压、机械刺激等因素的作用下，水疗时心脏负荷增大，可能加重病情，存在致死风险。严重心功能不全包括不稳定型心绞痛、控制不良的充血性心力衰竭、不可控的大幅度心率波动、射血分数过低、影响血流动力学的严重心律失常、急性心肌炎、严重的心脏瓣膜狭窄等。

（6）严重血压异常：控制不良的高血压、低血压及不稳定或不可控的血压波动禁用各种水疗项目。因为温热作用下血管阻力下降，血压下降，低血压者或接受抗高血压治疗者容易出现血压过低，导致晕厥，造成跌倒或溺水；冷水或冷热交替刺激容易造成血压波动，造成危险；水疗环境中刺激因素较多，容易加重血压问题。

（7）严重呼吸障碍：严重的呼吸障碍、呼吸衰竭、肺活量低下（<1 000ml）、呼吸肌无力不足以抵抗静水压等情况下禁用各种水疗项目，可能加重症状。呼吸机未脱机者、咳嗽反射消失者禁用水疗。因为静水压作用于胸廓时会增加呼吸功、减小肺活量、加重呼吸肌负荷。此外，氯剂等消毒剂可能引发气喘等呼吸道不适症状，可诱发或加重气喘、咳嗽等症状。

（8）严重感染性疾病：禁用浸浴式水疗。水疗环境潮湿闷热，细菌容易滋生，发生交叉感染的风险较大，如伤口感染、肠道感染、尿路感染、耳部感染、眼部感染等。严重时禁用浸浴式水疗，可能加重患者病情或造成他人感染。轻微时慎用，可以应用冲淋浴等非浸浴式水疗，并严格进行隔离处理。

（9）传染病：足癣、结核病、乙肝、艾滋病、尿路感染、肠道传染病等传染病禁用各种水疗法，尤其是浸浴式水疗。虽然有些传染病有可能不会经水传播，但是鉴于水疗工作人员的知识背景与技术能力，除非与相关传染病专家讨论可以完全消除发生传染的疑虑，否则一律不进行水疗治疗。

（10）严重大小便失禁：禁用浸浴式水疗。大小便失禁可导致水质污染，造成院内感染，严重或者无规律的大小便失禁者禁用浸浴式水疗。如果大小便控制已经形成规律，或者可提供排尿及排便日记显示安全时段，可进行部分水疗项目，要求患者在入水前提前排空大小便并在治疗中加强巡视。

（11）严重癫痫：发作频繁或者近期内（1个月）有癫痫大发作者，禁用所有水疗项目。水疗环境中温度、湿度、噪声、光线等刺激因素较多，有可能诱发癫痫发作，造成患者跌倒或溺水，发生意外伤害。有癫痫病史但近期无发作者，需严密监控。

（12）严重自杀倾向：禁用浸浴式水疗，尤其是水中运动治疗，可能增加溺亡风险。

（13）下肢深静脉血栓及血栓性静脉炎：禁用所有水疗项目，温度和机械刺激可能造成血栓脱落，造成肺栓塞，危及生命。

（14）严重的外周末梢血管疾病：如糖尿病、动脉硬化、下肢溃疡等，禁用浸浴式水疗，可能加重病情等。

（15）严重的皮肤疾病及皮肤损伤：患处禁用所有水疗项目。存在皮肤破损、感染、变薄、接触性皮炎、过敏性皮炎、瘙痒、鱼鳞癣、湿疹、皮疹、银屑病（牛皮癣）、头虱、脚癣等情况下进行水疗有可能会加重病情。对温度刺激极为敏感的患者，如冷刺激引起皮疹者，也需禁用水疗。

（16）严重开放性伤口：伤口周围有浸渍时患处禁用所有水疗项目。浸泡可能扩大伤口范围，血管、神经、骨骼、器官等外露者及骨髓炎患者禁用水疗。

（17）严重认知障碍：严重认知障碍无法识别危险或者可能对自己或他人造成伤害时，禁用浸浴式水疗，尤其是水中运动疗法。

（18）严重营养不良：恶病质、严重营养不良等情况下禁用各种水疗项目。

（19）其他：急性期风湿性关节炎禁用热水浸浴，严重恐水心理者禁止浸浴治疗，截肢残端未完全愈合者浸浴水疗，严重肾功能不全者禁用浸浴式水疗等。

2. 相对禁忌证

（1）感觉障碍：温度觉障碍者存在烫伤或冻伤风险，如若进行水疗，需要严格核对治疗温度，不但要查看温度计的数值，还要用手核对水温，避免过热或过冷；其他感觉障碍进行水疗时也要加强监护，以防发生危险，如触觉障碍者足部被吸进出水口时可能造成皮肤损伤，深感觉障碍者发生跌倒、摔伤、溺水等不良事件的风险增大。

（2）感染：发生伤口感染、尿路感染、中耳炎、结膜炎、急性化脓性炎症等状况时进行水疗有可能加重感染或者产生交叉感染，尤其是所用浴槽较大时，换水频率相对较低，感染风险增加，建议暂停水疗。情况较轻时可在严格的感染控制措施下进行非浸浴式水疗等部分项目。

（3）认知障碍：水疗过程中可能出现喝水、呛水、溺水等情况，要求患者在遇到危险时可以示意或呼救，饮酒、服用大剂量镇痛药及相关精神药物的患者也可能出现认知问题，需要引起注意，加强监护。

（4）低血压：热作用会降低血管阻力，降低血压，注意服用抗高血压治疗的患者，以防血压过低，导致晕厥，造成跌倒或溺水，需要加强监护。

（5）轻度营养不良：水疗环境中刺激因素较多，需要营养师等专业人员评估患者是否能够耐受水疗中的各种物理刺激。

（6）皮肤移植初期：皮瓣尚不稳定，温度适应能力尚未恢复，在机械扰动、冷热刺激、血管反应等因素的作用下有可能造成脱落或坏死，因此，要控制涡流、气泡、手法等机械力的大小与方向，同时，水温适中，在33～37℃。

（7）脱髓鞘疾病：对于多发性硬化等患者，水温过热（超过33℃）将会增加疲劳和无力感，应将水温控制在31℃以下。

（8）昏迷：此类患者在发生伤害性刺激时无法主动示意或作出反应。如要进行水疗，一方面要严格监测水温、冲击力、压力等治疗参数，避免产生不良刺激，另一方面要确保患者的头部始终高于水面，保障呼吸安全。治疗时要多加观察患者的面部表情、呼吸状况及异常声音。

（9）溺水风险大者：饥饿、酗酒或者服用相关心血管药物，可能发生低血压效应，导致晕厥发生，增大溺水风险。极度无力者、发生危险时无法自行将头部抬出水面者，需要严加监护，保证头部一直高于水面，治疗时要加强监护与巡视。

（10）大小便失禁：建议患者记录排便和排尿日记，如果有一定规律性，可在安全时段进行治疗。携带尿管时不建议做水疗，可能增加尿路感染风险，建议拔管后再评估是否可以做水疗。

（11）恐惧及恐水心理：应该循序渐进，首先让患者接触少量的水，随后逐渐增大浸泡面积，或者使用非浸泡式水疗。

（12）轻微呼吸障碍：静水压会增加呼吸肌做功，氯剂等消毒剂可能引发呼吸道不适，此类患者应严格监护，治疗过程中注意患者有无变态反应及不适表现。

（13）造瘘及切口等：气管插管、鼻饲、胃造瘘术、结肠造瘘术、回肠造瘘术等患者，需严格防止水疗用水通过切口进入体内，以预防误吸、窒息、切口感染或人工通道进水等意外的发生。

（14）发热：不明原因的体温升高患者应该暂停水疗。

（15）生理期：月经期间暂停水疗。

（16）皮肤完整性受损的患者，如烫伤、急性伤口感染、表皮溃疡、压力性溃疡、皮疹破裂等情况，需要隔离处理。因为水疗设备管道最终会与排水系统连通，不能保证完全无菌状态，为了避免交叉感染，尽量不使用浸浴式水疗，可改用喷淋治疗、淋浴治疗或局部用药。

（17）药物过敏者：进行药浴时，如果出现变态反应，应停止治疗或改用单纯水浴或冲淋浴治疗。

（三）副作用

尽管发生率非常小，进行水疗时可能会出现潜在性伤害，主要包括以下几类：

1. 致死风险 如溺水、心脏骤停、触电等。

2. 加重症状 如肿瘤、出血、癫痫、水肿、气喘等。

3. 交叉感染 如皮肤、肠道、尿路、耳部等，尤其是浸浴治疗。

4. 意外伤害 如滑倒、烫伤、晕厥等。

5. 其他危险 如高温致畸、低钠血症、恐水情绪等。

总的来说，水疗时要严格评估患者的病情，谨记上述潜在危险，平衡风险与收益，并严格按照操作规程进行治疗。

第二节 浴 疗 法

案例导入

患者，男性，27岁，脊髓炎致四肢瘫痪13个月。现病史：患者于13个月前突然出现头痛、发热等症状，随后加重并出现抽搐、昏迷、四肢瘫痪无力和尿潴留。行脑脊液检查后考虑急性播散性脑脊髓炎，给予气管切开和血浆置换、丙种球蛋白等治疗。半年后病情平稳，拔除气切套管。上肢力量有所恢复，可以屈肘伸肘及轻微活动手指，但下肢始终无感觉及运动功能恢复。为求进一步康复入院。

既往史：既往体健，否认结核、肝炎等传染病史，否认心、脑、血管等严重内科疾患史，否认重大外伤及手术病史，否认食物及药物过敏史。

体格检查：双侧正常感觉平面位于 C_4、C_5 和 C_6 痛觉过敏，$C_7 \sim T_{11}$ 轻触觉部分保留，T_{12} 以下痛觉消失。肱二头肌肌力左/右：Ⅳ/Ⅳ；伸腕肌力左/右：Ⅳ/Ⅲ；伸肘肌力左/右：Ⅳ/Ⅲ；指深屈肌左/右：Ⅱ/Ⅱ；小指外展肌力左/右：0/0。下肢关键肌肌力均为0级，膝腱反射和跟腱反射活跃，Babinski 征阴性。直肠深感觉消失，无自主收缩，肛周皱褶存在，球海绵体反射存在。

其他：家属反映患者目前存在便秘问题，每天定点使用开塞露通便。

思考

1. 目前最适合患者的水疗项目是什么？为什么？安排治疗时需要注意什么？

2. 请为该患者制订一份水疗康复计划。

一、概述

(一) 定义

浴疗法（balneotherapy）是指通过浸浴、淋浴、擦浴等形式将水的理化性质作用于人体各个系统来进行疾病预防、治疗及康复的物理治疗方法。浸浴疗法最为常见，擦浴、冲淋浴、湿布包裹等其他形式的浴疗法在现代康复实践中应用较少。除了使用不同温度的自来水之外，实施浴疗时还可在水中融入一些化学物质，以水为介质将溶质的理化性质作用于人体。

本节主要介绍浸浴疗法，对非浸浴式水疗只做简要介绍。

(二) 发展趋势

浴疗法是最古老的康复治疗技术之一，从远古时期的简单温泉浸浴与泉水冲淋到后来逐渐发展出来的药物浴、松脂浴、气泡浴、涡流浴等，均属于浴疗法的范畴。

浸浴治疗技术随着科技的发展不断进步，目前主要表现出以下几个发展趋势。

1. 综合化 现代浸浴设备很少仅仅通过一个浴槽（浴缸）来进行静水浸浴治疗，一般都会配备气泡发生器、涡流发生器、光疗及音乐治疗系统等附加组件。如此一来，在借助水进行浅层热疗的同时，也能结合气泡、涡流、湍流等机械刺激，起到微细按摩等作用，同时，还可叠加音乐治疗、光疗、超声治疗及电疗等治疗方式，以加强疗效。

2. 主动化 根据现代康复医学理念，推荐在进行浴疗法的同时尽可能多地结合主动运动治疗，应该充分利用有限的空间，设计能够改善患者整体功能状态的运动治疗项目，使患者的治疗收益最大化。例如，在进行气泡涡流浴的同时进行主动及被动关节活动度训练。

3. 智能化 现代浸浴治疗多配备先进的电子监测及控制设备，操作越来越便捷，治疗参数越来越精细，治疗方案越来越多样，患者体验越来越舒适。

冲淋浴等其他形式的浴疗技术也在不断改进，整体呈现出小型化、便携化、智能化、精准化的发展趋势。

需要注意的是，在现代康复实践中浴疗法很少单独使用，通常作为综合康复计划中的一个组成，与其他治疗项目联合使用。因此，在制订浴疗康复计划时要充分考虑与其他项目的配合，如对于痉挛严重的患者，可以在进行热水浸浴治疗之后进行被动及主动关节活动度训练。

二、治疗原理

浴疗法主要利用水的温度刺激，结合静水压、水流冲击力、气泡打击力等机械刺激，以及音乐、灯光、超声波等其他治疗形式，起到消炎消肿、清洁消毒、缓解疼痛、减轻痉挛、镇静催眠、缓解焦虑、促进创面愈合、促进身心放松等治疗作用。

浴疗法的主要治疗原理总结为图 10-4。

三、设备设施

浸浴治疗设备通常由浴槽（浴缸）、气泡发生器、涡流发生器、出入装置、座椅或躺架、温度计及循环、过滤、消毒系统等组成，相关治疗参数可在操作面板上进行设置，如时间、气泡密度、涡流强度及作用位置等。槽体的材质通常包括不锈钢、亚克力、塑料、玻璃纤维等，不同设备的主要区别在于槽体的大小与形状。冲淋浴等其他非浸入式水疗设备较为简单，通常由淋浴喷头、治疗床、花洒、喷枪、注射器、水盆等组成。开展浴疗法时，除了上述治疗设备，还需相应的配套设施，如满足无障碍标准的更衣间、淋浴间、卫生间、休息间、评定室、抢救区、设备间、污物间以及急救设备、洗浴轮椅、天轨移位系统、治疗床等辅助治疗设备。

浴疗设备种类丰富，本文只对一些常用设备进行简要介绍。

（一）哈巴德槽

哈巴德槽（Hubbard tank），又译哈巴槽、哈伯德槽或哈柏槽，由一名美国工程师在 1920 年左右发明，因其形似蝴蝶或阿拉伯数字 8，也称"蝶形浴槽（butterfly shaped tank）"或"8 字槽（8 shaped tank）"，是一种用于全身浸浴及卧位运动治疗的水疗设备。哈巴德槽可用于进行多种水中治疗，是科室空间有限的情况下开展水疗的良好选择，其最大的优势在于治疗师不用下水便可协助患者进行水中运动训练。治疗师可以站在槽边凹陷处进行手法治疗，为患者进行被动活动或主动 - 辅助运动治疗，也可在旁边指导患者进行主动训练。训练时可以利用臂环、泳圈、浮板、弹力带等器材丰富治疗形式。治疗时患者通常以仰卧、俯卧、侧卧或者坐位姿势浸于热水（水温 36~39℃，一般推荐 37~38℃）中，在治疗师的指导或协助下，进行上肢、下肢或躯干的功能锻炼。

哈巴德槽通常配有气泵、涡流发生器等附加装置，能够产生气泡和涡流，兼具气泡浴与涡流浴的作用，能够起到微细按摩等机械刺激作用。气泡大小、涡流的位置及强度通常可

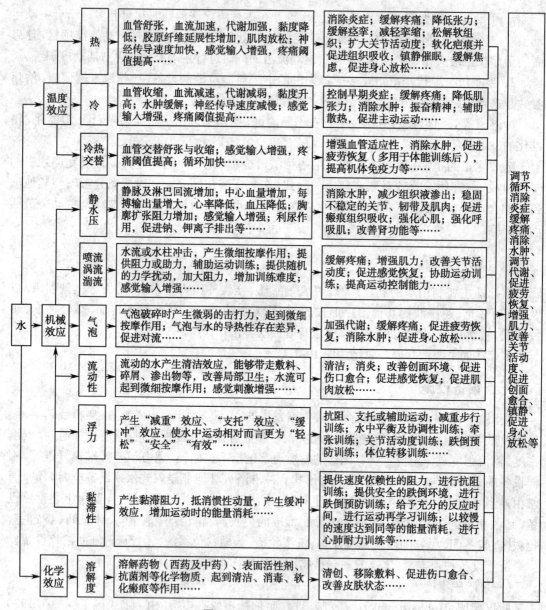

图 10-4　浴疗法的治疗原理

以调整。有些哈巴德槽还配有光疗系统，可以根据需求产生不同颜色的光，或者以不同组合方式变化，能够对患者的情绪和心理产生一定影响，起到兴奋或镇静作用，辅助康复训练并增加水中治疗的趣味性。

　　哈巴德槽的出入装置包括电动升降机、液压起重机、移动式担架、天轨移位系统等，适用的患者范围较广，从无法运动的卧床昏迷患者，到可以独立行走的关节炎患者，均可使用哈巴德槽进行治疗，是水疗临床实践中使用率较高的设备之一。此类设备体积较大，用水量大，换水时间长，清洁消毒要求严格，一般会配有独立的循环过滤消毒系统（图 10-5），多采用银离子或臭氧消毒。

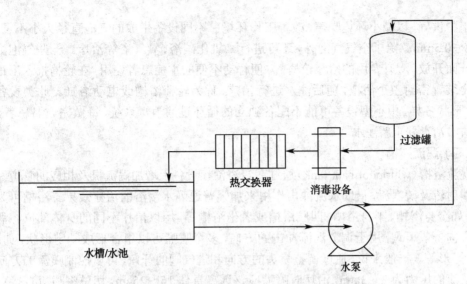

图 10-5 循环过滤消毒系统工作原理示意图

（二）步行浴槽

步行浴槽（walking tank）是一种空间足够大以允许患者在其中进行步行训练等运动训练及浸浴治疗的特制浴槽，通常还会附加气泡浴或涡流浴等配件。虽然此类设备以进行主动步行训练为主，但临床中也可用于仰卧位、坐位或站立位下的浸浴治疗，加上浴槽体积居中，因此放在浴疗法这一节中进行介绍。还有一类设备在步行浴槽的底部装有活动平板，只能进行主动的步态训练，称为水中平板步行训练（aquatic treadmill）或水中跑台，可进行水中步行及跑步训练，因此放在水中运动疗法一节中进行介绍。从设备的上方观察，步行浴槽的槽口形状一般为长方形或者 B 形，高度 1.5m 左右，患者可在不同的水深中进行以步行训练为主的下肢运动功能训练，以改善其下肢肌力和步行能力。同时，此类设备也可用于坐位平衡训练、下肢肌力训练、蹲起训练、站立位平衡训练、单侧或双侧下肢负重训练、重心转移训练、原地踏步训练等。大多数情况下，实施步行浴时患者可在水中独立训练，治疗师不需下水治疗，只需在旁指导监督。

步行浴设备一般会配有液压或电动起降装置，以协助患者进入浴槽，主要适用于无法在陆上进行独立步行训练的患者。此类设备通常会在侧面设有一面观察窗并配有照明系统，以便治疗师实时观察步态，给予患者相应的训练指导。有的设备还配有视频监视系统，可实时反馈水下运动姿态。步行浴设备水槽深度较深、体积较大、用水量多、清洁消毒严格，一般会配有独立的循环过滤消毒系统。

（三）气泡浴槽

气泡浴槽（bubble bath tank）通常由浴槽及底座（浴槽可分为全身浴槽、半身浴槽、四肢浴槽、手浴槽、足浴槽等）、气泡发生器（空气压缩机）、管道及阀门系统（水管及气体管道）以及循环过滤消毒系统组成。一般而言，集成气泡发生器的设备浴槽会在底面及侧面刻有小孔，气泡经由这些小孔进入水中，与水混合，形成气 - 水混合液。也可在普通的浴槽底部增加一张气泡垫，通过外置气泡发生器生成气泡，经由管道打入气泡垫，再混入水中，实现气泡浴治疗。有时也会在设备间安装大型气泵，通过管道系统连通到多台不同的浴槽上，实现集中供气，以减小环境噪声，改善工作环境。不同设备生成的气泡直径大小不一，一般在 0.2～0.5mm。除了空气气泡外，还可进行二氧化碳浴、氧气浴等治疗。一些气泡浴槽的槽体一面开放，配有专用的治疗轮椅，方便行动不便的重症患者使用，在轮椅推入浴槽后通过加压装置密封整个浴槽，随后注水进行治疗，称为轮椅浴槽或电动浴缸。此类设备大小不同、形状各异，中小型设备可能不配备独立的循环过滤消毒系统，每做完一名患者，需要排水清洁消毒并重新注水。

（四）涡流浴槽

涡流浴槽（whirlpool bath tank）通过在浸浴治疗设备上增加涡流机及相应的管道系统来产生喷射流及漩涡流，借助水流冲击作用来加强普通静水浸浴的治疗效果。浴槽可为各种形状，如全身浴槽、半身浴槽、四肢浴槽或者坐浴槽等，用以治疗不同的身体部位。涡流喷嘴的方向一般可调，用于调节涡流冲击的方向，多个喷嘴可以组合形成一定形状，如扇形、圆形、矩形等。一般来说，通过调整喷头的方向和进气阀的开口，可以控制喷流的方向和大小。喷流的压力为 2～3atm，治疗时喷嘴应该远离身体 15～25cm，切忌将喷流直接对准睾丸、眼睛、心前区等敏感部位。

涡流浴设备大小、形状差异较大，简易的涡流浴设备可能没有独立的循环过滤消毒系统，每治疗一名患者就应换一次新水。涡流浴设备一般安装于地面，如果设备较高，可能会配有阶梯等辅助设备，也有一些设备配有移动式推车等辅助设备，便于瘫痪或行动不便的患者出入浴槽。

（五）药浴设备

实施药物浴所用的设备与气泡浴或涡流浴槽基本相同，推荐使用体积较小、结构简单、功能单一的水疗设备进行药浴治疗，因为药物成分可能会与槽体材质之间发生化学反应，药物残渣等可能堵塞管道或气孔，影响设备的正常使用。具体加入何种药物或化学物质，应根据临床需求而定。进行中药浴时，可以先将中药煎制、过滤后混合至浴槽的治疗用水中，也可将中药提炼成可溶性的粉剂或液体制剂，直接与治疗用水相混合。此时，可以配备一定的煎药壶、砂锅等设备。

（六）冷热交替浴设备

冷热交替浸浴治疗时通常使用两个气泡涡流浴槽或运动水疗池，一个盛有热水，一个盛有冷水，交替将肢体部位浸入两个浴槽或水池中，可进行局部治疗或全身治疗。

冷热交替淋浴治疗时一般使用喷头或花洒交替冲淋身体部位，设备较为简单，多进行全身治疗。

（七）四肢浴槽

四肢浴槽通常由一对用于浸泡双手和一对用于浸泡双脚的小型浴槽以及居于中间位置的一个座位组成。治疗时患者坐于座椅上，将双手及双足浸于水槽中，借助温度、气泡、涡流等刺激进行局部浸浴治疗，同时可进行小范围的腕关节、手关节及踝关节等的主动及被动运动训练。

（八）坐浴槽

坐浴设备（sitz baths）的浴槽形状设计刚好可以让盆底区域浸于水中，专为实施坐浴疗法设计，可以进行热水坐浴或冷水坐浴，并结合气泡涡流等机械刺激，还有用于家庭治疗的简易设备。

（九）脉冲式灌流设备

电子脉冲式灌流器通常由电动手持设备（喷枪）、连通管（静脉输液管）、灌流瓶（袋）及废液瓶（袋）组成。手持设备既可以将灌流液从灌流瓶中吸出，喷洒于伤口之上，又能将使用过或污染过的灌流液吸回废液瓶中。通过更换手持设备末端的治疗头（出水部件），可以调整液体的作用面积和喷洒形式，治疗头多为一次性耗材，可进一步减少交叉感染的风险。此类设备通常可精确调节水压大小，一般在 4～15psi（磅/平方英寸）之间，多用于治疗开放式伤口或动静脉功能不全。类似的非浸入式水疗设备包括手持冲洗器、注射器、特制水管等，此类设备以喷洒、冲淋、喷雾等方式作用于治疗部位，与浸浴式水疗相比感染风险较小。

（十）其他水疗设备

湿热空气治疗室、中药熏蒸、矿物泥疗等水疗相关治疗项目需要专用的设备设施。

四、治疗技术

（一）常用技术

浴疗法内涵丰富，常用的浸浴治疗技术包括全身浸浴和局部浸浴。其中，全身浸浴疗法包括哈巴德槽浴、轮椅槽浴、步行浴等，局部浸浴疗法包括半身槽浴、四肢浴、手浴、足浴、坐浴等。现代浸浴疗法通常结合多种治疗要素，如水温、气泡、涡流等。此处只介绍几种临床常用的浴疗技术。

1. 哈巴德槽浴（Hubbard tank bath） 即在哈巴德槽中进行的水疗治疗，以全身浸浴及卧位运动训练为主，可结合气泡浴、涡流浴及光疗或音乐治疗，起到促进血液循环、缓解疼痛、降低张力、清洁清创、加强感觉刺激及促进运动功能恢复等作用。哈巴德槽浴治疗可在浸浴治疗的基础上进行较大幅度的运动训练，如关节活动度训练（主动及被动）、肌力训练（手法抗阻或辅助、漂浮物抗阻或辅助、重物抗阻等）、耐力训练、桥式训练、坐位平衡训练、仰卧位核心稳定性训练、呼吸肌训练等。

2. 步行浴（walking bath） 即在特制的步行浴槽中进行以步行训练为主的主动运动训练的水疗项目，也可进行卧位、坐位或者站立位下的全身及半身浸浴治疗。通常以改善下肢肌力、平衡及步行功能为主要治疗目的，也可用于调节肌张力、缓解疼痛、进行功能活动能力训练。治疗过程中最核心的部分是水中运动训练，可在步行浴槽中进行的运动训练包括：仰卧位训练，如仰卧位下肢交替屈伸训练、双桥训练、单桥训练、仰卧位核心控制训练等；坐位训练，如坐位平衡训练、坐位膝关节屈伸训练、坐起训练等；站立位训练，包括站立位平衡训练、单侧负重训练、体重转移训练、蹲起训练、原地迈步训练、步行训练等。

3. 气泡浴（bubble bath） 即在水中混入气泡形成气-水混合物用以进行浸浴治疗的水疗项目，可以坐位或卧位姿势进行全身或局部浸浴治疗。

4. 涡流浴（whirlpool bath） 即在普通静水浸浴的基础上，借助涡流装置产生的喷射流及漩涡流来进行治疗的水疗项目。

5. 气泡涡流浴 目前，气泡浴和涡流浴经常联合使用，称为气泡涡流浴（bubble and whirlpool bath），是浸浴疗法的主要形式。水的温热效应及喷流的冲击力会产生较强的抚慰作用，并能促进血液循环、加强组织代谢、缓解肌肉痉挛。同时，气流通过水中时造成水的剧烈运动及振动，可产生一定的机械按摩作用，进一步促进身心放松。气泡涡流的机械刺激有助于增强感觉刺激，可用于促进截肢残端脱敏等情况。

气泡涡流浴是极佳的浅层热疗及冷疗形式，尤其适用于不规则的肢体表面，如手、足、会阴区等部位。一般而言，根据治疗温度，可以将气泡涡流浴分为热水浴、冷水浴和冷热水交替浴。冷水浴属于冷疗的一种，适用于伤病的急性期和亚急性期。热水浴属于热疗的一种，适用于伤病的恢复期，如扭伤 72h 后，热水气泡涡流浴在临床上更为常见。合理利用涡流，以不同方向作用于肢体的不同位置，可以进行抗阻或辅助运动训练，在不对关节产生过大压力的情况下活动患侧肢体，从而促进运动功能恢复。

6. 药物浴（medicinal bath） 即在静水浸浴、涡流浴、气泡浴等水浴治疗的基础上，以水作为溶剂，在治疗用水中加入各类药物（包括西药和中药）或化学物质的水疗方法，简称药浴。

药物浴的形式包括盐水浴、松脂浴、硫黄浴、中药浴等。进行药浴时将身体全部或局部浸入药液之中，水的机械刺激、温度刺激及药物的化学成分共同作用于人体，达到缓解痉挛、减轻疼痛、促进血液循环等治疗作用。

7. 冷热交替浴（contrast bath） 又称为对比浴，即以水为介质交替应用热疗和冷疗的治疗技术，通常用于通过血管收缩 - 舒张反应来治疗亚急性期肿胀、促进疲劳恢复、提高疼痛耐受程度、治疗肩手综合征、增强体质、提高免疫力等。

实施冷热交替浴有两种途径：浸浴治疗和淋浴治疗。浸浴一般采取气泡涡流浴设备，局部浸浴通常作用于肢体远端，通常需要两个小型浴槽，一个盛有 10～18℃ 的冷水，另一个盛有 38～42℃ 的热水。交替进行冷水和热水浸浴，治疗时间应在 20min 左右。治疗一般先热疗后冷疗，也可反过来，如五组"1min 冷水浸浴、3min 热水浸浴"交替进行。交替发生血管收缩和舒张并减轻局部水肿，促进疲劳恢复，多用于肩手综合征、关节炎、腱鞘炎等。全身浸浴多用于运动员的体能训练，一般的治疗步骤为冷水 10s、热水 15s、冷水 15s、热水 20s、冷水 20s、热水 25s、冷水 25s，最终以冷水浴结束治疗，主要用于运动训练后的疲劳恢复。淋浴时，交替利用冷热水进行淋浴，淋浴水温及时间参考浸浴疗法。对比浴治疗最重要的影响因素是热水与冷水的温差，温差越大，血管反应越强。

8. 坐浴疗法 是指通过特制的浴槽浸泡盆底部位，利用水的温度及机械刺激进行局部治疗的水疗方法。热水坐浴疗法水温通常在 38～42℃，治疗时间 5～10min，可以有效缓解盆底区域疼痛、增加循环、促进组织愈合。热水浸浴时肛门压力显著降低，这可能是改善疼痛的主要因素。常用于产后康复、子宫切除术后、痔疮切除术后、前列腺炎、膀胱炎及慢性盆腔炎等。冷水坐浴所用温度通常在 20～24℃，治疗时间 2～10min，主要目的在于增加张力，缓解无张力性便秘，减少子宫出血等。

9. 烧伤浴疗 水疗是烧伤康复中的一种常用疗法，借助于水的理化性质及药物作用，能够起到清洁消毒、软化瘢痕、促进局部循环，加快创面愈合等作用。烧伤早期以擦浴、淋浴、浸浴为主，中后期以浸浴结合水中运动治疗为主。烧伤浸浴治疗主要用于存在较大面积或难愈合创面的烧伤早期或恢复期患者，可在水中加入高锰酸钾等药物。烧伤冲淋治疗常用的设备及器械包括手持喷头、治疗床、花洒、镊子、剪刀等。由于烧伤的特殊性，进行烧伤水疗对设备、环境、器械的清洁消毒有着严格的要求。

10. 间歇式灌洗治疗 间歇式灌洗治疗（pulsed lavage）是指使用电子脉冲式灌洗设备提供的低压水流来冲洗或扩创伤口的一种治疗方式，多用于进行伤口管理，国内临床应用较少。

（二）操作流程

虽然浸浴疗法多种多样，设备众多，但其使用方法大体相似，操作流程总结如下：

1. 检查 提前检查设备的安全性、可靠性及清洁度，重点关注电路、升降装置、喷流装置等容易出现安全隐患的设备及部件。

2. 注水 根据治疗处方调整热水、冷水到合适比例，放水至水疗槽高度的2/3左右。通过查看温度计和用手触摸确定水温。如有需要，加入事先准备好的药品或化学物质。

3. 准备 嘱咐并确认患者做好准备工作，如更换泳衣、冲洗身体、排空大小便等。

4. 入水 协助患者入水；行动不便者通常需要借助以下设备完成入水操作：电动或液压升降机、可移动式推车或担架、天轨移位装置、特制轮椅等，或由人力抬入浴槽；能够独立移乘的患者通常自行入水。

5. 治疗 根据水疗处方，打开气泡、涡流、灯光等开关，调整好气泡涡流的大小、方向及作用部位，确定治疗参数正确无误后开始治疗。

6. 指导 如有需要，在浴疗的同时，进行手法操作或运动指导。

7. 监护 治疗过程中监测患者基本生命指标，重点观察面色、表情、脉搏及呼吸，并根据患者反馈随时调整治疗参数或中止治疗。

8. 出水 协助患者出水，一般与入水方式相同。

9. 清洁 将水排空，进行严格的清洁消毒并保持设备表面干燥。

10. 记录 记录水温、气泡、涡流及运动的类型、强度及频率等治疗参数。

淋浴、擦浴、脉冲式灌洗治疗等非浸浴式水疗操作较为简单，此处不做详细叙述。

五、康复计划

（一）诊疗流程

水疗的一般诊疗流程：康复医师对门诊或住院患者进行临床检查和康复评价，排除绝对禁忌证，确定治疗项目，开出水疗处方，治疗师接诊后对患者进行详细康复评价、设定康复目标并制订水疗康复计划，按计划执行并记录（图10-6）。设定康复目标时需要符合SMART原则，即明确具体的（specific）、能够测量的（measurable）、可以达成的（attainable）、现实可行的（realistic）、有时间限制（time-bound）。治疗文书建议采用SOAP格式，即主观（subjective）、客观（objective）、评价（assessment）、计划（plan）。

（二）康复评定

浴疗法多在中小型浴缸中进行，治疗目的多集中在增强肌力、缓解痉挛、减轻疼痛等方面。因而，所用的康复评价与陆上基本一致，建议选用国际通用的评定方法进行评定，如徒手肌力检查（MMT）、改良Ashworth肌张力分级（MAS）、视觉模拟尺疼痛评分（VAS）等。浴疗法一般无需进行Alyn水中适应性测试（WOTA）或水中独立性测试（AIM）等水疗特有的康复评价。

需要强调的是，对于水疗过程中的危险因素，要进行全面仔细的专科评价，如伤口状况、皮肤状况、骨折愈合情况、造瘘及切口状况、大小便控制能力、心肺功能状况、压疮或烧伤的严重程度、下肢深静脉血栓以及血管内斑块的严重程度、危险意识、自我保护意识、攻击倾向等。所需资料可通过查阅病历及康复团队其他成员的评定结果获得。

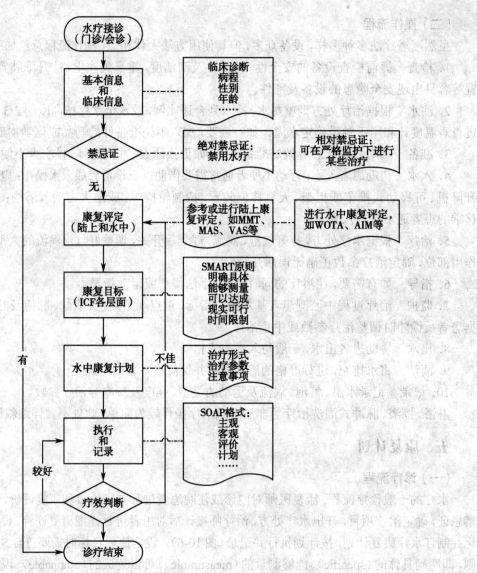

图 10-6 水疗康复的一般诊疗流程

（三）康复计划

实施浴疗法时，康复计划的核心参数包括时间、水温、气泡、涡流、运动、溶质及附加治疗，结合运动治疗时，应简要说明水中运动的类型、强度及频次。一般而言，制订浴疗康复计划时思考的优先顺序或重要程度依次为：水温、运动、气泡、喷流或涡流、化学物质、光疗、音乐及其他因素。

1. 时间 浴疗法的治疗时间一般为 20min，可酌情增减至 15～30min。时间过短，无法达到预期治疗效果，时间过长，由于湿热等环境因素的影响，患者可能会过于疲倦或发生晕厥。

2. 水温 水温的选择取决于治疗目的。在康复临床实践中，浴疗法多用热疗，水温 37～39℃，推荐 38℃。进行冷热水交替治疗时，推荐使用 10～15℃的冷水与 38～42℃的热水。水温的上限为 43℃，下限为 10℃，否则容易引起烫伤及冻伤。水温因治疗部位的大小不同，如四肢或手足浸浴时（上肢、手部、下肢、足部），面积较小，水温稍高，一般设在37～43℃；全身浸浴时，面积较大，水温稍低，一般设在37～39℃。药浴水温一般在36～41℃。

3. 气泡与涡流浴　一般来说，配备有气泡和涡流装置的浸浴设备，在治疗时都会打开气泡和涡流开关，以促进温度的均匀分布及热量的快速传导，并产生机械刺激作用。气泡和涡流的大小和多少通常可控，如欲增强机械刺激，如微细按摩作用，宜调大增多气泡涡流；如果气泡、涡流或者与之相伴的噪声对患者带来不利的影响，如患儿受到惊吓或者导致患者心情烦躁而不愿配合治疗，则应调小气泡与涡流的强度。

4. 溶质　常用的药浴处方有松脂浴（松脂油、海盐、松节油、氨水、碳酸氢钠、光素等）、中药浴（处方所含的药物成分较多，如防风、甘草、当归、丹皮、黄柏、干姜、冬青、半夏等），也可溶入其他物质，可根据实际情况酌情调整药物处方。

5. 运动　步行浴的运动处方较为明确，可进行水中步行、站立平衡、蹲起、单腿负重及重心转移等训练，可调的治疗参数包括步行方向（向前、后、侧向走）、速度、水深（减重比例）等；其他浸浴治疗可结合的运动治疗包括主被动关节活动度训练、肌力训练、耐力训练等，可调的治疗参数包括频次、力度、方向等。

6. 其他　浸浴治疗同时也可加入光疗、音乐治疗、超声波治疗、电疗等其他形式的治疗方法。

（四）治疗记录

浴疗法的治疗记录通常包括次数、日期、项目、治疗时长、水温、患者体位、气泡或涡流的大小、水压大小、运动形式、运动强度、治疗频次、治疗反应等。推荐以国际通用的SOAP模板组织材料。

六、注意事项

（一）感染控制

水疗室高温、高湿、日照不足、通风较差的环境特点，加上患者常伴有大小便失禁或各类感染的病原特点，使得水疗工作环境成为了微生物生长的理想环境。尤其是水疗设备与墙面及地面之间的空隙、水槽的缝隙、管道系统、下水道等卫生死角，难以清洁到位，日积月累，容易藏污纳垢，造成微生物积聚。此外，空气流通不畅也可能导致结核杆菌、肉毒菌等的传播。因此，从医疗安全的角度考虑，感染控制是水疗室日常管理工作的重中之重。

要做好感染控制，首先要保持水疗室整体环境的整洁卫生，做好日常保洁工作。其次，中小型水槽在使用完毕后要及时排空、清洁、消毒、冲洗，以减少感染风险。选购设备时尽量选择接缝较小的浴槽，配有循环过滤消毒系统的设备要按规定打开及维护系统。再者，要定期进行水质检测及细菌培养，发现问题及时与检验科、院感科等相关科室进行沟通，寻求解决方案。最好能够规范化填写清洁消毒记录并安排专人负责管理，多人共管时推荐在设备显眼处上贴上"已清洁""已消毒""已擦干"等标签进行标示。最后，规范化的路径管理也有助于感染控制，如治疗前嘱患者冲淋全身并排空大小便、治疗中持续观察是否出现污染状况、治疗后及时按规程清洁消毒等。

国外文献推荐的清洁消毒流程：首先用溶有洗涤灵的温水刷洗水槽，并冲洗干净。随后采取喷淋或浸泡的形式进行消毒。喷淋消毒时将消毒剂加入微温的水中，形成溶液，通过喷药器喷射于水槽内表面，5min后冲洗干净。浸泡消毒时在水槽中放满温水，投入消毒剂,全面浸泡水疗槽的内表面,保持5min左右,如果感染风险较大,可延长至10min左右,并打开涡流、喷流、气泡等开关,维持马达运转20s左右,对涡流机及管道系统进行消毒。随后将水排空并用较热的清水(46℃左右)冲洗水槽,最后擦干表面。还要用清洁剂和消毒剂的混合溶液擦拭所有的担架、起降机和座椅等患者接触的部件表面,用清水冲干净后擦干表面。非工作状况下尽量保持设备干燥,对于防止细菌滋生有一定作用。实际应用时可酌情对上述流程进行调整。

国外文献报道,5.25%的次氯酸钠溶液是目前最为经济有效的消毒方式,可以采用喷淋或者浸泡的形式进行消毒。需要注意的是,次氯酸钠容易侵蚀不锈钢,释放氯化气体。为了保证患者及临床工作人员的安全,建议清洁消毒时全程佩戴橡胶手套和护目镜,如果消毒溶液溅到皮肤上,应该立即用冷水冲洗或浸泡并彻底清洁。国内日常工作中常用的消毒剂为三氯异氰脲酸钠速溶泡腾制剂,一般建议使用有效浓度250~500mg/L的溶液擦拭设备表面进行清洁消毒,消毒液需滞留物体表面5min以上,如果发生大便失禁等意外污染情况,应该增大药物浓度进行紧急消毒,并深度清洁治疗设备和周边环境。水疗空间内的非治疗区域及非治疗设备也要进行常规清洁消毒处理,例如使用紫外线进行环境消毒。

为了保证设备的正常运转,延长其使用寿命,应定期在排水过程中进行反冲洗操作,对滤芯及砂罐等进行清洁,此时需将循环过滤系统的阀门开关组合调整至"反冲洗"状态,将水从治疗槽中抽出,对循环过滤罐进行反向冲洗,最后通过地漏将水排出。设备使用一段时间后,还需进行"正冲洗"操作,以延长过滤罐的使用寿命。

(二) 危险防控

水疗工作环境中存在电气、蒸汽、机械等安全隐患,需要注意安全,以防触电、烫伤、夹伤等不良事件的发生。要做好危险防控,需重点关注以下几点:

1. 用电安全 严格管控电器的使用,禁止患者自带吹风机等电器;禁止非工作人员操作水疗设备;定期检查插头、插座、线路及接地装置的安全性,并请工程人员每半年进行系统性的漏电检查,以防触电等意外情况发生。

2. 环境安全 尽量保持水疗室环境的舒适度与安全性,推荐指标:室温25℃左右,相对湿度50%左右,通风良好,噪声60dB以下。水疗室地面湿滑,空间较为紧凑,跌倒风险较大,也要做好跌倒预防工作。

3. 化学品安全 要注意消毒剂、澄清剂、药物等化学制剂的使用及保存安全。一方面要保护工作人员,配备防护衣、护目镜、橡胶手套、面罩等防护装备;另一方面要保护患者,尤其是儿童或认知障碍者,需要将化学品放于隐蔽的地方,必要时锁起来,以防误食误吞,造成意外伤害。

4. 蒸汽安全 蒸汽加热为常见的加热方式,要定期检查蒸汽管道、阀门及热交换器等的密闭性与安全性,以防发生蒸汽烫伤事故。

5. 机械安全 升降机、涡流机、升降平台等设备有可能因为机械故障产生夹伤、碰伤、砸伤等安全问题,需要规范操作;如果绑带、毛巾、弹性带等物品脱落掉入机械装置或管道系统内部,需要关闭设备并及时处理,以防造成设备故障或人身伤害。

6. 设备安全 要做好设备的日常维护及定期检修工作。日常使用中要密切观察异常运行状况,如异响、开裂、漏水等,及时联系报修。滤芯、滤砂、银板等损耗品要定期检查,发现损耗时要及时补充或更换。

7. 应急预案　针对可能发生的癫痫、晕厥、意识障碍、呛水、溺水等突发情况做好应急预案，事件发生时工作人员要能及时进行现场处理并联系相关临床科室协助治疗。此外，也要做好停水、停电、水质浑浊、空调故障、照明故障、设备故障、火灾等突发情况下的应急预案。

8. 安全教育　应在知情同意书中告知患者及家属水疗过程中可能出现的安全隐患并简要介绍相应的处理办法，进行安全教育，降低安全隐患，提高应对能力。

案例分析

1. 目前，最适合该患者的水疗项目是哈巴德槽浴，因为其主要问题点为运动、感觉障碍与疼痛。进行哈巴德槽浴治疗，不仅可以进行四肢关节活动度训练及上肢肌力训练，还可通过气泡、涡流等机械刺激促进感觉恢复。同时，热水浸浴结合气泡涡流刺激有助于缓解疼痛。而且，静水压的存在，也有助于患者进行呼吸肌强化训练。哈巴德槽的空间较大，进行运动训练时活动空间较大。需要注意的是，虽然该患者存在大便失禁，但是具有一定的规律性，可以安排水疗，不过需要将治疗时间安排在相对安全的时段里。

2. 哈巴德槽治疗，水温38℃，气泡涡流打开至最大，涡流冲击部位包括双肩、两侧腰部及双侧下肢。仰卧位下进行四肢运动训练。双侧髋关节屈曲、伸展、外展、内收5次×2组，双侧膝关节屈曲、伸展5次×2组，双侧踝关节背屈、跖屈5次×2组。双侧肩关节被动关节活动度训练，屈曲、伸展5次×2组，内收、外展、水平内收、水平外展5次×2组。双侧肘关节抗阻屈曲5次×3组。左侧腕关节抗阻伸展5次×3组。右侧腕关节在浮力支托下主动伸展5次×3组。

第三节　水中运动疗法

案例导入

患者，女性，35岁，反复腰部疼痛2年余。

现病史：患者2年多前开始出现腰部疼痛症状，VAS评分为7分左右，曾行药物治疗（甲钴胺、维生素B、羟苯硫酸钙等）和物理治疗（热敷、短波、中频电、手法治疗等），前期有阶段性的好转。之后一直反复发作，VAS评分在4~5分，且耐受力差。经外院诊断为慢性非特异性下腰痛，为求进一步康复入院。

既往史：既往体健，否认结核、肝炎等传染病史，否认心、脑、血管等严重内科疾患史，否认重大外伤及手术病史，否认食物及药物过敏史。

体格检查和专科情况：患者正常步态，脊柱未见明显侧凸及前后凸畸形。双下肢各肌群肌力Ⅳ~Ⅴ级，无下肢及足底感觉减退，会阴区感觉正常。腰椎MRI显示腰椎间盘无异常，无腰椎管狭窄。腰椎前屈范围缩小，直腿抬高试验70°；疼痛局限在腰部区域，无放射痛，VAS评分5分。

思考

1. 为了给该患者制订详细的水中康复计划，还需要进行哪些康复评定？

2. 请根据现有信息为给该患者制订一个水中运动康复计划。

一、概述

（一）定义

水中运动疗法（aquatic therapeutic exercise），简称水中运动（aquatic exercise），即在水环境中进行的运动疗法，是指通过浸于水中进行针对性运动治疗，充分利用水的物理性质，发挥水疗的主动及被动治疗效应，以改善患者的身体结构和功能、活动及参与能力的一种康复治疗方法。

水中运动治疗内容丰富，从单一关节的肌力训练、耐力训练、关节活动度训练到水中踏车训练、水中平衡训练、水中步行训练、水中跑步训练及治疗性游泳训练等各种主动运动、手法治疗和器械训练等，均属于水中运动疗法范畴。

（二）发展趋势

水疗康复发展的早期阶段以被动的浴疗法为主，以针对小儿脑瘫及脊髓灰质炎患者开发的水中体操治疗为标志，水中运动开始成为水疗康复的主流技术。随着主动康复理念的推广与普及，水中运动在水疗实践中所占的比重越来越大。目前，水中运动疗法已经逐渐取代各种浴疗法，成为国际主流的水疗康复方法。

早期的水中运动疗法强调一对一的工作模式，即由一名治疗师对一名患者进行治疗，以确保手法操作的精确性，防止异常运动模式的产生，最大程度地满足患者的个体化需求。目前，由于治疗理念的转变，强调水中训练要接近功能活动。由于水疗资源的有限性，也可开展团体训练或群体治疗，以提高资源利用率，创造更大的社会和经济价值。同时，群体训练有利于在 ICF 活动及社会参与水平为患者带来益处。需要强调的是，无论何时，治疗师下水治疗都要优于岸上指导。

二、治疗原理

水中运动疗法主要利用水的浮力、静水压、动水压力、黏滞阻力等力学特性作为支撑力、阻力、助力等训练要素，协助物理治疗师进行各类运动康复训练。例如，在浮力的支撑下，身体负重减小，无法完全负重或不能耐受陆上训练以或肌力 3 级以下的患者可以从中受益，在减重环境中进行肌力训练、平衡协调训练及水中步态训练等。又如，利用黏滞阻力、动水压力、表面张力、内聚力等，可以设计出不同的抗阻训练方案，进行肌力训练。水的温热效应可以松解软组织，促进血液循环，增强代谢，缓解关节僵硬，有助于进行关节活动度训练。另外，放松等心理效应也有助于运动表现的提升。

总的来说，水中运动疗法不仅能带来运动治疗的益处，还可附加浸浴治疗的效应。水中运动的治疗效应主要包括：缓解疼痛和痉挛、消除水肿、维持和扩大关节活动度、增强肌力和耐力、增强心血管功能、提高有氧运动能力、增加骨密度、改善平衡、协调和姿势控制能力、强化运动再学习、提高功能活动能力、降低训练损伤风险、促进身心放松、调节心理状态、优化运动表现等。丰富的训练技术与多样的治疗效果使得水中运动疗法广泛应用于运动损伤、骨科康复、神经康复、儿童康复、心肺康复、老年康复、孕产康复、体能训练、精神康复等领域。

水中运动疗法的主要治疗原理总结为图 10-7，详细文字描述请参考第一节相关段落。

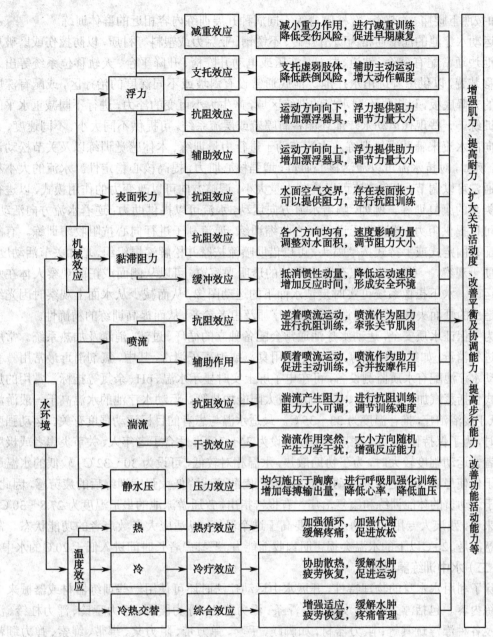

图 10-7　水中运动疗法的治疗原理

三、设备设施

(一)运动水疗池

水中运动疗法通常在大型地下型或地上型专业运动水疗池中进行,可以是下挖式的游泳池式水疗池,也可以是组装式的浴槽式水疗池,治疗可在水池中央或池边区域进行。水中运动治疗所需的空间较大,至少需容纳一名治疗师对一名患者进行各种体位下(如站立位、坐位、仰卧位、俯卧位等)的康复训练,因此,运动水疗池的长度最好大于 3m,宽度最好大于 2m,高度最好在 0.5~1.5m,以保证足够的活动空间。如果空间够大,还可进行团体治疗,如按照下腰痛、关节炎、脊柱侧弯等不同病种开展训练内容相近的群体训练。

运动水疗池的池壁通常为防滑瓷砖、不锈钢、亚克力或塑料等材质,以防擦伤或磨破皮肤。池边通常配有台阶、坡道、扶梯、液压或电动升降椅、升降平台、天轨移位系统等出入及转移装置,以供患者进出水疗池。池底通常设有斜坡或不同深度的治疗区,或配有深度可调的升降底板,以提供不同水深的训练区域,产生大小可变的浮力,进行不同减重水平的康复训练。一些现代运动水疗池还配备有喷流或层流系统,可提供不同大小、不同速度、不同方向的水流来辅助康复训练。水流有助于进行力量训练、本体感觉训练以及关节松动训练等,例如,对抗水流可以激活核心肌群,增强核心肌力,提高核心稳定性。水流的大小和方向通常可以调节,改变流速可以控制力量大小,调整方向可以改变力的作用模式,以进行不同类型的康复训练。例如,顺着水流方向运动,水流可以提供助力;逆着水流方向活动,水流可以提供阻力;顺流利于进行离心收缩训练,逆流利于进行向心抗阻收缩训练。有的设备配有固定式或手持式按摩喷头,可以借助喷流按摩并松解深层组织,增加关节活动度。为了便于观察,一些水疗池配有数量不等的透明观察窗,可以从侧面或正面观察人体在水中的运动。水下摄像系统可实时反馈水面下的运动图像,从而减少从水面上观察时因光线折射造成的画面失真,提供视觉反馈供治疗师及患者参考,从而提高训练的精确性。

为了保证水质安全,运动水疗池通常会配备独立的循环、过滤、消毒及加热系统。常用卤素进行消毒,如氯、溴、碘等,有时也使用臭氧或银离子消毒,其中,氯剂消毒最常用。有的运动水疗池配有水质监测设备,可在电子屏上实时显示水温、pH、余氯等指标。常用的加热方式包括蒸汽加热、电加热、锅炉加热或太阳能加热等。运动水疗池的水温高于一般游泳池,低于浸浴治疗,推荐温度为33～35℃。最适水温与患者的目标运动强度有关。运动强度较小时,为了保持体温,水温相对较高,可设为34～36℃,适合于老年人、关节炎患者或极度虚弱者。运动强度较大时,为了协助散热,水温相对较低,可设为30～32℃;较低的水温还有助于促使患者执行更多的主动运动、缓解肌肉酸痛或降低大强度训练后的疲劳感,因此,常用于运动员的体能训练和康复治疗。有报告指出,普通游泳池的最适温度为27.8～30℃,一般来说,残疾人专用的运动水疗池要高于这个温度,以适应大多数患者的功能状态。需要注意的是,20℃以下的水温会损害肌肉收缩能力,严禁患者长时间进入低于20℃的水中。

(二)水中训练器材

除了利用水本身的物理特性,开展水中运动疗法时还可使用一些训练器材或器械来丰富训练内容。包括浮力器材,如泳圈、浮条、浮力背心、浮力腰围、浮力哑铃、浮力杠铃、浮板以及各种漂浮玩具等;阻力器材,如脚蹼、手套、弹力带、阻力桨、绑带、绳索、弹力绷带等;重力器材,如哑铃、沙袋、沙包等;水下专用训练器材,如水下功率车、水下跑步机、水下障碍物及其他各种具有特定功能的水下训练器械。这些水疗器械及游泳辅具有助于优化训练方案,提高治疗的趣味性及有效性。

运动水疗池的建设及维护费用高昂,国外已经在尝试利用社区泳池及家庭泳池进行水疗康复,国内可参考借鉴相关经验。

四、治疗技术

(一)常规水中运动疗法

常规水中运动疗法是将传统陆上运动治疗项目转移到水环境中进行,以最大程度地结合运动治疗与浸浴治疗两方面益处的水疗方法,包括水中肌力训练、水中耐力训练、水中牵张训练、水中平衡与协调训练、水中步态训练、水中跑步训练、水中敏捷性训练、水中心肺训练、水中任务导向性功能训练、水中牵引治疗、水中核心稳定性力量训练、水中筋膜手法治疗等。

常规水中运动疗法的运动生理学原理和训练原则与陆上运动疗法基本一致,遵循相同的思考框架。在制订水中运动康复计划时,需要利用好水环境的物理特性,尤其是力学性质,如浮力、黏滞阻力、表面张力等,丰富并优化训练计划。例如,对于膝关节术后患者,水中运动治疗可以从最小负重开始,逐渐减少水深,增大负重,进行难度渐增的步行训练,这一点跟陆上训练相比具有一定的优势。又如,水中牵引治疗包括手法牵引和自我牵引,手法操作与陆上基本一致,自我牵引时可以借助水中训练器材进行,比如,腋下套入泳圈的患者垂直悬浮于水面,脚踝上加有配重,借助浮力与重力的共同作用进行脊柱轴向牵引,除了力学作用,水中牵引还可叠加水疗的温热效应,进一步放松肌肉、缓解疼痛、改善症状。再如,在水中进行牵张治疗时,既可通过手法操作实现,又可使用池边设施(扶手、梯子等)完成,还可借助浮力哑铃等水中训练器材利用浮力进行牵张训练。

当然,也要注意到水中训练与陆上训练在人体运动学及肌肉动力学等方面的差异,同样的运动,水中与陆上的肌肉收缩模式有所不同。以跑步为例,水中跑步分为浅水区跑步和深水区跑步训练,训练时可借助浮力腰围、浮力棒、浮力哑铃等辅具调整浮力大小,或使用弹力绳、沙袋、脚蹼等调节阻力大小。浅水跑步与陆上跑步类似,为闭链运动模式,而深水跑步则为开链运动模式,因为水深高于患者身高,双脚无法着地。因为水疗池空间有限,原地跑步也经常使用,有时会通过绑带固定患者于泳池边上,提供额外的阻力,多用于运动员的体能训练。与此类似,在水中步行时,肌肉运动模式也有陆上有所差异,浮力辅助屈髋屈膝而阻挡下肢的下落,这点与陆上不同。此外,在水中进行步行功能再训练中,患者需要依赖向前对抗身体前面形成的压力,然而,当向后行走时,头部和手臂仍应处于保持向前的位置,因为如果头部向后,则会在直立位失去平衡。

通过不断地从陆上康复技术中汲取养分,常规水中运动疗法的内涵在不断丰富。例如,近年来,核心稳定性训练得到了越来越多的重视,基于浮力、比重、黏滞阻力、静水压等物理性质。水环境是一种良好的动态训练环境,在其中进行核心稳定性与核心力量训练具有一定优势,水的浮力既可减轻脊柱及关节负荷,又可辅助力弱肢体进行主动运动,有助于尽早进行核心稳定性训练。又如,近年来,有人将筋膜手法治疗的一些理念与动作引入水疗治疗,通过结合力学牵张与水的物理特性,加强水中运动在疼痛管理等方面的治疗效果。再如,水中敏捷性训练,属于康复训练中较新的治疗项目。敏捷性训练内容包括加速、减速、停止、启动、变向等对空间定向力及整体运动能力要求较高的任务,很多患者在陆上难以完成,而在水中,由于浮力的支托作用,训练更为容易,且相对安全。一项针对大学生的研究表明,水中训练有助于提高敏捷性,训练内容包括水中向前走、抬腿走、侧向跨步走和组队传接球。因此,在制订水中运动计划时,可以增加单腿跳、双腿跳、原地跳、左右踏步等内容,以提高患者的敏捷性。

(二)哈里维克理念

哈里维克理念(Halliwick concept)是一种用于教授所有人,尤其是那些有运动功能或学习能力障碍的残疾人,学会参加水中活动,最终能够在水中独立运动及游泳的技术方法。

Halliwick 技术主要由两大部分组成，即"十点程序（the-ten-point-programme）"和"水中特异性治疗（water specific therapy，WST）"，前者主要用于教授患者游泳技能，后者由前者扩展而来，侧重于治疗身体结构损伤和功能障碍。

当代 Halliwick 十点程序包括：①心理调适（mental adjustment，MA）；②矢状旋转控制（sagittal rotation control，SRC）；③横向旋转控制（transversal rotation control，TRC）；④纵向旋转控制（longitudinal rotation control，LRC）；⑤联合旋转控制（combined rotation control，CRC）；⑥上浮（upthrust，Up）；⑦静态平衡（balance in stillness，BS）；⑧湍流中滑行（turbulent gliding，TG）；⑨简单前进（simple progression，SP）；⑩基本 Halliwick 动作（basic Halliwick movement，BHM）。通过这一结构化学习进程，一个毫无水中运动经验的人也可达到在水中独立运动（表 10-3）。

表 10-3 Halliwick 十点程序

	名称	定义 / 内容	举例
1	心理调适	利用各种方式，如游戏、活动、交谈等，使游泳者学会适应水的特性，包括浮力、静水压、黏滞性、密度、光线折射、惯性和定倾中心效应等。掌握呼吸控制是该阶段最重要的任务，也是保障安全的基础	在水面上吹气、在水中吐气、吹乒乓球等，也可将呼吸控制与其他训练结合起来，如与游泳动作结合进行肢体动作及呼吸的配合训练，或坐于浅处池底练习呼吸控制等
2	矢状旋转控制	矢状旋转是指沿矢状轴在冠状面内向左右两侧的转动	直立位下颈部侧屈以使耳朵浸于水中；侧卧位两腿交替进行蹬车动作并沿矢状轴摆动；坐位下进行体重转移和躯干侧屈拉伸等
3	横向旋转控制	横向旋转是指沿冠状轴在矢状面内向前后方向的转动	直立位低头吹气泡；维持稳定的直立姿势并避免身体前后晃动；在治疗师支撑下身体沿冠状轴前后摆动等
4	纵向旋转控制	纵向旋转是指沿身体纵轴在横断面内的转动，可在直立位或水平卧位进行	直立位下原地转动180°；从面部浸于水下的俯卧漂浮位转换到面朝上的仰卧漂浮位；游泳时旋转躯干以进行呼吸；两腿交替屈伸使身体沿垂直轴转动等
5	联合旋转控制	联合旋转控制是指将上述三种旋转动作任意结合的能力，可使游泳者在水中控制各个自由度的运动	从池边坐位进入泳池向前漂浮并旋转至仰卧漂浮位；向前倒下时旋转躯体恢复至仰卧位；抓住池边的扶手并站起来；游向池边时改变方向等
6	上浮	上浮的主要任务是让游泳者相信水能支撑自己漂起来，因为人们一般都认为自己会在水中沉下去，经过正确的引导和尝试，学习者会渐渐意识到他们会在水中浮起来而非沉下去	游泳者用脚蹬离池底并且感受到水可以将他们托起来（兔子跳）；从池底捡东西并体会被浮力带到水面的感觉；潜水时很难一直待在水下，放松便能漂向水面等
7	静态平衡	静态平衡是指在水中保持一个静止放松的身体位置及姿势并能维持一段时间，该阶段的训练可在各种体位进行，如仰卧位、俯卧位、坐位、直立位等。"先平衡、后运动"，良好的平衡控制是其他活动的基础，良好的平衡要求受训者在精神及身体控制上都达到独立。也有人称此阶段为"抑制阶段"，即通过抑制不必要的运动来保持平衡和姿势稳定	各种漂浮，如水平位漂浮、垂直漂浮和蘑菇漂浮（双手抱膝背朝上漂浮于水面）。当受训者的静态平衡能力提高到一定程度时，治疗师可利用湍流或定倾中心效应对其进行干扰，如患者保持沿中线对称的漂浮位或直立站立位，治疗师通过制造湍流对其进行干扰，要求患者尽力保持不动

续表

	名称	定义/内容	举例
8	湍流滑行	进行湍流中滑行时,指导者用手在游泳者的肩部下方制造湍流并向后移动,通过湍流带动仰漂于水面的游泳者移动,指导者和游泳者之间没有任何肢体接触,运动完全通过湍流的引导来实现	滑行过程中游泳者需要有效控制不必要的身体转动,且不能做任何推进动作
9	简单前进	简单前进是指做简单的推进动作,可以是上肢、下肢或躯干的运动	水平仰卧位下,通过两手划水或腿部上下打水来向前推进
10	基础游泳动作	基本 Halliwick 动作,也称基础游泳动作,需要更为复杂的协调运动,进行简化式仰泳等动作	手臂出水、入水、抱水、划水、腿部打水和滑行等动作

掌握上述"十点程序"中的所有技能后,游泳者便可在水中获得功能独立,能够参加各种各样的水中活动,如游戏、潜水、游泳、比赛等。需要说明的是,上述十个步骤并非界限严格的独立内容,而是有所重叠;训练也无需严格按顺序进行,可根据学习者的具体情况灵活掌握,对训练内容及顺序进行个体化调整。

"Halliwick 十点程序"的主要目的是教会患者游泳。然而,对于治疗师来说,教授游泳并不是最终目的,大多数患者也对学习游泳技能不感兴趣。因此,Halliwick 技术开发出了一些实用的治疗技术,使治疗师能更好地借助水环境的特性来改善运动训练效果,称为水中特异性治疗。可与陆上物理治疗互为补充,例如,患者正在接受陆上平衡训练,在水中可以借助 Halliwick 理念的一些动作加强平衡训练效果,与陆上治疗互为促进。

总的来说,水中特异性治疗针对性更强,需要利用 Halliwick 基本原理针对具体的问题设计个体化治疗方案。在发展的过程中,水中特异性治疗借鉴了许多其他水疗技术和陆上康复理念,如 Bobath 理念、运动再学习理论、动态系统理论等。

(三)巴德拉格茨泳圈疗法

巴德拉格茨泳圈治疗技术(Bad Ragaz ring method,BRRM)是一种基于神经肌肉本体感觉促进术(PNF)的理念和技术发展而来的由患者主动参与的"一对一"水中物理治疗理念。该技术由许多结构化运动模式构成,包括被动、主动、主动辅助和抗阻动作,以协助肌肉和关节进行正常的解剖和生理运动。其治疗目标主要集中在 ICF 的身体功能水平,主要应用于早期康复,尤其是肌力较弱时。

1955 年 BRRM 起源于德国,1973 年左右成熟于瑞士的巴德拉格茨地区,完善于 2010 年左右。该技术利用水的特性,例如,如浮力的支撑效应、弓状波及拖拽效应的阻力效应,结合治疗师的手法操作,将神经肌肉本体感觉促进术这一重要的神经康复治疗技术引入水中。弓状波效应表现为在运动方向的前方压力增大,而拖拽效应发生在运动方向之后。通过调整弓状波和拖拽效应,结合治疗师的手法操作,可改变运动时的阻抗大小。

因为 BRRM 需要治疗师在水中对患者进行一对一的精确手法操作和口头指导,操作性难度较大,治疗师应在不超过自身第 9 胸椎水平的水深中进行治疗,以保证自身的稳定性。治疗时患者处于仰卧漂浮位,漂浮物的放置部位为颈部、骨盆第二骶骨以及脚踝处。常用的手法操作包括蚓状肌抓握、保持 - 放松技术、重复性收缩、动态逆转等。治疗时间通常为

15～30min/次，2～3次/周。

BRRM与PNF的主要区别在于：PNF治疗中患者躺于治疗床上，身体的稳定性更高，而BRRM治疗中借助漂浮物与治疗师来使患者保持稳定；PNF治疗中运动的阻力来源于治疗师，而BRRM治疗中阻力来源于水的流体力学性质及治疗师的手法操作；PNF的运动模式较多，BRRM因为水环境的限制，模式较少；此外，PNF中可以利用牵张反射，而BRRM中没有利用牵张反射的技术。总的来说，BRRM基于PNF，但不等于PNF。

（四）水中太极疗法

水中太极（Ai Chi）技术最早由日本人Jun Konno开发并介绍到西方，主要由一系列速度缓慢而幅度较大的动作组成，包括上肢、上肢及躯干、上下肢及躯干的模式，动作执行过程支撑面逐渐缩小，同时配合呼吸调节。Ai Chi包括单人模式和双人模式，在保健及临床领域均有应用，其主要作用是增强平衡与协调能力、促进跌倒预防和松动结缔组织等。

国内学者结合自身经验在我国传统的太极拳理论和技术基础上开发出了多种水中太极技术。临床应用时不必拘泥于某种形式或套路，可根据患者需求创造性地组合现有治疗技术，抓住太极拳的核心动作特点，设计出针对性强的水中太极康复计划。

（五）水中指压按摩技术及水中放松技术

水中指压按摩技术（Watsu）是一种在水面进行的结合了静态被动牵张和一系列被动肢体、头部及颈部运动模式的水疗技术，有助于促进患者进入深度放松状态。最初由加利福尼亚州Harbin温泉的Harold Dull在日式指压按摩的基础上发展而来，后来也应用于康复领域。

常用的水中放松技术还包括Jahara疗法，该疗法主要通过在温水中进行缓慢、连续、反复循环的运动来调节机体功能和心理状态，从而使人进入身心放松的状态。常用于压力管理、创伤应激恢复、心理康复等领域。

此类技术以被动治疗为主，除了应用于心理及精神康复领域时，如创伤性应激障碍、焦虑、抑郁的水中康复，通常只是作为主动治疗的补充，用于热身及放松。

（六）治疗性游泳

治疗性游泳是指针对功能障碍者的身体特征对常规的标准泳姿进行改进，以达到特定的治疗目标的水中康复训练方法。虽然游泳并不是康复治疗的第一目的，但是游泳本身是一种极佳的锻炼形式，因此，游泳应该是患者整体康复计划的一部分。事实上，一些有关Halliwick技术的研究发现，患者残疾程度越重，通过游泳活动获得的收益越大。

游泳不仅可以让患者维持较好的健康状况和体能水平，还可给患者及家庭带来较好的心理益处。对于功能障碍者而言，通过游泳，他们可以摆脱轮椅或其他辅助器具，不借助任何漂浮设备或其他装置，感受完全独立、自由移动、无拘无束的状态。患者也可与家人和朋友共同参加游泳活动，甚至可以与正常人同场竞技，这有助于提高患者的社会参与能力，提高生活满意度。

（七）其他水中运动疗法

水中运动疗法形式多样，除了上述方法之外，还包括各类水中器械训练以及其他类型的水中运动训练。前者包括各种安装于水疗池边或池底的中小型训练器械，如水中平板步行训练、水中功率自行车、水中股四头肌训练机、水中踝关节训练器、水中手摇车式上下肢协同训练器、水中平衡板、水中越障训练组合套件、水中上肢功能训练器等；后者包括水中瑜伽、水中普拉提、水中健身操、水中多感官治疗等技术方法。

五、评定方法

进行水中运动治疗时,科学规范的康复评定是发现功能障碍、制订康复目标、制订康复计划、评价疗效进展的基础。水中运动的危险因素评价与浴疗法基本相同。在常规陆上评定之外,进行针对性的规范化水中功能评价非常关键,因而,能够有效评价水中心理适应及功能状态的量表十分重要。

目前,国际上尚未建立水中功能评定方面的"金标准",日常应用的一些分级标准或评定工具大都没有进行过严格的信度和效度检验。在水中独立性测试量表(aquatic independence measure,AIM)、游泳独立性测试量表(swimming with independence measure,S.W.I.M)、Humphries 水中敏捷性评定(Humphries assesment of aquatic readiness,HAAR)、基于 ICF 与 Halliwick 理念的水疗评定等量表中,Alyn 水中适应性测试量表(water orientation test of Alyn,WOTA)信度和效度较高。

(一) Alyn 水中适应性测试量表

Alyn 水中适应性测试量表由以色列耶路撒冷 Alyn 医院(Alyn Hospital)的物理治疗师 Ruthy Tirosh 于 1999 年基于 Halliwick 理念开发而成,分两个版本——WOTA1 和 WOTA2,其中,WOTA2 适用于能够理解并执行简单口令的患者,而 WOTA1 专为无法听从口头指令的儿童设计,适用于 4 岁以下及存在认知障碍或严重运动障碍的 8 岁以下儿童。WOTA 量表可以较好地评价游泳者在泳池中的心理适应和功能状况,能够客观追踪游泳者的进展并辅助设定治疗目标。当不确定该用哪张量表时,推荐同时使用 WOTA1 和 WOTA2 进行评定。WOTA1 侧重于评价基本能力,而 WOTA2 则侧重于评价更具挑战性的高级能力。

WOTA 评价结果对于制订康复目标和计划非常重要,一般认为,如果心理适应较差,治疗目标应集中于心理适应和呼吸控制;如果心理适应一般,治疗目标应集中于心理适应加强和水中技能训练;如果心理适应很好,则应根据治疗重点进行技能提升训练。总之,WOTA 量表对于临床决策的指导价值较高,实用性较强。

1. WOTA1 WOTA1 中文版共包括 13 项,每项得分范围 1~4 分,量表内容及具体评分标准见表 10-4。利用 WOTA1 进行评定时需要注意:①评定顺序方面,第 1 项"一般适应"应放在最后评定,其他项目推荐依次进行。②打分存疑时,给予较低分。③每项评定都应始于最大辅助,根据游泳者的能力逐渐减少辅助的程度。④推荐在第 2 节或第 3 节水疗课时进行评价,整套评价耗时约 15min。⑤除给出得分外,还应在表格中记下动作完成质量。⑥评价完成后计算总分及百分制总分,百分制总分 = 得分 / 满分 ×100。⑦开始治疗可每周评价一次,后期可几个月评价一次。

2. WOTA2 WOTA2 中文版共有两个领域 27 个条目,满分为 81 分。两个领域为心理适应和水中技能(包括平衡和运动控制),满分分别为 39 分和 42 分。WOTA2 量表的结构及条目分值详见表 10-5。量表各个条目的评分标准分为 A、B、C、D 四类(表 10-6)。对于 B、C、D 三部分的条目,得分为 0 分为以下两种情况:①无法评定,记为"×",这意味着游泳者目前因为身体残疾不能执行此项任务,而且,短期内完成该项任务的可能性非常小。例如,完全瘫痪者无法走着或跳着穿过泳池、留置气管插管者不能将面部浸入水中。②无法执行,记为"0",这表明评定时游泳者是因为任务难度过大、缺少启动支持或心理适应较差而不能完成任务,但在未来有可能完成。评价结束时,将各个单项得分加起来算出总分,同时计算

百分制得分,计算公式如下:

$$百分制总分 = \frac{总分}{81 - 3 \times 评分为"X"的项目个数} \times 100$$

表 10-4 Alyn 水中适应性量表 1

项目	分级
1 一般适应	4. 欣然进入泳池
	3. 稍有迟疑或态度淡漠
	2. 害怕,紧贴指导者,可能会间歇恢复平静
	1. 哭泣,抗拒
2 从池边进入泳池: 面朝水面坐着	4. 独立(双臂前伸,头部跟随)
	3. 指导者只在手部给予支持,双肘不屈曲
	2. 指导者在前臂或上肢给予支持,或在手部给予支持但双肘屈曲
	1. 指导者在躯干处给予支持
3 离开泳池到池边: 在非站立位下握住池边 通过双手推举抬升身 体,转身并坐下	4. 独立完成,抬升自身并正确地坐下
	3. 爬出水面,无需支持,但不能独立坐下
	2. 可以启动,爬出水面,需要辅助(坐下时需要 / 不需要辅助)
	1. 不能启动和 / 或因为虚弱不能执行
4 在水中吹气泡	4. 经鼻吹气泡
	3. 经口吹气泡
	2. 能将口浸入水中不能吹气泡但也不会呛水
	1. 呛水或抗拒或无法启动或存在将口浸入水中的禁忌证
5 在指导者的帮助下侧卧 漂浮: 指导者面对游泳者,握 住躯干上部的侧面 指令:将耳朵没入水中 并侧躺着	4. 在以下部位的侧面提供支持:骨盆 / 腰部 / 躯干上部——启动漂浮(耳 朵没入水下)并回到垂直位
	3. 因虚弱不能启动或漂浮或恢复,但在全力支持下不抗拒漂浮
	2. 轻度抗拒,可以执行侧屈,耳朵在水下
	1. 极度抗拒,可以执行侧屈,但拒绝将耳朵放入水中
6 在指导者的帮助下仰卧 漂浮: 指导者面对游泳者,握 住躯干上部的两侧 指令:向后躺下去	4. 在以下部位的侧面提供支持:骨盆 / 腰部 / 躯干上部——启动漂浮,放 松,回到垂直位
	3. 因虚弱不能启动或漂浮或恢复,但在全力支持下不抗拒漂浮
	2. 轻度抗拒,双耳浸于水中,不够放松并试图站起
	1. 极度抗拒,不将双耳浸于水中,屈曲头部 / 骨盆 / 躯干(试图站起)
7 溅水	4. 用双手和 / 或双腿,水花溅到面部时不畏缩
	3. 小心翼翼地溅水,水花溅到面部时畏缩
	2. 不溅水,对水没感觉
	1. 不能执行
8 浸没 将头部或面部浸入水中	4. 潜入深处捡起物体并自己站起来(在 / 不在治疗师的帮助下)
	3. 能将脸浸入水中并控制呼吸,无支持下在水中保持一小段时间(1~2s)
	2. 不抗拒或能够启动将脸移向水面的动作,呼吸控制不充分
	1. 拒绝将脸移向水中或存在头部浸入水中的禁忌证
9 短臂或长臂抓握 保持直立位置 10s	4. 能够,在手部下提供支持,双臂向前或向侧方伸直
	3. 能够,在前臂下及手部提供支持,或在手部提供支持,双臂屈曲
	2. 能够,在整个胳膊下提供支持
	1. 不能,双肩下垂和 / 或缺少头部控制和 / 或恐惧脱离

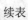

续表

项目	分级
10 利用双手沿着池边前进 双脚不能着地。沿着墙壁移动 1.5m	4. 能够,无需支持 3. 能够,启动时需要在手部及躯干处给予支持。不需帮助便可抓住池边 2. 能够,启动时需要在手部及躯干处给予支持。不施加帮助时不能抓住池边 1. 不能启动动作或不能从墙壁脱离
11 站于水中 水深齐胸	4. 能够长时间站立/行走(在监督下) 3. 能够站立/行走 10s 左右,然后倒下 2. 扶扶手和/或指导者在双手处给予支持 1. 指导者在躯干处给予支持,或不能站立
12 握住绳索 水深齐胸	4. 通过双手交替运动前进或侧向前进 1m 3. 摇摆时双手抓握——10s,仰卧漂浮位或直立位 2. 摇摆时需要在躯干侧面给予支持——10s 1. 不能握住绳索:不能或者无法启动
13 坐于水中 在指导者的大腿上,下颌在水下,10s	4. 需要在骨盆处给予轻度支持 3. 需要在腰部给予轻度支持 2. 需要在躯干上部侧面给予轻度支持 1. 拒绝脱离,紧贴指导者或需要在躯干上部侧面给予全力支持
总分	
百分制总分	

表 10-5 WOTA2 量表的结构及各领域/条目的分值分布

领域/条目	分值分布	评分类型
心理适应	0~39	
1 对水的一般心理适应	0, 1, 2, 3	A
2 经口吹气泡	×, 0, 1, 2, 3	B
3 经鼻吹气泡	×, 0, 1, 2, 3	B
4 头面部浸于水中吹气泡	×, 0, 1, 2, 3	B
5 移动时有节奏地呼气	×, 0, 1, 2, 3	B
6 口鼻交替呼气	×, 0, 1, 2, 3	B
7 入水	×, 0, 1, 2, 3	C
8 出水	×, 0, 1, 2, 3	C
9 椅状(盒状)姿势	×, 0, 1, 2, 3	C
10 双手扶池边前行	×, 0, 1, 2, 3	C
11 走着穿过泳池	×, 0, 1, 2, 3	C
12 跳着穿过泳池	×, 0, 1, 2, 3	C
13 钻入和跳出水中	×, 0, 1, 2, 3	C
水中技能——平衡和运动控制	0~42	
14 改变体位从站立位到仰卧漂浮位	×, 0, 1, 2, 3	C
15 静态仰卧漂浮 5s	×, 0, 1, 2, 3	C

续表

	领域 / 条目	分值分布	评分类型
16	改变体位从仰卧漂浮位到站立位	×, 0, 1, 2, 3	C
17	俯卧滑行 5s	×, 0, 1, 2, 3	C
18	改变体位从俯卧漂浮位到站立位	×, 0, 1, 2, 3	C
19	右侧长轴旋转	×, 0, 1, 2, 3	C
20	左侧长轴旋转	×, 0, 1, 2, 3	C
21	联合旋转（站立到俯卧到仰卧）	×, 0, 1, 2, 3	C
22	联合旋转（仰卧到俯卧到站立）	×, 0, 1, 2, 3	C
23	潜入水下	×, 0, 1, 2, 3	C
24	仰卧简单推进	×, 0, 1, 2, 3	D
25	自由泳	×, 0, 1, 2, 3	D
26	仰泳	×, 0, 1, 2, 3	D
27	蛙泳	×, 0, 1, 2, 3	D
	总分	0~81	
	百分制总分	0~100	

表 10-6　WOTA2 量表各部分的评分标准

评分类型	评定内容	项目编号	分值分布	评分标准
A	整体适应	1	0	害怕，哭泣，抗拒
			1	漠不关心
			2	稍有迟疑，部分享受
			3	高兴，放松，溅水
B	呼吸控制	2~6	×	因身体残疾无法评定
			0	不执行或看起来能够完成但不配合
			1	低质量表现
			2	中质量表现
			3	高质量表现
C	水中活动	7~23	×	因身体残疾无法评定
			0	不执行或看起来能够完成但不配合
			1	在指导者的完全支持下完成任务
			2	在指导者的部分支持下完成任务
			3	独立完成任务，无需指导者的支持
D	游泳推进	24~27	×	无法评定
			0	不执行
			1	游进 20m，中途停下来休息 3~7 次
			2	游进 20m，中途停下来休息 1~2 次
			3	连续游进 20m，中途无停下来休息

（二）水中独立性测试量表

水中独立性测试量表（aquatic independence measure，AIM）共 22 项，可用于评价水中适应性及初级游泳能力，量表条目见表 10-7。评分标准为：0 分，无法启动动作；1 分，部分完成任务或心情不安地完成任务；2 分，完成任务时全程需要指导员辅助；3 分，不需要他人帮助便能完成任务或者在辅助器具的帮助下完成任务；4 分，完全独立完成任务，无需辅助器具的帮助。

表 10-7　水中独立性测试量表

	项目	得分	注释
1	入水至一个安全的位置		
2	握住泳池侧面的扶手，不接触池底		
3	一只手扶着泳池侧面的扶手在浅水区步行		
4	走着穿过泳池（3m 长）		
5	向水中吹气（吹气泡），连续执行 5 次		
6	将整个面部浸入水中，不扶池壁的扶手		
7	保持静态仰卧漂浮		
8	保持静态俯卧漂浮		
9	在俯卧位握住个漂浮器材，双腿执行 3～4 次推进动作		
10	在仰卧位握住一个漂浮器材，双腿执行 3～4 次推进动作		
11	从俯卧漂浮位旋转至站立位（5s）		
12	从仰卧漂浮位转换到独立的站立位或垂直位		
13	从站立位或独立位转换到仰卧漂浮位		
14	从站立位或独立位转换到俯卧漂浮位		
15	从坐位跳入泳池并在水中获得一个安全的位置		
16	从池底取回一个物体（1m 深）		
17	在水中安全而独立地前进，双脚不接触池底		
18	出水		
19	从俯卧位旋转至仰卧位		
20	从仰卧位旋转至俯卧位		
21	在深水区前进，执行爬泳或反蛙泳		
22	在深水区前进，执行典型泳姿或反蛙泳		
	总分		

（三）Halliwick 能力水平分级

进行水中运动治疗时，国际上经常采用 Halliwick 能力水平分组对患者进行评定及分级管理。根据患者能力从低到高分配红、黄、绿三种颜色的标志物，如泳衣、泳帽、袖标等，通过颜色提示患者的功能水平以及所需监护的水平。其中，一级水平（红色标志）表示患者正在进行适应水性、心理调适和呼吸控制等训练，监护需求较高；二级水平（黄色标志）表示患者正在进行平衡控制、姿势保持、旋转控制，如横向旋转控制、矢状旋转控制、长轴旋转控制等训练，监护需求中等；三级水平（绿色标志）表示患者正在进行水中运动、简单前进、游泳潜水等训练，监护需求较低（表 10-8）。

表 10-8 Halliwick 能力水平分级

能力分级	颜色标志	训练内容	监护需求
一级	红色	适应水性、心理调适、呼吸控制等	高
二级	黄色	平衡控制、姿势保持、旋转控制(各个方向)等	中
三级	绿色	简单前进、游泳、潜水等水中运动	低

(四)其他

其他水中评定方法要么使用较少,要么尚处于开发阶段,此处不做详细介绍。

六、康复计划

(一)临床推理

水中运动疗法的诊疗流程与浴疗法基本相同(图 10-6)。在评价环节,水中运动疗法通常需要进行水疗特有的康复评价,如 WOTA 或 AIM。在为患者制订水中运动康复计划时,推荐使用 SOAPIER 框架进行临床推理,即主观(subjective)、客观(objective)、分析(analysis)、计划(plan)、干预(intervention)、评估(evaluation)、修正(review)。

(二)运动处方

水中运动处方的四个主要要素:运动种类、运动强度、运动时间和运动频率。其中,运动强度是运动处方的核心,直接关系到患者运动的安全性和临床效果。常用的运动强度参考指标及方法有四种:心率法、峰值耗氧量相关方法、无氧阈值法以及 Borg 自感劳累分级评分。Borg 自感劳累分级评分(Borg rating perceived exertion scale,RPE)能够较好地表达受试者感觉的耐受能力并且操作方便,是进行水中运动治疗师时判断运动强度的最佳选择。Borg 自感劳累分级见表 10-9,根据分值,可以估算出对应的心率(相应心率 = Borg 分值 ×10),需要注意的是,大多数情况下,水中运动的心率增加幅度低于陆上。

表 10-9 Borg 自感劳累分级

分值	疲劳感觉	相应心率
6	没有	60
7	非常轻松	70
8		80
9	很轻松	90
10		100
11	轻松	110
12		120
13	稍微费力(稍累)	130
14	费力(累)	140
15		150
16	很费力(很累)	160
17		170
18	非常费力(非常累)	180
19		190
20		200

典型的水中运动康复课程包括热身阶段、主训练阶段和整理阶段三个部分（图10-8）。具体如下：

1. 热身活动阶段 目的是预热（warm-up）并做好准备活动，让肌肉、关节、韧带和心血管系统逐步适应训练期的运动应激。此阶段运动强度较小，运动方式包括牵伸运动及大肌群活动，要确保全身主要关节和肌肉都有所活动。一般采用水中医疗体操、水中太极、水中牵张训练等，也可附加低强度水中步行训练或其他低水平的有氧运动，持续5~15min。

2. 主体训练阶段（main exercise） 指达到靶训练强度的活动，包含有氧训练、抗阻训练、柔韧性训练、敏捷性训练、平衡与协调训练等，一般持续30~45min。

3. 整理活动阶段 主要目的是冷却（cold down）和放松，即让高度兴奋的心血管应激逐步降低，适应运动停止后的血流动力学改变。充分的准备与整理活动是防止训练意外的重要环节（训练过程中心血管意外75%均发生在这两个时期），对预防运动损伤也有积极的作用。时间5~15min。

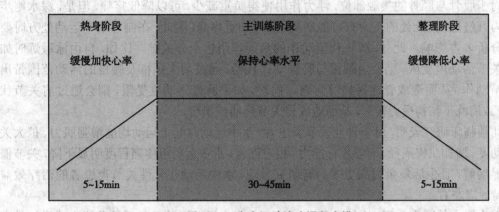

图10-8 水中运动治疗课程安排

若患者在测试及训练过程中出现以下情况，应该立即暂停或中止水中运动训练：①明显胸闷、心悸或心前区痛；②严重心理障碍，极度抗拒治疗；③严重呼吸困难；④头晕、面色苍白或发绀；⑤血压波动超过180/120mmHg或低于90/50mmHg；⑥严重心律失常等。

（三）治疗记录

进行水中运动治疗时，要严格记录患者的基本信息、病历摘要、体格检查、实验室检查（如输血前八项检查结果），尤其要重视康复评价（陆上和水中）结果、康复目标、康复计划、治疗记录和疗效总结，最好使用标准化的记录表格（参照SOAP格式）。治疗记录中还应包括风险因素筛查与评估、突发情况、不良反应等内容。

七、临床应用

（一）在骨科康复中的应用

水中运动疗法应用于运动损伤及骨科康复时具有以下优势：浮力可提供比例可调的减重效应；黏滞阻力可提供大小可变的运动阻力；温热、静水压、水流刺激等因素可以有效缓解疼痛、水肿、粘连等影响主动运动的限制因素；不同于其他热疗形式，水环境不会因绑带、加压等限制关节运动范围。综合上述优势，水中运动疗法有助于骨科康复的早期介入，并可尽快进行功能性训练。

通过调整浮力大小，可以进行分级训练。调节浮力有两种方式，一种是调节水深，增大水深可以增大浮力，另一种是通过浮条、臂环、浮板等浮力器材增大浮力。例如，人体处于水环境中，可以减少维持直立位所需的肌肉做功，从而放松相关肌肉，缓解疼痛。通过浮力器材增大浮力可以强化这种效应，例如，腰椎间盘突出压迫神经者，可以通过悬浮于水中，减少脊柱的负重，放松椎旁肌肉，缓解疼痛症状。

黏滞阻力的大小取决于人体在水中的相对运动速度，通过加快肢体运动或提高整体水流速度，可以增大阻力，反之亦然。水流冲击带来的力量，如果与运动方向相反，则为阻力；相同，则为助力；速度越大，力量越大。

制订骨科水中运动计划时要注意到水下的运动力学与陆上有所不同，同样的运动形式，水陆两种环境下的肌肉激活模式有所不同。以跑步为例，在陆上或浅水区跑步时，运动形式为闭链运动，而佩戴浮力腰围或泳圈进行脚不着地的深水跑步时，运动形式则为开链运动。对于股骨与胫骨的接触部位，浮力作用使得负重减少，可以降低疼痛，但是，深水跑步时变为开链运动，此处的压力有可能增高，从而加重疼痛，因此，在制订水中运动处方时要综合分析多方影响。此外，防止代偿动作的负面作用也十分关键。比如，自由泳锻炼时如果肩关节活动度受限，则会由颈椎与腰椎动作代偿，通过增大颈椎及腰椎的活动范围带出肩关节动作，从而造成脊柱疼痛等问题。同理，如果胸椎活动度受限，则会通过肩关节代偿，导致肩峰下结构受力较大，从而造成肩关节疼痛或损伤。

几项临床研究表明，对于骨性关节炎患者，水中运动与陆上运动均能增强肌力、扩大关节活动度、增加肌肉周径、改善步行能力，相对而言，水中运动组疼痛程度明显下降，关节僵硬明显缓解，且生活质量提高更多。有研究发现，水中运动在骨性关节炎患者的治疗效益可维持6周左右。

因为浮力的减重效应，长久以来，一直认为，水中运动无益于延缓骨质流失或增加骨密度。不过，有研究表明，水中运动可以减少绝经后女性腰椎骨密度流失，增加跟骨的骨密度。另有研究显示，通过12个月的水中运动，患者椎骨密度减少，股骨密度维持不变，但水中运动对于患者的心肺体适能和心理状态有正向影响。整体而言，水中运动对于骨质疏松患者有积极的正面作用，尤其对于跌倒风险大者，水环境是一个比陆上环境安全得多的训练场所，有助于避免因跌倒造成股骨颈骨折等严重后果。在延缓骨质流失或增大骨密度方面，水中运动不如同等强度的陆上承重运动，但是，也有一定的效果，且安全性更高。

水中运动疗法可用于骨折术后、关节置换术后、纤维肌痛、脊柱侧弯、关节炎、下腰痛等疾病的康复治疗中。

（二）在神经康复中的应用

水中运动疗法很早就应用于下运动神经元损伤的康复治疗，如周围神经损伤、脊髓灰质炎、吉兰 - 巴雷综合征等下运动神经元损伤，并取得了满意的疗效。然而，上运动神经元损伤患者，如脑卒中、脑外伤等，在水中治疗方面存在一定争议。支持者认为，水环境可以加强感觉输入、提供减重效应、减少跌倒风险、形成安全环境，容易诱发无力的肌肉产生动作，增大运动幅度（敢于去动）、增强功能活动能力。此外，神经康复需要早期、主动、持续地在具有挑战性的环境中进行康复训练，而水疗池正好是这样的一种丰富环境。反对者则认为，患者进入水环境中变得不稳定，容易诱发联合反应和共同运动。另外，澳大利亚的一些支持运动再学习理论的物理治疗师认为，运动再学习的核心在于再训练肌肉进行会在正常日常生活活动中用到的精确动作，而泳池或水疗池不是日常环境，且在水中肌肉活动模式有异于陆上，因此不建议上运动神经元损伤患者在水中进行治疗。目前，支持将水中运动疗法应用于神经康复的观点占上风。例如，荷兰脑卒中康复指南指出，水中运动能够增强慢性期脑卒中患者患侧下肢肌力，推荐在脑卒中的治疗方案中纳入水中运动治疗。加拿大文献指出，水中训练适合于重度肥胖及严重关节炎的脑卒中患者。欧洲帕金森病康复指南推荐治疗师监督下的水中运动训练。

水中运动疗法应用于上运动神经元损伤患者时，借鉴了许多神经发育学的理论和技术，例如，受过 Bobath 训练的治疗师会对抑制反射模式、牵张、肌张力正常化、易化、平衡反应等概念感到熟悉，学习过 Halliwick 技术的治疗师很容易体会到这两种技术的相似之处，同时，Halliwick 技术也借鉴了许多引导式教育的理念和技术。又如，BRRM 借鉴了 PNF 的技术的特点，通过口头指令和触觉诱发患者执行正常的动作与顺序。

Mehrholz 等的 Meta 分析表明，水中运动在改善脑卒中患者日常生活活动能力（ADL）和肌力恢复方面效果显著，但步行能力、姿势平衡和整体健康方面无显著提高。Paizan 等的研究表明，传统陆上运动疗法联合水中运动疗法有助于提高脑卒中患者的功能活动水平及ADL。

Loureiro 等利用 Halliwick 技术对 7 例处于 Hoehn-Yahr 分级Ⅱ期的帕金森病患者进行治疗，每次治疗 30min，共 10 次。结果发现，患者的纵向旋转能力显著提高，同时患者的训练动机和兴趣增强。Vivas 等的研究发现，与常规陆上康复相比，以 Halliwick 技术为主的水中运动疗法在改善帕金森病患者姿势稳定性及姿势控制方面效果更佳。

Silva 等将 16 例脊髓损伤患者分为 2 组，实验组进行为期 4 个月、每周 2 次的游泳训练，实验前后使用功能独立性量表（FIM）进行评定。结果显示，实验组在转移、整体运动得分和总分方面提高更大，提示游泳是一种改善身体状态和功能活动能力的有效方法。另一项研究研究了脊髓损伤患者的痉挛，结果发现，被动 ROM 训练结合水中运动，能够大幅缓解痉挛并减少抗痉挛药的使用，并提高功能独立性。

一项关于脑外伤的研究发现，与对照组相比，水中运动有助于改善心血管耐力、身体成分、肌力、肌耐力及柔韧性，此外，患者的日常生活能力和执行功能也有所改善。Broach 与Dattilo 的研究显示，水中运动有助于提升多发性硬化患者的运动表现，如粗大动作、上下楼梯、踏车等。

（三）在儿童康复中的应用

除了水疗的常规治疗效应之外，水中运动应用于儿童康复的最大优势在于其趣味性，游泳、水中游戏以及水疗中用的各种充气玩具等，使得康复训练的趣味性增强，深受儿童喜爱，参与的积极性大幅提高。儿童水中运动治疗中经常加入引导式教育、运动再学习以及感觉统合治疗等技术。

Getz 等的 Meta 分析显示，水疗干预对运动神经或神经肌肉损伤患儿有一定疗效，在功能和活动水平方面均有提高。Dimitrijević 等研究发现，以 Halliwick 理念为主的水疗干预有助于提高脑瘫患儿的陆上和水中粗大运动能力。国内李初阳等报道，在常规康复的基础之上，利用 Halliwick 技术练习游泳对于改善学龄期脑瘫儿童的运动功能，尤其是平衡和协调功能有一定的作用。侯晓晖等研究发现，常规康复疗法结合 Halliwick 技术能明显改善痉挛型脑瘫儿童的步态功能，提示 Halliwick 技术是学龄期痉挛型脑瘫儿童康复的一种有效方法和手段。

Bumin 等报道 1 例利用 Halliwck 技术治疗 Rett 综合征患儿的个案，经过 8 周的治疗后，患者的刻板运动减少，摄食行为和手功能显著改善，步行时的平衡功能有所改善。Dornelas 等利用 Halliwick 等水疗技术治疗 Jarcho-Levin 综合征患儿，结果显示，经过 4 个月的治疗，患者的关节活动度、肌力、日常生活能力等有所提高。

水中运动疗法也应用于孤独症、广泛性发育障碍、唐氏综合征等疾病的康复治疗中。

（四）在心肺康复中的应用

水中运动可以增强心肺功能，可用于进行体能训练，尤其适用于关节炎、骨科术后以及关节不稳定的患者，因为此类患者在陆上运动时会因为关节承重能力受限而限制运动。

水疗应用于心脏疾病的康复中已有较长的历史，但相关的临床证据还相对缺乏，最近有一些证据支持水疗在心脏康复中的作用。例如，Adsett 等进行了一项水疗对稳定性心力衰竭的疗效分析的 Mete 分析，对 2014 年之前发表的相关临床试验（8 项研究，共 156 例患者）进行了系统分析，得出结论：对于稳定性心力衰竭患者，尤其是对于因各种原因无法参加陆上康复训练的患者，水中运动可能是一种安全而有效的替代，有助于提高肌力、增加步行距离、改善生活质量。又如，Chu 等对脑卒中患者进行为期 8 周的水中运动训练，结果显示，与同等运动量的对照组相比，实验组的心肺功能康复改善更多，同时，其最大运动负荷量及患侧下肢肌力改善也较多。该研究提出，水中运动疗法作为一种新的运动方式，有希望成为心脏康复运动处方中的新突破。心脏康复的具体训练内容，应该根据患者的具体病情而定，常用的水疗治疗技术，均可用于心脏康复。国外学者 Luis G.Vargas 经过研究，将心脏水疗康复方案分为三个水平，相对而言较为合理，临床工作中可以参考（表 10-10）。

水中运动疗法也对慢性阻塞性肺疾病等呼吸功能障碍患者有益。有两项研究显示，坚持水中运动 1 个月，可以减少 COPD 患者的静息心率，增大最大摄氧量、最大心率和工作能力，提高呼吸功能。水中运动适用于因运动诱发气喘的患者，因为水环境更为湿润，研究显示，游泳训练有助于缓解儿童的气喘症状并提高其心肺体适能。一种较新的水中运动方式是，浸泡于水中并向水中呼气，可以增加心排血量，并减少肺气肿患者静息状态下的左心室终端舒张和收缩容积。也造成第一秒用力呼气量（EEV_1）和用力肺活量（FVC）的比例增加，并减少 $PaCO_2$，显示这种运动有助于改善肺气肿患者的呼吸和心脏功能。

（五）在老年康复中的应用

研究显示，水中运动可以改善老年人的肌力、平衡能力、功能活动能力及生活质量。老年人常常合并周身疼痛、平衡较差、反应较慢、力量较弱等问题，在水中进行运动，温热可以缓解疼痛，促进疲劳恢复恢复，浮力可以降低跌倒风险，同时，水的阻力能够以柔和的方式作用于肢体，减少运动损伤的发生率，因此，相对而言，老年人进行水中康复锻炼较为安全、舒适、有效。

（六）在疼痛康复中的应用

水疗在缓解疼痛方面疗效独特，因此常用于骨关节炎、纤维肌痛、下腰痛、复杂性局部疼痛综合征、肩手综合征等疾病的康复治疗。根据疼痛的闸门控制理论，增强外周机械刺激，限制脊髓层级的疼痛传导，可以调控疼痛感受。因此，以缓解疼痛为治疗目的时，应该使用强刺激，如冷热交替、高温及强力扰动；冷有助于减轻急性炎症，缓解疼痛。在水中运

表 10-10 Vargas 水中心脏康复方案

活动水平	动作组合	动作
I 级水平 仰卧位活动 起始位置：患者佩戴颈圈， 浮力腰围与踝部浮漂，仰 卧于水面	动作顺序 I A	双膝屈曲弯向胸部 单膝屈曲弯向胸部 双侧髋关节外展 交替双侧上肢举过头顶后伸 交替双侧上肢过顶前伸 反蛙泳上下肢划水动作
	动作顺序 I B	单侧髋关节和肩关节内收外展 躯干侧屈（摸对侧膝盖） 需佩戴颈圈加漂浮腰围
	动作顺序 I C	BRRC 躯干模式 BRRM 上肢模式
II 级水平 起始位置：站立	动作顺序 II A	向前走四步，侧方走四步，向后走四步 单侧髋关节画圆 单侧髋关节外展 - 内收 单侧下肢画 8 字 单侧髋关节活动
	动作顺序 II B	水平握住浮板，下压，放松 垂直握住浮板，旋转躯干，放松 左右交替
	动作顺序 II C	双手垂直握住哑铃，肘关节稍微屈曲，一脚向前，前后站立 肩关从水面向下压 下压并过伸肩关节，肘关节屈曲 90°
	动作顺序 II D	在剑突水平的水中，摆臂前行 在胸骨中部水平的水中，摆臂前行 前行过程中双侧肩关节屈曲伸展
	动作顺序 II E	上跳 绕圈 水中排球
	动作顺序 II F	水中慢跑 水中慢跑，可在踝部增加配重物
III 级水平 活动：游泳	动作顺序 III A	改良蛙泳，头处于中立位
	动作顺序 III B	游泳，如有需要，加漂浮物

动时，减重效应使关节承重减小，有助于缓解疼痛。通过特定的动作，也可以控制疼痛，例如，有人将筋膜理论及麦肯基技术应用于水中运动治疗，以加强缓解疼痛的治疗效果。另外，水疗有助于延长睡眠时间，改善睡眠质量，助于缓解因疼痛造成的失眠症状。

Olson 等的系统性综述表明，水中运动疗法是治疗下背痛的一种有效方法，有助于减轻疼痛症状并改善患者的功能能力，提高其生活质量。Waller 等的系统性综述得出类似的结果，支持水中运动疗法有助于缓解下背痛症状的观点。Waller 等特别关注到水中运动疗法对妊娠期下背痛的影响，认为水中运动疗法对下背痛孕妇有着独到的疗效。Konlian 等的研究表明，水中运动有助于缓解下腰痛患者的疼痛症状，促进功能恢复。目前尚无证据支持水中运动疗法优于其他的保守治疗，鉴于下背痛的复杂性及治疗方法的多样性，推荐在常规保守治疗无效时尝试水中运动疗法。目前，针对脊柱问题已经开发出了一系列水中特有的脊柱松动术，可综合利用手法、湍流拖拽、漂浮器械等进行脊柱松动。这些技术可与其他水中运动治疗技术联合使用，如 BRRM、水中脊柱操、牵张、放松及水中筋膜手法治疗。

对于纤维肌痛患者，除了运动治疗带来的一般益处，水中运动可以有效缓解疼痛。一项随机对照实验显示，对于久坐不动的纤维肌痛妇女，经过 15 周的水中和陆上跑步训练，两组患者的有氧运动能力，心肺体适能都有所提高，疼痛也都有所缓解，相对而言，水中运动组的心理效益更大，心理状态改善更多，抑郁症状缓解。另有研究也显示，水中运动可以有效改善纤维肌痛患者的症状，并可持续 6~24 个月。

（七）在孕产康复中的应用

多项研究支持妊娠期的水中运动，因为类似的运动在水中进行时关节负重更小，同时，浸于水中有助于控制周围水肿、减少心率、血压；大池水温通常较低，有助于散热，防止体温上升。研究发现，与对照组相比，连续 6 周、每周 3 次、每次 1h 的水中运动，能够减少身体不适、增加活动和身体认知并促进健康行为。美国妇产学会建议怀孕期间心率保持在 140 次 /min 以下。由于水中运动心率更低，孕妇能以更高程度的自觉疲劳度和代谢速率来进行水中运动，而比陆上运动更易保持在安全范围内。也有研究表明，浸泡在水中可使孕妇的血压轻度下降，出水后 10min 仍能维持这种降压效果。相比于陆上运动，水中运动引起胎儿心动过速的概率较低。在静水压的压迫效应和利尿作用下，有助于缓解水肿。

另外，Mari 等调查了水中运动疗法对妊娠期下背痛的影响，随机将 129 名孕妇分入实验组，另 129 名孕妇分入对照组，实验组孕妇接受每周一次的水中运动训练。结果显示，水中运动组的孕妇下背痛强度低于对照组，且其休假时间更短。这表明，孕妇进行水中运动训练没有额外的风险，水中运动训练有助于缓解妊娠期下背痛，并且减少妊娠相关的离岗时间。Granath 等的研究表明，相比于陆上治疗，水中运动疗法在缓解妊娠期下背痛及减少妊娠相关的离岗时间方面疗效更佳。

（八）在精神心理康复中的应用

水中运动疗法也用于精神康复领域，如焦虑、抑郁等情绪障碍以及孤独症等行为障碍，有时也会与特定形式的浴疗法结合使用，如苏格兰水柱冲击式浴疗法，即是用 38~43℃和 16~27℃的水交替冲淋背部以达到调节情绪的作用。

（九）其他

水中运动疗法在运动员体能训练领域应用较多，也常用于养生保健、心理调适以及儿童早教等领域。

八、注意事项

（一）水质管理

运动水疗池体积较大，蓄水量较多，换水周期较长，因此，水质管理尤为重要。建议持续打开循环过滤消毒系统，合理使用澄清剂及消毒剂，并监测相关水质指标。建议每天观测透明度、pH、颗粒物等指标，每月测量两次总盐度和钙离子浓度，定期监测大肠杆菌、铜绿假单胞菌、梨形鞭毛虫、葡萄球菌等细菌的含量。

目前，国内行政管理部门尚未制定康复水疗池水质标准，可参考《游泳池水质标准》。根据中华人民共和国住房和城乡建设部 2016 年 6 月 14 日发布的《CJ/T 244—2016 游泳池水质标准》，游泳池池水水质常规检验项目及限值见表 10-11，游泳池池水水质非常规检验项目及限值见表 10-12。

表 10-11 游泳池池水水质常规检验项目及限值

序号	项目	限值
1	浑浊度（散射浊度计单位）(NTU)	≤0.5
2	pH	7.2～7.8
3	尿素(mg/L)	≤3.5
4	菌落总数(CFU/ml)	≤100
5	总大肠菌群(MPN/100ml 或 CFU/100ml)	不应检出
6	水温(℃)	20～30
7	游离性余氯(mg/L)	0.3～1.0
8	化学性余氯(mg/L)	<0.4
9	氰尿酸 $C_3H_3N_3O_3$（使用含氰尿酸的氯化合物消毒时）(mg/L)	<30（室内池） <100（室外池和紫外消毒）
10	臭氧（采用臭氧消毒时）(mg/m^3)	<0.2（水面上 20cm 空气中） <0.05mg/L（池水中）
11	过氧化氢(mg/L)	60～100
12	氧化还原电位(mV)	≥700（采用氯和臭氧消毒时） 200～300（采用过氧化氢消毒时）

注：第 7～12 项为根据所使用的消毒剂确定的检测项目及限值

表 10-12 游泳池池水水质非常规检验项目及限值

序号	项目	限值
1	三氯甲烷(mg/L)	≤100
2	贾第鞭毛虫（个/10L）	不应检出
3	隐孢子虫（个/10L）	不应检出
4	三氯化氮（加氯消毒时测定）(mg/m^3)	<0.5（水面上 30cm 空气中）
5	异养菌(CFU/ml)	≤200
6	嗜肺军团菌(CFU/200ml)	不应检出
7	总碱度（以 $CaCO_3$ 计）(mg/L)	60～180
8	钙硬度（以 $CaCO_3$ 计）(mg/L)	<450
9	溶解性总固体(mg/L)	与原水相比，增量不大于 1 000

（二）危险防控

1. 水疗工作人员应掌握心肺复苏技术（cardiopulmonary resuscitation，CPR），最好配备救生员，或者员工中有人具有救生员资质。

2. 水池周边设有急救区域，配有急救设备及急救箱，包括救生拐杖、救生衣、救生绳、救生床或担架、毛毯和剪刀等，定期培训与练习。

3. 泳池周边需要护栏阻隔，以防意外落水等安全事故发生，同时，应在池边显眼处贴上水深标示、注意事项、紧急联系电话等信息。

4. 做好溺水、癫痫发作、磕碰跌倒、火灾、触电、停水、停电、水质异常等突发情况下的紧急预案并定期演练，与临床科室及后勤部门形成联动机制。

5. 除了水中治疗师外，岸上治疗师应加强池边巡视，最好能对患者进行分级管理，重点关注监护需求高的患者，尤其是自我训练或集体治疗的患者。

6. 除了泳池区域的安全外，还要重视配套设施的安全，如更衣间、淋浴间、卫生间、设备间、通道等处，加强巡查。

案例分析

1. 对于此例慢性非特异性下腰痛患者，建议完善以下康复评价：Biering-Sorensen 腰背肌等长收缩测试，以评价患者的腰背肌耐力；Roland-Morris 功能障碍调查表（Roland-Morris disability questionnaire, RMDQ），以评价下腰痛对患者日常生活的影响；Alyn 水中适应性测试 2（WOTA2），以了解该患者目前在水中的活动能力，以确定患者能否进行游泳等水中自我康复训练项目。

2. 根据现有信息，目前的主要治疗目标为加强核心稳定性、放松身心及缓解疼痛，可为该患者制订如下水中运动计划：

（1）热身阶段（以自我牵张和放松为主）

动作 1：站于齐腰深水中，双手扶髋，脊柱向后伸展 3 次 × 2 组。

动作 2：站于齐腰深水中，双手扶髋，脊柱侧屈，左右两个方向各 3 次 × 2 组。

动作 3：在治疗师帮助下，患者仰卧于浮条之上，利用水流及手法操作放松背部，治疗师双手握拳置于患者腰后，做上抬动作进行腰部被动伸展 3 次 × 2 组。

动作 4：Watsu 治疗，选取 1~2 个动作，放松身心。

（2）训练阶段（以核心稳定性训练为主）

动作 1：患者背靠池壁，蹲坐于水中，双上肢前伸，髋、膝、肩均为 90°，双手扶浮条，从水面下压至腹部前方，嘱患者在执行过程中感受核心肌群用力，10 次 × 2 组。

动作 2：在动作 1 的基础上增加难度，单手下压浮条，左右各 5 次 × 2 组。

动作 3：患者双手扶浮条，双脚紧挨池底与池壁交界处，身体保持直线向前趴倒，口鼻处于水面之上，保持身体伸直前趴姿势 10s/ 次，共 3 次。

动作 4：保持动作 3 的终末位置，一只手扶浮条，另一只手缓慢上抬至水平前伸位置，保持 5s，随后放下，握住浮条，换另一只手上抬，在水平前伸位保持 5s，最后放下，回到起始位置。5 次 × 2 组。

动作 5：在动作 4 的基础上，一手前伸时，抬高对侧下肢，膝关节保持伸直，保持 5s，左右交替进行。5 次 × 2 组。

动作 6：患者背靠池壁，蹲坐于水中，双上肢前伸，髋、膝、肩均为 90°，双手各拿一个浮力哑铃，先水平保持 5s，随后左右交替下压哑铃至腹部位置，执行过程中感受核心肌群用力，10 次 × 2 组。

（3）整理阶段（以身心放松为主）：

动作 1：患者放松，腋下放置浮条，仰躺于水面，治疗师站于患者头部后侧，向后退行，在水疗池中以矩形轨迹行走并执行手法操作，交替进行左右侧屈动作，5 次 ×2 组。

动作 2：Watsu 治疗，选取 1～2 个动作，放松身心。

（崔 尧 丛 芳）

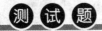

1. 简述水疗法、浴疗法及水中运动疗法三个术语及其相互关系。
2. 简述浮力在水疗康复中的应用价值。
3. 简述水疗的治疗效应。
4. 简述 Halliwick 十点程序。
5. 简述水中运动处方的四个要素。

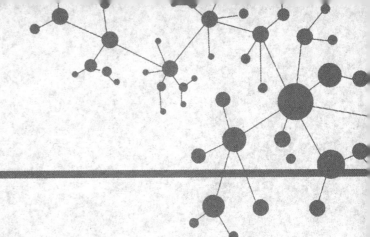

参考文献

1. 邢更彦. 骨肌疾病体外冲击波疗法. 2版. 北京：人民军医出版社, 2015.

2. BRUCE E BECKER. 综合水疗学. 黄东锋, 李建新, 王宁华, 译. 北京：金盾出版社, 2015.

3. 乔志恒, 华桂茹. 理疗学. 2版. 北京：华夏出版社, 2013.

4. 燕铁斌. 物理治疗学. 北京：人民卫生出版社, 2017.

5. 纪树荣. 运动疗法技术学. 2版. 北京：华夏出版社, 2011.

测试题答案

第一章 物理因子治疗总论

1. 简述物理因子疗法的定义。

在现代医学中，将应用天然物理因子（日光、空气、气候、海水、矿泉水）和人工物理因子（力、电、光、声、磁、热、冷等）预防和治疗疾病的方法，称为物理疗法或物理治疗学，简称理疗学；物理因子（physical agents）是指作用于人体的物质或能量。物理治疗是康复治疗的主体，它使用包括声、光、电、磁、冷、热、力（各种运动以及压力、阻力、浮力、牵引力）等物理因子进行治疗，针对人体局部或全身性的功能障碍或病变，采用非侵入性、非药物性的治疗，以最大限度地恢复患者原有的生理功能。目前，国际上通常将物理治疗分为两大类：第一类是以功能训练和手法治疗为主要手段，又称为运动治疗或运动疗法；第二类是以声、光、电、磁、冷、热等与通电设备有关的治疗性物理因子疗法（therapeutic modalities）为主要手段，又称为物理因子治疗或物理因子疗法。

2. 简述物理因子疗法的分类。

（1）电疗法：按电流频率不同又分为低频电、中频电、高频电疗法等。

（2）光疗法：又分为红外线疗法、可见光疗法、紫外线疗法和激光疗法等。

（3）声波疗法：临床上常用的声波疗法包括超声波疗法和体外冲击波疗法，体外冲击波疗法又分为放散式体外冲击波疗法和聚焦式体外冲击波疗法。

（4）磁疗法：磁疗法包括普通磁场疗法和功能性磁刺激治疗。普通磁场疗法包括恒定磁场疗法、交变磁场疗法、脉动磁场疗法、脉冲磁场疗法、磁振热疗法等。

（5）传导热疗法：包括石蜡疗法、湿热袋敷疗法、泥疗等。

（6）冷疗法：包括冷敷疗法、冰水浸浴疗法、冷空气疗法、冷喷射疗法等。

（7）生物反馈疗法：包括肌电生物反馈疗法、手指皮肤温度生物反馈疗法、皮肤电阻生物反馈疗法、血压生物反馈疗法、脑电波生物反馈疗法、盆底压力生物反馈疗法等。肌电生物反馈疗法又分为体表肌电生物反馈疗法和盆底肌电生物反馈疗法。

（8）间歇性气压疗法：临床上常用的包括正压疗法、负压疗法、正负压疗法和体外反搏疗法等。

（9）振动疗法：包括体感音乐振动疗法等。

（10）牵引疗法：包括颈椎、腰椎牵引以及四肢关节牵引等。

（11）水疗：包括水中浸浴疗法与水中运动疗法，按照水疗设备设施情况分类又可分为气泡浴、涡流浴、哈巴德槽浴、步行浴、水中平板步行训练、水中肢体功能训练、水中逆流训练等。

3. 试述物理因子治疗的特异性作用。

临床上物理因子的特异性作用可表现为以下方面：

（1）短波紫外线的直接杀菌作用：短波紫外线具有直接杀菌作用，是表浅急性化脓性感染的首选治疗。如果急性化脓性感染的部位比较深，临床上常采用短波紫外线与高频电疗法相结合的治疗方案。

（2）低频脉冲电流的兴奋神经 - 肌肉作用：10Hz 以下的低频脉冲电流具有兴奋神经 - 肌肉、引起单次肌肉收缩的作用，20～50Hz 的低频脉冲电流可引起不完全强直性和完全强直性肌肉收缩反应，常用于神经损伤后促进残余肌力恢复以及预防和逆转失用性肌萎缩等治疗。

（3）超声波的骨膜加热效应：超声波具有骨膜加热效应，即在骨性表面（如软组织 - 骨交界处）产生局部加热效应，广泛用于促进韧带、肌腱和关节囊等软组织损伤愈合的治疗。放散式体外冲击波疗法与超声波疗法有些类似特性，也常用于促进韧带、肌腱损伤愈合及促进延迟性骨折愈合等治疗。

（4）高频电疗法的非热效应：当高频电流强度小到不足以产生体温升高时，仍可使体内离子、带电胶体、偶极子发生振动和转运，改变组织理化特性，由此产生的生物学效应称为高频电疗法的非热效应。临床上经常采用小剂量或脉冲输出时的非热效应治疗急性炎症和损伤，非热效应具有促进生长发育、加强白细胞吞噬作用、消散急性炎症、促进神经纤维再生等生物学效应。

第二章 电 疗 法

第三节 直流电药物离子导入疗法

1. 直流电药物离子导入疗法治疗作用有哪些？

直流电药物离子导入疗法治疗作用包括消炎镇痛，软化瘢痕，松解粘连，改善局部组织营养，促进骨痂生长等。

2. 直流电疗法操作注意事项有什么？

（1）使用治疗仪前都需检查治疗仪输出是否平稳、正常，各开关旋钮能否正常工作，导线、导线夹、电极是否完整无损，导电橡胶电极是否老化、存在裂隙，治疗仪各部件均正常时方能用于治疗。

（2）使用的铅板电极应予碾平，衬垫温度以不烫为度，湿度以拧不出水为度，衬垫有电极套时，应将衬垫的一面贴在皮肤上，严防放反而使电极板与患者皮肤之间只隔一层单布。

（3）除去治疗部位及其附近的金属物，在治疗区域皮肤小破损处贴以胶布或垫上绝缘布，以防止烧伤。

（4）在治疗弯曲与不平部位时，应注意使衬垫均匀紧贴皮肤，防止电流集中于某点。

（5）导线夹下需要垫以绝缘布，电极插头插入电极的导线插口，切勿使导线夹和导线的金属裸露部分直接接触皮肤。

（6）在患者治疗过程中，操作者应经常检查电流表指针是否平稳，是否在所调节的电流强度读数上，并注意观察患者的反应。如患者感觉电极下有局限性疼痛或烧灼感，应立即调节电流至零位,中断治疗,及时检查电极板是否有脱滑、导线夹直接接触皮肤或局部皮肤有烧伤等情况。

(7)治疗中患者不得任意挪动体位,以免电极衬垫位置移动、电极脱落;不得触摸治疗仪或接地的金属物,避免发生短路或触电。

(8)治疗结束时,应先调节电流输出至零位,关闭电源,才能从患者身上取下电极和衬垫。

(9)治疗结束后,告诉患者不要搔抓治疗部位皮肤,如局部出现明显充血、刺痒或小丘疹等反应时,应在局部外涂甘油乙醇(成分:甘油与水以1:1的比例,加乙醇适量)。

(10)治疗使用过的衬垫,需要彻底冲洗干净,煮沸消毒,整平后在阴凉处晾干备用;电极板用肥皂水刷洗,去除电极表面的污垢与电解产物。

第四节　吞咽肌电刺激疗法

1. C; 2. D; 3. D

第五节　神经肌肉电刺激疗法

1. 简述神经肌肉电刺激疗法定义。

应用低频脉冲电流刺激神经或肌肉,引起肌肉收缩,以恢复运动功能的治疗方法,称为神经肌肉电刺激疗法(NMES)。这种方法主要用于刺激失神经支配肌、痉挛肌和内脏平滑肌,也可用于治疗肌肉减少症、失用性肌萎缩等。

2. 试述失神经支配肌肉电刺激的适宜表现和刺激过度表现,以及调整措施。

在进行失神经支配肌肉的电刺激前,应先确定神经损伤的病变程度,以选用合适的治疗参数。适宜刺激表现为:病肌的收缩足够强,病肌收缩时无明显疼痛感,尽可能减少对邻近正常肌的刺激,病肌每次收缩幅度比较相近。刺激过度表现包括:病肌收缩开始时较强,但数次后即减弱,病肌收缩时伴有明显颤抖,治疗后数小时仍有僵硬感等。当出现以上刺激过度征兆时,调整措施包括:适当降低电流刺激强度,减少病肌收缩次数,降低刺激频率,增大刺激间歇时间,或者暂时中断治疗,待病肌疲劳状态消失后,再用调整后的治疗参数进行刺激治疗。

第六节　经皮神经电刺激与功能性电刺激疗法

1. 什么是经皮神经电刺激疗法?

经皮神经电刺激疗法应用一定频率、一定波宽的低频脉冲电流作用于体表,刺激感觉神经以达到镇痛目的的治疗方法,称为经皮神经电刺激疗法(TENS),也曾称为周围神经粗纤维电刺激疗法,或经皮电神经刺激疗法、电刺激神经疗法等。

2. 什么是功能性电刺激疗法?

用低频脉冲电流刺激已丧失功能或功能异常的器官或肢体,以其产生的即时效应来代替或矫正器官或肢体已丧失功能的治疗方法,称为功能性电刺激疗法(FES)。临床上应用的功能性电刺激疗法种类包括:人工心脏起搏器(通过电刺激心脏以补偿病态窦房结综合征、房室传导阻滞患者所丧失的心搏功能);膈神经刺激器(通过刺激膈神经以调整呼吸功能);膀胱刺激器(刺激排尿相关肌肉以改善排尿功能)等;临床上应用最多的是在运动功能的康复治疗中,用功能性电刺激来补偿或矫正肢体运动功能。

第七节　干扰电疗法与脉冲调制中频电疗法

1. 什么是干扰电流?

干扰电流又称交叉电流,是指两路或两路以上的中频电流交叉地输入人体组织,在人体内交叉处形成干扰场,在干扰场中按无线电学上的差拍原理"内生"产生 0~100Hz 的低频调制的中频电流。

2. 简述干扰电疗法的作用特点与治疗作用。

干扰电疗法的作用特点:干扰电疗法除了具有一般中频电疗法的生物学效应外,因其电流交叉作用于人体,最大电场强度发生于电极之间的电流交叉处,而非电极下,因此作用部位较深、作用范围较大;两组电流的差频可以调节,差频的变动可以避免人体产生适应性;不同的差频与相应频率的低频电流有相似的治疗作用。

干扰电疗法治疗作用包括:

(1)镇痛:干扰电可抑制感觉神经,作用后痛阈明显升高,镇痛作用明显,100Hz 差频的镇痛作用最明显,90~100Hz、50~100Hz 也有较好的镇痛作用。

(2)改善血液循环:干扰电作用于局部可使毛细血管与小动脉扩张,50~100Hz 差频可促进局部血液循环,加速渗出物吸收;20~50Hz 差频可引起骨骼肌强直或半强直性收缩,从而加强局部血液循环。

(3)兴奋运动神经和肌肉:干扰电作用时可在不引起疼痛的情况下引发骨骼肌明显收缩,20~50Hz 差频可引起正常骨骼肌强直或半强直性收缩,1~10Hz 差频可引起骨骼肌单收缩,也可用于失神经支配肌的治疗。

(4)改善内脏器官作用:干扰电作用部位较深,可改善内脏器官血液循环,提高平滑肌张力,促进胃肠蠕动。

(5)对自主神经的作用:干扰电作用于颈腰交感神经节可分别调节上肢、下肢血管的功能,改善肢体血液循环。

(6)加速骨折愈合:因干扰电疗法作用部位较深,可改善深部组织血液循环,从而改善骨折部位营养供应;低频脉冲成分可引发骨骼肌收缩,从而提供更多的应力刺激,加速骨折愈合。

第八节　短波与微波透热疗法

1. 试述高频透热疗法的治疗作用。

(1)改善局部血液循环:温热效应通过轴突反射可引起毛细血管、小动脉扩张,血流加快;还可通过组织蛋白微量变性分解产生血管活性肽、组胺等物质使血管扩张,局部血液循环改善,组织营养增强,肿胀消散,代谢产物清除。

(2)镇痛:中等强度温热效应可使痛阈升高,并干扰痛觉传入中枢,达到镇痛效应。可使肌肉痉挛缓解、血流加速而改善缺血缺氧状态,加快局部病理产物及致痛物质的清除,减轻肿胀,使组织张力降低,从而减轻疼痛。

(3)消炎:中等强度温热效应可以促进渗出吸收,减轻肿胀,排除炎症产物,可使单核 - 吞噬细胞系统免疫功能加强,吞噬细胞吞噬能力增强,同时抗体、补体、凝集素、调理素增加,周围血液白细胞碱性磷酸酶活性增高,白细胞干扰素效价升高,均有利于炎症的控制和消散。

（4）加速组织再生修复：中等强度温热效应可引起局部血液循环增强，组织营养改善，酶活性提高，氧化过程增强，并促进细胞有丝分裂，肉芽组织和结缔组织生长加快，从而促进组织修复及伤口愈合，加速神经纤维再生。

（5）缓解痉挛：中等强度温热效应可通过降低神经兴奋性，缓解骨骼肌、平滑肌痉挛。

（6）调节神经功能：高频电作用于神经节段、反射区与交感神经节，具有调节相应区域神经、血管和器官功能的作用。

（7）调节内分泌腺和内脏器官的功能：高频电作用于肾上腺，可调节肾上腺皮质的功能，使皮质类固醇合成增多；作用于肾区，可增加尿液分泌；作用于胃肠，可促进胃肠蠕动、促进消化吸收。

2．简述高频透热疗法的禁忌证。

恶性肿瘤（热量短波、超短波治疗与放疗、化疗联合应用时除外）、活动性出血、局部金属异物、植入心脏起搏器、颅内压增高、青光眼、妊娠。超短波疗法慎用于结缔组织增生性疾病，如瘢痕增生、软组织粘连、内脏粘连等，以免刺激结缔组织过度增生。分米波、厘米波疗法禁用于眼部、小儿骨骺与睾丸等部位。

第三章 光 疗 法

1．简述红外线疗法的注意事项。

（1）首次照射前，应检查拟照射部位感觉是否正常，如果存在感觉障碍，需要密切观察局部皮肤状况，禁用大剂量照射，以免烫伤。

（2）新鲜植皮、瘢痕区血液循环较差，散热功能不佳，禁用大剂量照射，以免烫伤。

（3）对于局部水肿、处于增殖期的瘢痕，禁用红外线照射，以免瘢痕过度增殖引发新的康复问题。

（4）急性外伤、急性化脓性感染、急性皮炎时禁止红外线照射，以免肿胀、渗出加剧。

（5）头面部红外线照射治疗时，应戴绿色防护镜或用浸水棉球敷于闭合的眼睑上，以防引发白内障及视网膜损伤。

（6）动脉阻塞性病变局部禁用红外线治疗。

2．简述紫外线红斑的概念。

以一定剂量的紫外线照射皮肤后，经过一定时间，照射野皮肤上呈现边界清楚、均匀的充血发红，称为紫外线红斑。紫外线红斑的本质是一种光化性皮炎，属于非特异性炎症。

3．试述紫外线疗法的治疗作用。

（1）杀菌消炎：紫外线红斑量照射是强力的抗炎因子，尤其是对皮肤急性化脓性感染疗效显著。短波紫外线杀菌作用最强，临床上紫外线常用于严重感染性创面、窦道的消炎治疗。

（2）镇痛：紫外线红斑量照射具有一定的镇痛效果，对炎症引发的疼痛具有显著的镇痛作用。其作用机制与红斑量紫外线照射后局部的痛阈升高、感觉时值延长有关。

（3）促进组织再生：小剂量紫外线照射可以促进损伤处肉芽组织及上皮生长，促进创面愈合。

（4）调节钙磷代谢：紫外线可以使人体皮肤中的 7-脱氢胆固醇转变成维生素 D_3，再经肝、肾羟化后，具有促进肠道对钙、磷的吸收及促进骨组织钙化的作用。中波紫外线促进维生素 D 合成作用较显著；紫外线调节体内钙磷代谢的作用，在临床上常用于小儿佝偻病、成人的骨软化病等的辅助治疗。

（5）脱敏作用：紫外线脱敏作用的机制是紫外线照射后蛋白质分解形成组胺，刺激组胺酶产生，足够的组胺酶能够分解血内过多的组胺有关。临床上，紫外线多次反复照射可用于支气管哮喘等过敏性疾病的辅助治疗。

（6）增强机体免疫功能：紫外线照射可刺激单核 - 巨噬细胞系统，激活皮肤结缔组织中的巨噬细胞、淋巴组织中的单核 - 吞噬细胞系统、血液中的单核细胞，使白细胞吞噬功能增强；紫外线照射还可增加补体、凝集素、调理素含量，活化 T 细胞和 B 细胞；因而，紫外线照射具有提高机体免疫功能的作用。

4. 简述激光疗法的注意事项。

（1）避免使激光照射到周围其他人员身上，尤其避免照射到眼部，以防造成不必要的损伤。

（2）避免使激光照射到墙壁、桌面、家具等反光物体上，以防激光反射后造成对人体的损伤，也要避免激光（尤其是高强度激光）照射到木板、纸等易燃物品上，以防引发燃烧。

（3）患者治疗时要充分裸露治疗部位，治疗过程中勿随意挪动体位；避免直视激光束，对年幼患儿尤其要严加监护；确保激光准确照射在治疗部位上，避免造成烫伤或眼睛等部位的损伤。

第四章　经颅磁刺激与经颅直流电刺激

1. 经颅磁刺激的原理是什么？

经颅磁刺激的基本原理是把一个绝缘线圈放在头皮特定部位上，通过控制与线圈相接的电容器的快速导通与关断，在线圈中产生高强度脉冲电流，进而在线圈周围产生一个强有力而短暂的脉冲磁场，磁场穿过皮肤、软组织和颅骨，在大脑神经组织中产生感应电流，当感应电流超过神经组织兴奋阈值时，引起神经细胞去极化并产生诱发电位，从而产生生理效应。

2. 经颅磁刺激的适应证是什么？

经颅磁刺激的适应证主要包括抑郁症、慢性神经性或非神经性疼痛、运动障碍、卒中（肢体功能障碍及失语症）、癫痫、耳鸣、创伤后应激障碍、惊恐发作和广泛性焦虑、强迫症、幻听、精神分裂症阴性症状、毒品渴求（心瘾）、睡眠障碍等。

3. 经颅磁刺激的禁忌证是什么？

（1）绝对禁忌证：颅内或颅外有金属植入物物品或装置、植入心脏起搏器者、医学植入装置。

（2）相对禁忌证：心脏内有导线；中心静脉置管；皮质卒中病史、其他形式的脑损伤；癫痫家族史，抽搐、癫痫发作史；曾经做过神经外科手术；已怀孕或有可能怀孕；身体带有任何带电的、机械的或带有磁性的植入物；偏头痛；正在服用药物（尤其是作用于抽搐发作阈值的药物，如三环类的抗抑郁剂、精神稳定剂、锂盐、或茶碱；或可能诱发出血的抗凝血剂药物）。

4. 简述经颅直流电刺激与经颅磁刺激的比较。

经颅直流电刺激与经颅磁刺激均为无创性经颅刺激技术，是临床目前较为前沿的治疗

手段,均可治疗脑卒中、帕金森病、癫痫、疼痛、抑郁症等疾病。其各自优势主要在以下几个方面:

(1) 经颅磁刺激是以电荷短时间放电,使感应线圈产生磁场,并在脑内产生反向电流激活大脑皮质神经元,从而改变皮质可塑性。TMS 作用靶点较为精确,具有检测和调节大脑皮质活性作用,对中枢神经系统疾病的诊断、评价和监测有重要意义,还可提供疾病病理生理机制方面的重要信息。但设备仪器较为昂贵,且体积较大。

(2) 经颅直流电刺激是以低强度直流电调节大脑皮质神经元活动。tDCS 是一种简便易行的技术,较 rTMS 有廉价的设备支持,但其相关研究仍较少,多集中在临床治疗范围。

5. 经颅直流电刺激的原理是什么?

电流通过刺激大脑皮质,改变大脑表面神经元膜电位的去极化或超极化方向,从而影响大脑皮质兴奋性改变。当直流电负极靠近神经细胞胞体或树突时,静息电位会升高,神经元放电减弱,产生超极化,从而抑制细胞的活性;反之,则发生去极化,从而激活细胞的活性。因此,认为阴极可以刺激脑区被抑制,使皮质神经元的兴奋性降低;阳极可以刺激脑区被激活,使皮质神经元兴奋性增加。

6. 经颅直流电刺激的适应证是什么?

经颅直流电刺激的适应证要包括脑卒中、帕金森病、癫痫、疼痛、抑郁症、阿尔茨海默病、厌食症、偏头痛等。

第五章 声波疗法

1. 简述超声波的生物学效应。

(1) 机械作用:可对组织进行细胞按摩作用,改善组织营养,镇痛、软化瘢痕和杀菌的作用。

(2) 温热作用:产生内生热,增强血液循环,降低肌肉和神经的兴奋性,缓解痉挛和疼痛。

(3) 理化作用:使氢离子浓度改变,缓解炎症组织局部酸中毒,有利于炎症修复;使酶活性增强,促进蛋白质合成,刺激细胞生长,加快组织修复;可提高细胞膜通透性,促进细胞营养代谢等。

2. 简述超声波的绝对禁忌证。

绝对禁忌证包括:①活动性肺结核、严重支气管扩张、出血倾向、消化道大面积溃疡。②心绞痛、心力衰竭,植入心脏起搏器、心脏支架者,严重心脏病的心区和交感神经节及迷走神经部位。③多发性血管硬化,血栓性静脉炎。④化脓性炎症、急性败血症、持续性高热。⑤恶性肿瘤(超声治癌技术除外)。⑥孕妇下腹部、小儿骨骺部禁用。头部、眼、生殖器等部位治疗时,剂量应严格把握。⑦高度近视患者的眼部及邻近部位。⑧放射线或放射性核素治疗期间及治疗后半年内。

3. 如何进行超声波治疗输出形式和频率的选择?

输出形式的选择在于患者是否处于急性损伤期,为减少内生热的作用,一般采用脉冲式输出,修复期可选用连续式输出;频率选择主要影响因素是损伤部位的深度,若较浅即小于 2cm,则选用 3MHz,深度大于 2cm,则选用 1MHz。

4. 简述冲击波治疗手柄的差异性。

(1) 高能量手柄:气压弹道直径更大,长度更长,以获得更大的输出能量、更深的治疗深度,如其成骨效应。能产生纯粹的物理效应,降解钙化组织,治疗骨不连、骨延迟愈合、骨坏死等深部疾病,但同时不良反应较多。

(2)低能量手柄:提供安全能量范围,在保证安全的情况下更精准的疼痛治疗。主要产生生物学效应,不聚焦,靶向性较差,治疗部位较浅,一般不超过3cm。

5. 简述冲击波的治疗作用。

包括:①诱导骨生长,促进骨愈合。②刺激血管再生,改善血液循环。③骨结构的改良和重建。④缓解慢性软组织疼痛。⑤减少骨量流失,诱导新骨形成,刺激骨质疏松部位骨膜细胞增殖和分化,改善骨质疏松。⑥缓解肢体痉挛。⑦促进伤口愈合。

6. 简述冲击波治疗的绝对禁忌证。

(1)出血性疾病患者:凝血功能障碍患者可能引起局部组织出血。

(2)血栓形成患者,以免造成栓子脱落。

(3)生长痛患儿:生长痛患儿疼痛部位多位于骨骺端附近,为避免发育不良,不宜进行体外冲击波治疗。

(4)严重认知和精神疾病患者。

(5)肌腱、筋膜断裂及严重损伤患者:组织损伤肿胀,局部不宜进行体外冲击波治疗。

(6)体外冲击波焦点位于脑及脊髓组织者、位于大血管及重要神经干走行者、位于肺组织者。

(7)骨缺损大于2cm的骨不连患者。

(8)关节液渗漏的患者等。

第六章 传导热疗与冷疗

1. 泥疗法治疗作用是什么?

(1)温热作用:是泥疗法最主要的治疗作用。治疗局部毛细血管扩张,加强血液循环,促进新陈代谢,有利于慢性炎症、水肿、浸润、渗出液和血肿的消散和吸收,松解软化瘢痕及粘连;镇痛解痉。

(2)机械作用:泥类物质比重大,作用于人体时对组织产生压迫作用以及泥的颗粒对皮肤的摩擦作用,可促进血液及淋巴液回流。

(3)化学作用:治疗泥中含有各种矿物质和有机物质,经皮肤吸收或吸附于皮肤、黏膜表面的化学感受器,可对机体产生相应的作用。

(4)其他:泥中的抗菌物质和微量放射性物质能起到一定的杀菌作用。

2. 简述蜡饼法的操作过程。

将加热后完全熔化的蜡液倒入搪瓷盘或铝盘中,厚2~3cm,待蜡温降至45~50℃时,石蜡凝结成块。患者取舒适体位,暴露治疗部位,将石蜡取出放在塑料布或橡胶布上,敷于治疗部位,外包棉垫与塑料布保温,每次治疗时间为20~30min。治疗完毕后,将取下的蜡块立即用急流水冲洗后,放回蜡槽内。

3. 试述湿热袋敷疗法的操作方法。

(1)治疗前先向恒温箱放水至3/4容量,加热至80℃恒温,再将湿热袋悬挂浸入水中,并加热20~30min。

（2）嘱患者取舒适体位，充分暴露治疗部位，在治疗部位上垫数层干燥毛巾，面积稍大于拟治疗部位。

（3）取出湿热袋，拧出多余水分（以热带不滴水为度），将热袋置于治疗部位的毛巾上，再盖以毛毯保暖。

（4）随着湿热袋温度的下降，逐层撤去毛巾至治疗完毕。

（5）每日或隔日治疗 1 次，或每日 2 次，每次治疗 20～30min，15～20 次为一个疗程。

（6）湿热袋在硅胶失效前可反复使用。

4.冷敷的治疗目的是什么？

（1）减轻疼痛，消除水肿：使局部血管收缩，减慢神经冲动传导，减少神经终板兴奋，使疼痛阈值提高，降低神经末梢的敏感性，从而减轻疼痛。

（2）减轻局部充血和出血：冷敷使血管收缩，血流减慢，血液黏稠度增加，血小板聚集，从而减轻出血和充血。

（3）消炎：冷敷使局部温度降低，抑制微生物生长代谢，可用于急性炎症早期。

（4）减少继发损伤：冷因子作用于躯体可使组织温度下降，降低化学反应速度，降低细胞代谢，降低细胞对氧的需求，减少自由基产生，因此在相对缺氧的环境下冷疗可以减少组织细胞的继发损失或坏死。

5.冷疗法的适应证是什么？

（1）各种创伤急性期：用于运动损伤早期的水肿、出血、疼痛的急救处理以及恢复期的消肿止痛。

（2）疼痛和痉挛性疾病：用于颈椎病、偏头痛、落枕、急性腰痛、痛经、截肢后的残端痛及创伤痛、肢体肌肉痉挛、瘢痕灼痛等。

（3）各种急性炎症早期：如疖肿、丹毒、蜂窝织炎等。

（4）神经系统疾病：脑血管患者出现假性延髓性麻痹时，可用冰块刺激口周围、舌两侧及软腭等处，改善患者吞咽及发音功能。

（5）烧伤烫伤的急救治疗：主要适用于面积在 20% 以下、Ⅰ～Ⅲ度热烧伤，四肢部位的烧伤、烫伤应用冷疗效果更好，可在损伤早期冰水浸泡损伤部位。

（6）内脏出血：用体内循环冷敷法对出血部位进行局部冷疗，可以有效地控制出血。

（7）末梢血管疾病：如动脉闭塞早期、冻疮、外伤性血管运动障碍、急性浅表性静脉炎等。

其他：如高热、中暑的物理降温；局限性急性皮炎及瘙痒症；扁桃体术后喉部水肿；对由冷空气引起的支气管哮喘、寒冷性荨麻疹等可用冷疗进行脱敏。

6.简述冷疗法的注意事项。

（1）掌握冷疗温度，治疗前向患者说明治疗时的正常感觉以及可能出现的不良反应，说明治疗作用，缓解患者紧张情绪。

（2）治疗时掌握治疗时间，密切观察治疗部位的皮肤反应，防止因过冷出现的冻伤。

（3）进行冷疗时，对非治疗部位要进行保暖，治疗过程中患者出现明显冷痛或寒战、皮肤水肿、苍白时应立即停止治疗，并采取提升温度的措施。

（4）冷疗达一定深度时，会引起局部疼痛，一般不需要处理，但患者反应强烈，甚至由于疼痛而致休克者，需立即停止治疗，予以卧床休息及全身复温。

（5）喷射法禁用于头面部，以防止造成眼、耳、呼吸道等器官损伤。

第七章　间歇性气压疗法与振动疗法

第一节　间歇性气压疗法

1. 简述间歇性气压疗法的注意事项。

注意事项包括：①查阅患者一般情况，根据患者的病史和辅助检查进行综合评估，排除禁忌证。②治疗前检查设备是否完好及确认患者衣物平整并排除异物，否则会造成肢体损伤。③每次治疗前应检查患肢，如有未结痂的溃疡或压疮应加以隔离保护后再行治疗，如有新鲜出血伤口应暂缓治疗。④治疗过程中，注意观察患肢肤色变化情况，并询问患者感觉，根据情况及时调整治疗剂量。⑤治疗前向患者说明治疗作用及治疗感受，让患者解除顾虑并配合治疗。⑥对老年、血管弹性差者，治疗压力可从低值开始，治疗几次后逐渐增加至所需的治疗压力。⑦治疗不要超过 30min，下次治疗时至少间隔 3h 以上，否则会导致肌肉损伤。⑧治疗前及治疗结束在打开拉链时，要注意避开肢体皮肤或衣物不要被夹住。⑨治疗后检查肢体皮肤，如有损伤需及时找明原因并做相应处理。

2. 简述间歇性气压疗法的禁忌证。

肢体重症感染未得到有效控制；近期下肢深静脉血栓形成；大面积溃疡性皮疹；严重主动脉瓣关闭不全，主动脉瘤及夹层动脉瘤；肺栓塞；血栓性静脉炎；肺水肿；各种心律失常；植入心脏起搏器；缺血性血管疾病；严重外周神经病；年老体弱或孕妇；骨肿瘤；骨关节结核者等。

3. 患者，女性，50 岁，诉右侧乳腺癌根治术后右上肢肿胀半月。查体：右乳腺癌根治术切口愈合良好，无压痛，右上臂肿胀、疼痛，活动时加重。诊断为右乳腺癌根治术后右上肢淋巴水肿。请针对患者病情给予对症的治疗方案。

乳腺癌根治术后出现的患侧上肢组织水肿是诊疗活动干预后较为常见的继发性淋巴水肿，病情较轻的患者由于侧支循环的逐渐建立而症状减轻，部分患者则可能由于水肿压迫组织导致患侧肢体肿胀、乏力，甚至出现继发感染，丹毒发作和患侧肢体功能障碍，严重地影响了患者的生活质量。根据患者的病情，可以介入间歇性气压治疗。间歇性气压治疗过程中，血流速度增大，流经局部的血流量增加，从而增加了氧和其他营养成分的供给，促进新陈代谢，增强单核 - 巨噬细胞系统吞噬功能，促进渗出液吸收，加速病理产物代谢和排泄，具有消除肿胀的作用。治疗前评估患者病情，并向患者宣教该项治疗的感受和注意事项。治疗时取舒适体位，将上肢套上一次性隔离套放入压力套中，根据患者实际病情选择不同的治疗模式对患侧肢体进行充气加压，压力以患者舒适并可以耐受为宜，一开始压力可设定在 30～50mmHg，根据患者情况逐渐提高压力。30min/ 次，2 次 /d，6d/ 周，连续治疗 4 周。

第二节　振　动　疗　法

1. 振动疗法的定义及分类是什么？

从物理运动学观点，可以表象地将振动疗法定义为：利用一种物理因素作用于人体，使人体、肢体、体内物质空间位置发生周期性和 / 或非周期性往复变化，以达到治疗目的的方法。其中，从理疗学的观点可以将机械振动疗法定义为：一种利用机械振动源作用于人体以达到治疗疾病目的的方法。也就是说，振动治疗是通过振动刺激，使人体产生适应性反应，从而达到治疗目的的方法。

分类：

（1）按振动方式，可分类为：①垂直振动：以直立姿势站立，腿部可以减弱垂直振动。②水平振动：主要通过手部传导，经手部、肘部、肩部时逐渐减弱。

（2）根据激励的控制方式，可分类为：①自由振动：一般指弹性系统偏离于平衡状态后，不再受外界激励情况下所发生的振动。②强迫振动：指弹性系统在受到外界激励作用下发生振动，这时即使振动被完全抑制，激励照样存在，这是一种有控制的激励，并且是由外界控制的。③自激振动：激励是受系统本身控制的，在适当的反馈作用下，系统会自动地激起定幅振动，但一旦振动被抑制，激励也就随同消失。④参激振动：这种振动地激励方式是通过周期地或随机地改变系统的特性参数来实现的。

（3）按振动部位分类：根据振动作用于人体的部位，可以相对地分为局部振动和全身振动，两者对人体作用、临床特征、副作用以及医疗预防方面的应用有很大不同。①全身振动疗法：属于间接刺激法，对人体手部、足部或臀部接触振动，通过肢体或躯干作用于全身，使人体整体发生振动。通常利用低频率、低振幅振动，从而提供强大的骨骼肌刺激作用，已在改善肌肉力量和强度、增加骨密度、促进血液流动等方面得到广泛应用。全身振动的频率范围主要在1～20Hz。②局部振动疗法：属于直接刺激法，主要针对肢体的某一部分进行治疗。效应部位相对局限，适用于小范围病变的治疗。这种振动疗法使治疗局部接触振动源，如人体四肢、头部、躯干或腰臀发生振动，其他部位不动或振动很弱。局部振动的频率范围多在20～1 000Hz。肌肉组织振动疗法：使人体某块肌肉或某组肌肉的纤维发生振动，或使人体某脏器发生振动，其他部位不动或振动很弱。

振动对人体的作用虽然可以相对地划分为全身振动及局部振动。但这种划分是相对的。因为100Hz以下的振动即有全身振动作用。所以在一定频率范围既有局部振动作用又有全身振动作用。

（4）按振动频率：振动频率是每秒的运动周期次数，大致按以下频率范围进行划分。①次声振动：频率低于10Hz，即低于人耳可闻频率。能量高时对人体有害。②声频振动：频率为10～10kHz即人耳可闻频率范围。其中又可分为低频（100Hz以下）、中频（数百Hz）及高频（数千Hz以上）。③超声振动：频率高于10kHz。即高于人耳可闻频率（包括高强聚焦超声）。

2．振动疗法的治疗作用有哪些？

增加肌肉力度和弹性；加强脊柱深层肌肉功能；改善骨质密度，逆转骨丢失；减轻痉挛；促进血液循环和淋巴回流；缓解肌肉紧张，减缓疼痛。

3．振动疗法的具体适应证和禁忌证有哪些？

（1）适应证

1）呼吸系统：老年慢性支气管炎、慢性阻塞性肺疾病、支气管哮喘、胸部（心、肺）手术后呼吸困难等。

2）心血管系统：高血压病、心肌病（心肌肥大等）等的辅助治疗。

3）消化系统：老年性消化不良、便秘、胆囊炎、胆道结石等。

4）泌尿系统：泌尿系结石（肾结石）、炎症等的辅助治疗。

5）皮肤：可用于瘢痕软化等的辅助治疗。

6) 骨关节系统：骨折、骨质疏松、关节挛缩、肌肉（肌腱）等软组织损伤，肌肉疲劳综合征、肌肉萎缩、肌肉痉挛、腰痛（姿势性）、肩关节周围炎、颈椎病肌无力、慢性骨骼肌肉疼痛等。

7) 神经系统：周围神经损伤后遗浅感觉障碍、空间忽略症、痉挛、脑卒中偏瘫、平衡及步态异常、本体感觉缺失、多发性硬化、慢性疲劳综合征等。

8) 其他：肥胖症、慢性疲劳等的辅助治疗。

9) 潜在适应证：可能有局部软组织粘连、手术后肠粘连、周围神经卡压（因粘连、痉挛所致）、局部损伤后血肿（应 24h 后开始治疗）、颈椎小关节紊乱、腰椎间盘突出（配合牵引）等。另外，可用于提高运动员运动能力。

（2）禁忌证

1) 低、中频率治疗：一般无禁忌。

2) 高频率治疗：严重的腰椎间盘突出症、血栓形成、癫痫、疝气、孕妇下腹部、植入心脏起搏器者、关节置换者等。

第八章 脊 椎 牵 引

1. 什么是颈椎牵引？

颈椎牵引是应用作用力和反作用力原理，通过手动、器械、电动装置产生外力，并将这一对方向相反的力量作用于颈椎，使关节面发生分离、关节周围软组织得到适当的牵伸及骨结构之间角度或列线改变，从而达到治疗目的的一种康复治疗方法。

2. 颈椎牵引可产生哪些生理效应？

（1）颈椎椎间隙增大。

（2）调节颈椎椎间孔大小。

（3）其他生理效应：颈椎牵引还可以缓解由于损伤、退变或椎间盘突出造成的神经根刺激或压迫性疼痛；同时解除局部肌肉痉挛等。

3. 影响颈椎牵引生理效应的因素有哪些？

在牵引治疗过程中，综合考虑影响其效果的因素如牵引体位、牵引重量、牵引时间、牵引频度等可以达到较好的临床效果。例如通常认为颈椎牵引时患者最常用体位是坐位和仰卧位。

4. 颈椎牵引的具体适应证有哪些？

颈部肌肉痛性痉挛、神经根型颈椎病、颈型颈椎病、症状较轻的椎动脉型颈椎病和交感神经型颈椎病、寰枢椎半脱位无手术指征者、斜方肌筋膜炎急性发作期、颈椎退行性椎间盘疾病、颈椎椎间盘突（膨）出、颈椎退行性骨关节炎、椎间关节囊炎和颈椎前后纵韧带病变。

5. 腰椎牵引根据牵引力来源可分为哪几类？

腰椎牵引根据牵引力来源可分为自体牵引、倒立牵引、重力牵引、悬吊牵引、滑轮 - 重量牵引、动力牵引、徒手牵引、水中牵引。

6. 腰椎牵引有哪些注意事项？

（1）牵引前：应在医生指导下，明确牵引处方。掌握好适应证与禁忌证。确定牵引姿势、牵引重量、牵引时间等具体参数后进行。向患者做好解释工作，消除患者紧张情绪，嘱其牵引时身体呈放松状态。高龄或体质虚弱者以电动牵引床轻度牵引为宜。牵引前可进行腰部热疗，有助于放松腰部肌肉，避免拉伤。还要注意与其他治疗方法相结合，如药物、肌力训练，维持正确姿势等才能维持牵引效果，取得最佳疗效。

（2）牵引中：胸肋固定带和骨盆固定带要扎紧，以不妨碍患者正常呼吸为度，同时应防止卡压腋窝，以免造成臂丛神经损伤。调整两侧牵引绳松紧一致并对称。牵引时嘱患者取屈髋、屈膝卧位，以减少腰椎前凸，腰椎管横截面扩大，使腰部肌肉放松，有利于症状缓解。牵引治疗期间需适当卧床或休息。

在牵引过程中，注意询问患者情况，以及时处理出现的特殊情况。在治疗初期，有些患者可产生头晕腹胀、大便秘结等现象，习惯后这些现象可逐渐消失，一般不需中断牵引。

（3）牵引后：应缓慢去除牵引带，以免腹部压力突然降低引起患者不适。嘱患者继续平卧休息数分钟，再缓慢起身。必要时可佩戴腰围以巩固疗效（但不宜超过20d，以免造成腰部失用性肌萎缩，引起腰椎不稳）。牵引过程中或牵引后，如果出现疼痛加重现象，应暂时停止牵引进一步明确诊断。牵引后有时虽然疼痛症状消失，但麻木感觉和肌力（如跚趾背屈肌肌力）低下的现象可能会延续一段时间。这时需要在牵引同时应配合药物、理疗等其他疗法，以增强疗效。肥胖和呼吸系统疾患慎重使用牵引。孕妇、严重高血压病、心脏病患者禁止牵引。

7. 徒手腰椎牵引如何操作？

治疗时一位治疗师立于患者头侧，双手握持患者腋下，患者双下肢伸直腰椎伸展，另一位治疗师立于患者足端，握住患者双侧踝部，两人同时缓慢发力沿患者身体纵轴进行对抗牵引。还可以使患者双髋屈曲90°，腰椎屈曲，患者双下肢悬挂于治疗师双肩，然后治疗师用双臂绕于患者双下肢施力。治疗师也可以应用一条绕于自身骨盆的环形皮带助力。在牵引同时还可由第三人在患者腰部病变部位进行按压或做相关复位手法。在进行徒手牵引治疗过程中，有效地产生牵引重量应该用治疗师自身整个体重。当欲应用大剂量牵引重量时建议应用胸廓捆绑一反向的牵引带等方法将患者胸椎予以固定。

治疗师在患者仰卧下握持患侧下肢进行持续牵引数秒同时，突然上提膝部，使其屈膝屈髋，再迅速向胸腹部方向按压膝部，可使腰段脊柱屈曲以达到复位目的。这种徒手牵引手法多在治疗腰椎间盘突出症和椎管狭窄症中配合使用。

当徒手牵引应用于"检查"患者对牵引的耐受情况时，应注意变化患者腰椎屈曲、伸展或侧屈的程度和患者的反应，这样有利用寻找适合患者腰椎徒手牵引的最舒适体位。

8. 腰椎牵引的具体适应证和禁忌证有哪些？

（1）适应证：适用于腰椎间盘突出症、腰椎关节突关节紊乱、腰椎关节突关节滑膜嵌顿、腰椎管狭窄症、腰椎退行性疾患、腰椎滑脱、早期强直性脊柱炎等，无并发症的腰椎压缩性骨折、腰扭伤、腰肌劳损、腰背肌筋膜炎。

（2）禁忌证：脊髓疾病、腰椎结核、肿瘤、腰椎感染、急性化脓性脊柱炎、腰脊柱畸形、类风湿关节炎、有马尾神经综合征表现的腰椎管狭窄症、重度腰椎间盘突出（破裂型）、椎板骨折、重度骨质疏松、急性拉伤扭伤、腹疝、裂孔疝、动脉瘤、严重痔疮、急性消化性溃疡或胃食管反流、严重高血压病、心脏病、出血倾向、严重的呼吸系统疾病、全身显著衰弱，孕妇及经期妇女慎用。另外，对于后纵韧带骨化和突出椎间盘骨化以及髓核摘除术后患者都应慎用。

第九章　肌电生物反馈疗法

1. 简述肌电生物反馈疗法的原理。

肌电反馈仪实际上是一种肌肉电活动记录和显示装置,测量身体体表表面肌电并作为反馈信号输入到反馈仪,经过放大,转换成声、光或数字等信号显示给患者。肌电的高低与肌肉紧张度密切相关,肌肉紧张时肌电升高,肌肉松弛时肌电降低。

2. 哪些疾病适合兴奋性肌电生物反馈?

中枢神经损伤如脑卒中、脊髓损伤引起的肌肉瘫痪,肌力下降,周围神经损伤引起的肌肉瘫痪,产后阴道松弛、尿失禁、大便失禁、子宫脱垂,腹直肌分离等。

3. 简述肌电生物反馈的作用。

一般而言,作用可分两种:①直接作用,即利用生物反馈仪发出的信号来补充、完善体内反馈通路,改善骨骼肌运动功能。②间接作用,是通过反复的正确反馈训练,纠正异常行为模式。经肌电生物反馈训练后,一是正确引导患者学会收缩或放松,增强肌力或减轻肌紧张,改善神经肌肉的功能;二是当患者能很好地掌握收缩或放松后,引导其了解并掌握自身体内生理功能改变的信息,进一步正确体会并学会功能强化或机体放松,直到建立操作性条件反射,纠正影响正常生理活动或病理过程的紧张或虚弱状态,以恢复正常的生理功能。

4. 简述盆底肌电生物反馈的适应证与禁忌证。

(1)适应证:各型尿失禁早中期、尿潴留;子宫脱垂,阴道前壁膨出,阴道后壁膨出;大便失禁,便秘;男性勃起功能障碍,女性性交疼痛障碍;阴道痉挛,性欲低下,慢性盆腔疼痛,盆底手术后的康复、女性产褥期后盆底障碍性疾病的预防、女性更年期盆底障碍性疾病的防治等。

(2)禁忌证:盆底肌肉完全去神经化(不反应),阴道活动性出血,直肠出血,肿瘤患者,植入心脏起搏器患者,女性孕期、经期、产褥期,痴呆,不稳定癫痫发作,活动性感染(泌尿系或阴道),过去6个月中有盆底手术史,严重的盆底疼痛,以致插入电极后阴道或直肠明显不适。

5. 什么是A3反射?

A3反射是控尿反射中非常重要的反射,是指当膀胱逼尿肌收缩,膀胱压力增加时,盆底肌肉Ⅱ类肌纤维收缩,通过盆底肌肉收缩,反射性抑制膀胱逼尿肌收缩,使膀胱压力下降,让膀胱可以继续容纳尿液。

第十章　水　疗

1. 简述水疗法、浴疗法及水中运动疗法三个术语及其相互关系。

水疗是指通过内用或外用的方式将水的理化性质作用于人体来调节身心功能障碍的各种治疗方法。在临床实践中,水疗康复治疗项目多种多样。根据现代康复理念,按照治疗中患者主动运动的程度,可以将水疗康复技术分为两大类:以被动浸浴为主的"浴疗法"和以主动运动训练为主的"水中运动疗法"。浴疗法是指通过浸浴、淋浴、擦浴等形式将水的理化性质作用于人体各个系统来进行疾病预防、治疗及康复的物理治疗方法。水中运动疗

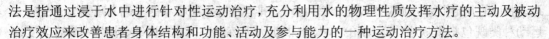

法是指通过浸于水中进行针对性运动治疗，充分利用水的物理性质发挥水疗的主动及被动治疗效应来改善患者身体结构和功能、活动及参与能力的一种运动治疗方法。

2. 简述浮力在水疗康复中的应用价值。

浮力部分抵消了重力作用，使患者有可能完成在空气中无法完成的三维运动，并可使在陆上无法完成的动作及减重活动可以提早在水中进行。同时，在浮力及水的其他物理性质的共同作用下，水中康复锻炼更加容易、更为安全且相对舒适，这一特性使水疗在康复医学中占有很大优势，尤其有利于康复训练的早期介入。浮力结合温热效应，使得水环境对于那些因为疼痛或力弱无法耐受常规陆上康复训练的患者，如关节炎患者、脊髓损伤患者、脑卒中患者等，可以在水中进行康复训练，也可使康复介入的时间提前。在浮力支撑下，可针对疼痛部位或力弱部位的肌肉进行新动作模式的再学习，以及肌力、耐力增强训练。

3. 简述水疗的治疗效应。

水疗的主要治疗效应包括促进运动及感觉功能恢复、调节肌张力、缓解疼痛、镇静催眠、改善血液循环、促进创面愈合等，具体如下：

（1）促进运动功能恢复：借助水介质的特殊环境，比如减重环境和温热效应，可以进行针对性的肌力训练、关节活动度训练、耐力训练、平衡训练、步态训练、敏捷性训练、游泳训练等，促进运动功能恢复，尤其是可以将水中训练的介入时间提前，有助于早期康复的开展。

（2）促进感觉功能恢复：水环境特有的湍流、气泡、静水压等力学性质以及冷热等温度刺激，有助于增强感觉刺激，提高感觉皮质兴奋性，结合手法治疗与水中运动疗法等，能够促进痛温觉、触觉等浅感觉及位置觉、运动觉等本体感觉的恢复。

（3）调节肌张力：在温度刺激和机械刺激的作用下，水疗可以影响肌肉黏弹性及神经系统兴奋性，达到调节肌张力、缓解肌肉痉挛等作用。

（4）缓解疼痛：基于闸门控制学说等相关理论，在温热、静水压、湍流等因素共同作用下，水疗可以影响大脑对疼痛的感知，产生一定的镇痛效应。因而，水环境可以易化因疼痛而在陆上无法进行的运动训练。

（5）镇静催眠：通过温热效应、柔缓的大幅运动、气泡涡流刺激及光线等因素共同作用，水疗可以影响自主神经系统及大脑皮质的兴奋性，产生镇静、催眠及放松效应。

（6）改善血液循环及消炎消肿：温热、机械刺激等因素作用于人体，有助于促进血液循环，促进淋巴回流，加快炎症消散，消除肿胀。

（7）促进创面愈合：水的清洁、温热、机械刺激作用，有助于改善烧伤局部创面条件，减轻创面对机体的影响，软化焦痂及痂皮，促使坏死组织崩解，清除创面分泌物和坏死组织，控制局部感染，减轻创面疼痛，防止组织再损伤，可用于烧伤及创面的治疗。

4. 简述 Halliwick 十点程序。

Halliwick"十点程序"包括：心理调适、矢状旋转控制、横向旋转控制、纵向旋转控制、联合旋转控制、上浮、静态平衡、湍流中滑行、简单前进、基本 Halliwick 动作。通过这一结构化学习进程，一个毫无水中运动经验的人也可达到在水中独立运动。

5. 简述水中运动处方的四个要素。

与陆上运动处方相同，水中运动处方具有四要素：运动种类、运动强度、运动时间和运动频率。其中运动强度是制订运动处方的重要内容，直接关系到患者运动的安全性和效果。因为水中运动时心率加快的幅度相对较小，在制订水中运动处方时，最好以自觉疲劳程度作为运动强度的判定指标。如果要以靶心率为指标，推荐在陆上靶心率的基础上减去 10 次 /min。运动种类既包括常规水中运动治疗，如水中肌力训练、水中耐力训练、水中关节活动度训练、水中平衡训练、水中步行功能训练、水中核心稳定性训练等，也包括一系列自成体系的现代水疗康复治疗理念和训练方法，如哈里维克理念、巴德拉格茨泳圈疗法、水中太极训练、水中指压按摩疗法等。水中运动治疗的时间一般为 20～30min/ 次，频率 2～5 次 / 周。

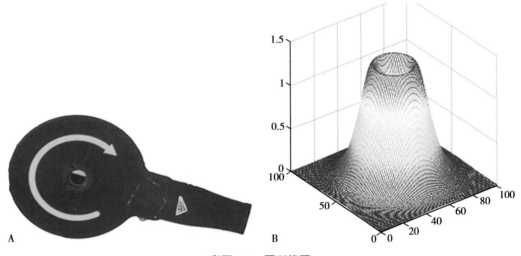

彩图 4-3　圆形线圈

A. 线圈结构；B. 感应电场分布示意图

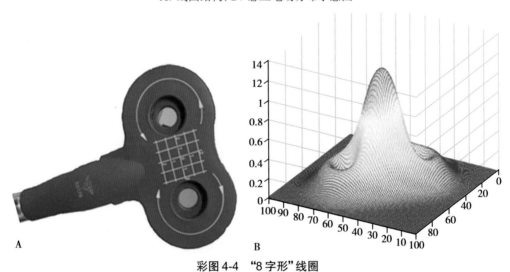

彩图 4-4　"8 字形"线圈

A. 线圈结构；B. 感应电场分布示意图

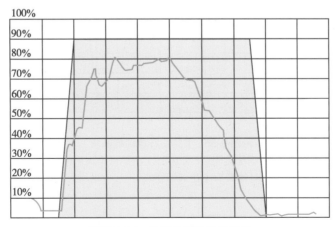

彩图 9-34　Ⅰ类肌纤维训练模块

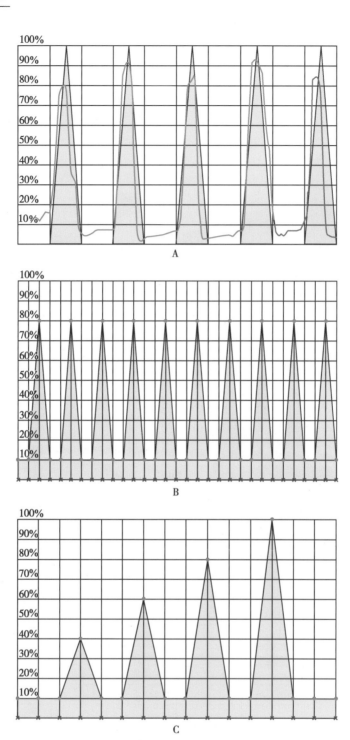

彩图 9-35　Ⅱ类肌纤维训练模块

A. Ⅱ类肌纤维训练模块（初级）；B. Ⅱ类肌纤维训练模块（加强）；
C. 浅层Ⅱ类肌纤维肌力不足训练模块

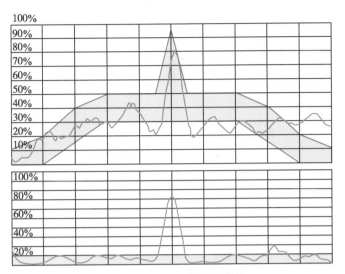

彩图 9-36　A3 反射训练模块

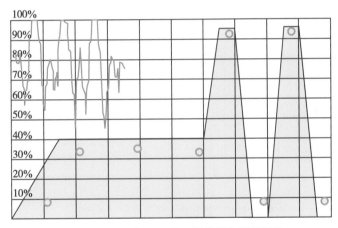

彩图 9-37　Ⅰ类、ⅡB 类肌纤维强化训练模块

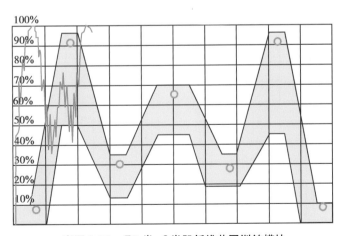

彩图 9-38　ⅡB 类、Ⅰ类肌纤维共同训练模块

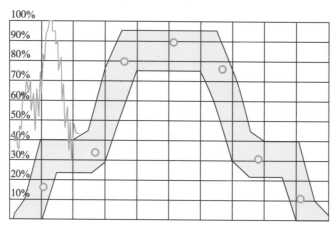

彩图9-39 膀胱生物反馈训练模块

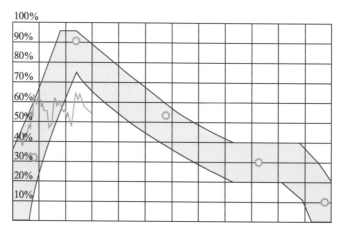

彩图9-40 腹压增加场景反射训练模块

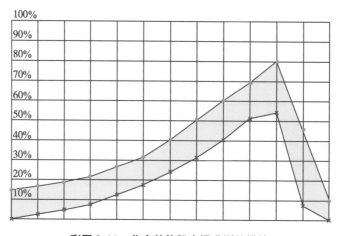

彩图9-41 盆底整体肌力提升训练模块

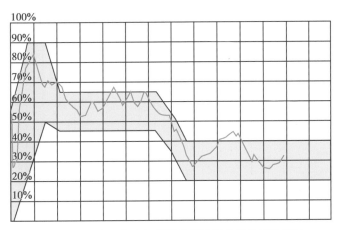

彩图 9-42　ⅡB 类、ⅡA 类及Ⅰ类肌纤维强化训练模块

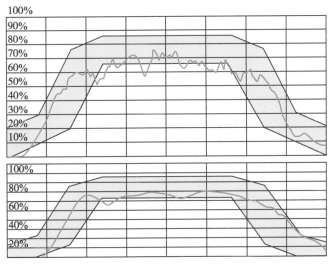

彩图 9-43　腹部肌肉与盆底肌肉协同收缩训练模块

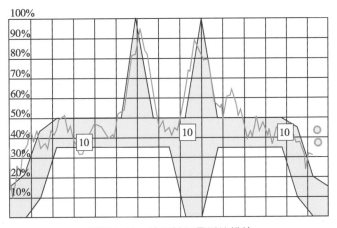

彩图 9-44　性反射场景训练模块

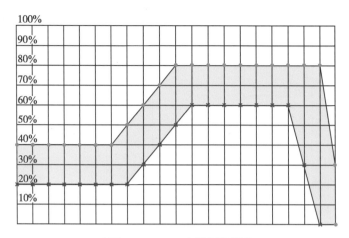

彩图 9-45　肛肠失禁训练模块

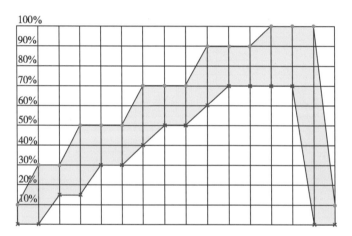

彩图 9-46　深层或肛周括约肌控制能力训练模块

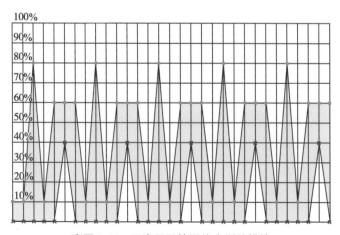

彩图 9-47　深浅层肌协调能力训练模块